U0002532

世茂出版有限公司
世潮出版有限公司
智富出版有限公司

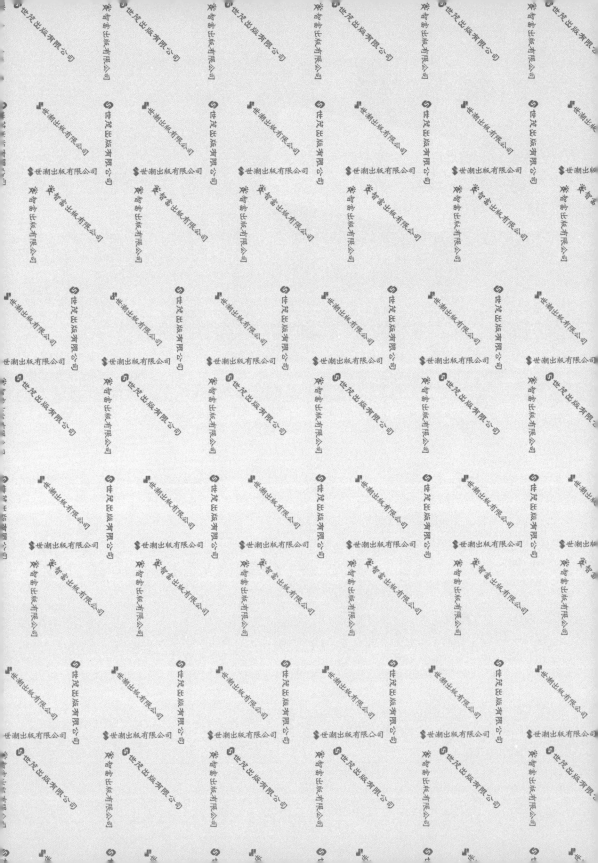

世茂出版有限公司
世潮出版有限公司
智富出版有限公司

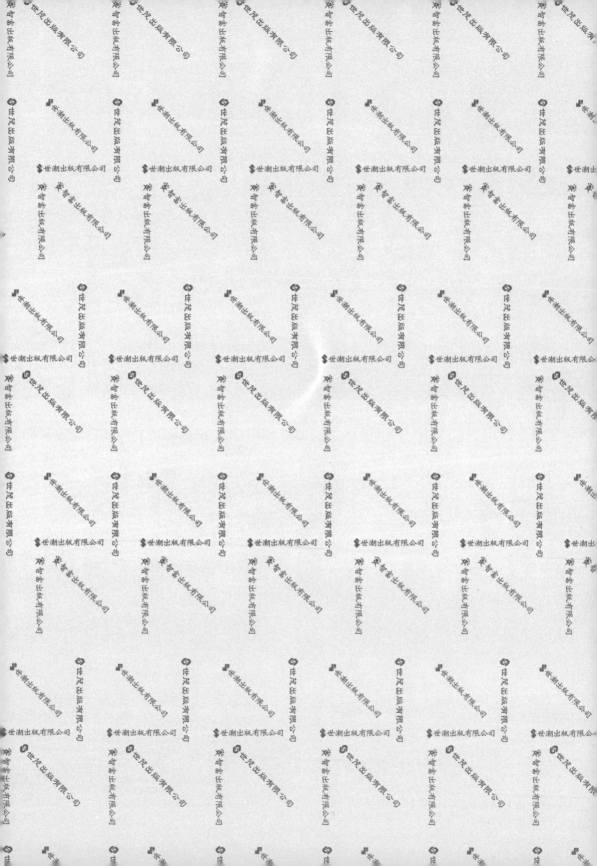

國際體壇御用整復師

教你舒筋整骨不求人

推拿神手 羅師傅
羅鈞諭 ◎著

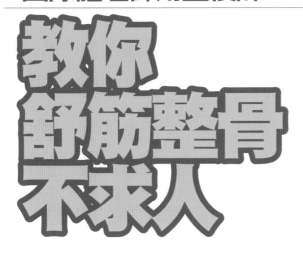

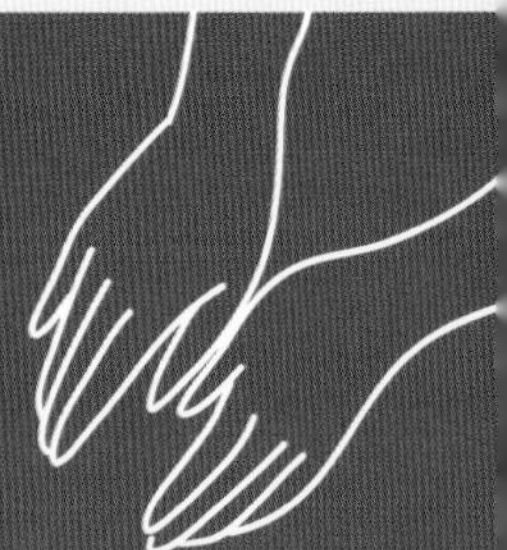

羅師傅 自序

中國人注重養生，養生的概念及形式千百萬種，由內而外，由淺而深，各種養生方式都可自成一套學問，也都是一套獨門的技術與哲理，而在各種養生學問之中，效果最顯著、並為眾人所廣泛接受與實行的，莫過於穴道推拿（按摩）了。

推拿（按摩）這一名稱首見於中國明代，是人類最古老的一種理療法。老祖宗們發現推拿（按摩）能使疼痛減輕或消失，甚至改善五臟六腑的運作，並在這樣基礎上開展研究，瞭解推拿（按摩）對人體的調理作用，並且成為完整的知識系

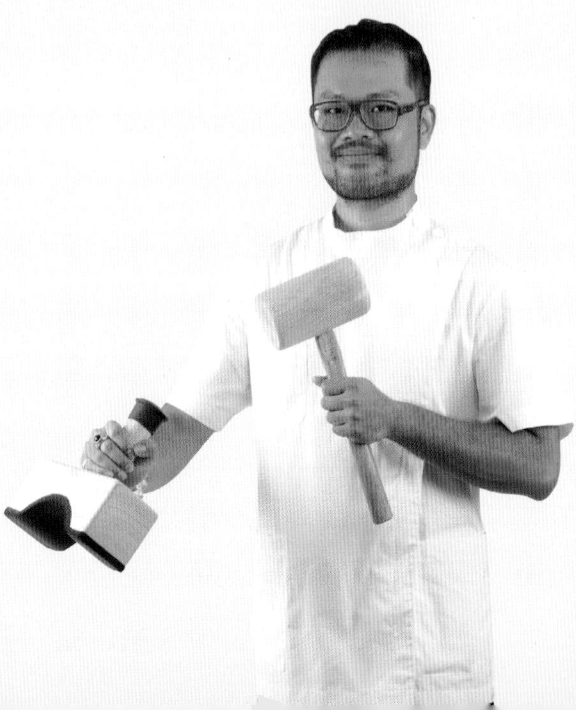

統與學門。一般推拿常用的技巧有推、拿、按、摩、掐、滚、搖、揉、搓、抖等幾個手法，在受術者皮膚肌肉的點、線、面上施做，創造積極的外因條件，以疏通患者經絡，滑利關節，促使氣血運行，調整臟腑功能，從而增強人體抗病能力，達到改善病痛及身體調理的目的。

隨著科技演進與理療技術日益發達，現代的按摩技術與效果也有大幅躍進。結合現代醫學所研究出的骨骼與肌肉關係、透過各式精美的人體模型，現代按摩師對於人體各部位與穴道更能精準的掌握與拿捏，因此受術者所獲得的調理效果，已經不可同日而語。因此，現代將肌肉、骨骼、經絡、穴道統整為一的按摩技術，稱為「科學按摩法」，也不為過。

有鑑於西方醫學的副作用，本人自1996年

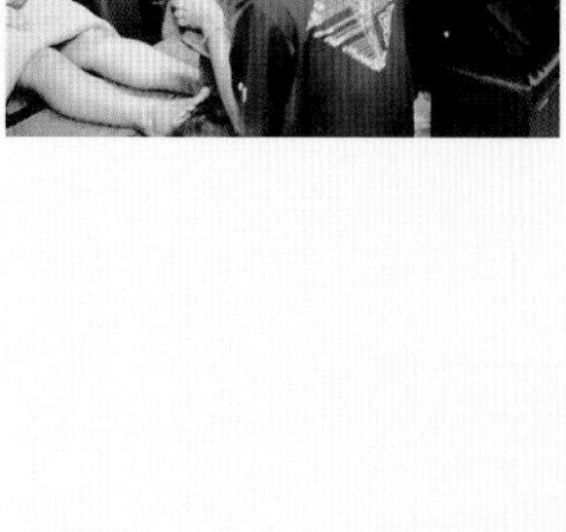

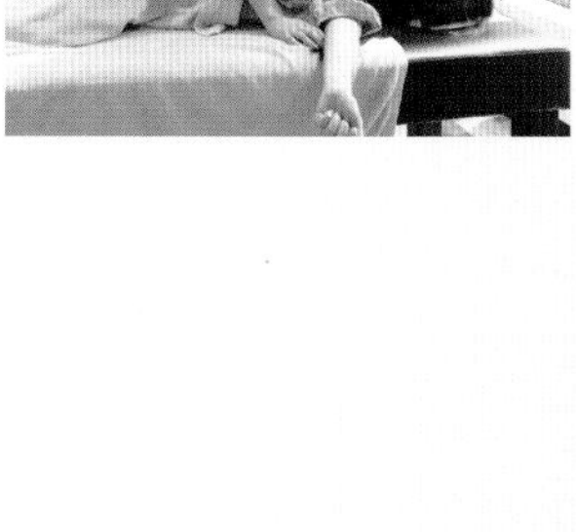

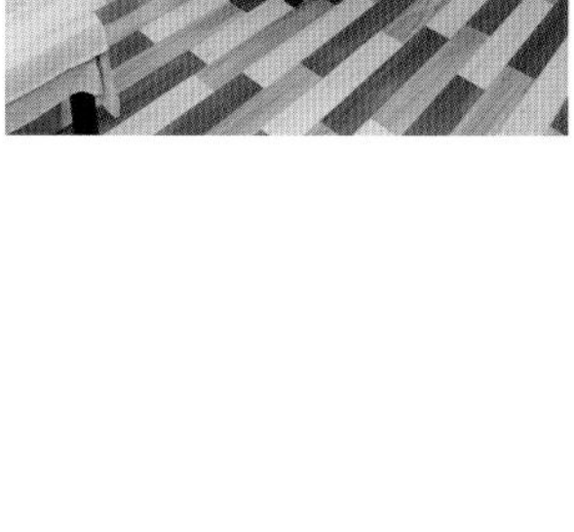

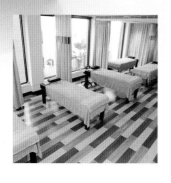

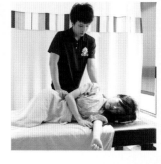

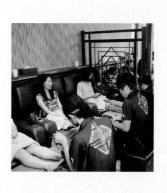

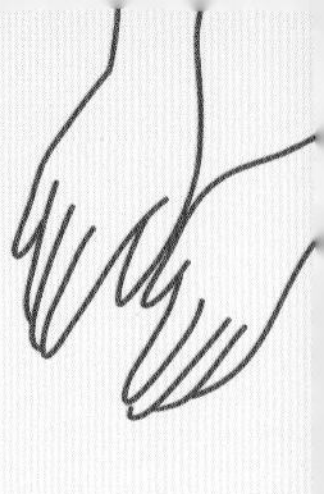

起，即悉心鑽研經絡理論與推拿技術，並針對現代人生活習慣、工作特性與運動傷害等所引發的身體不同部位疼痛與不良反應，以古法新治的方式「對症下穴」。

相信很多朋友都有按摩或推拿的經驗，一定也都跟您的專屬調理師請教過簡易的獨門絕招，讓您方便自行施術，自我調理；或是您在常年調理後，也習得經絡穴道的竅門，偶爾會為您身邊的親朋好友按摩調理，紓緩筋骨，放鬆經絡。

透過適當的穴位按摩，不但可解決身體疲勞與痠痛，亦可免於服用西醫止痛藥對身體器官帶來的副作用。本書羅列六個章節，俱為本人執業多年的經驗分享，希望為忙碌的現代人，找出簡易的養生之道。

追尋身體健康不必花大錢，不要講穴道按摩有

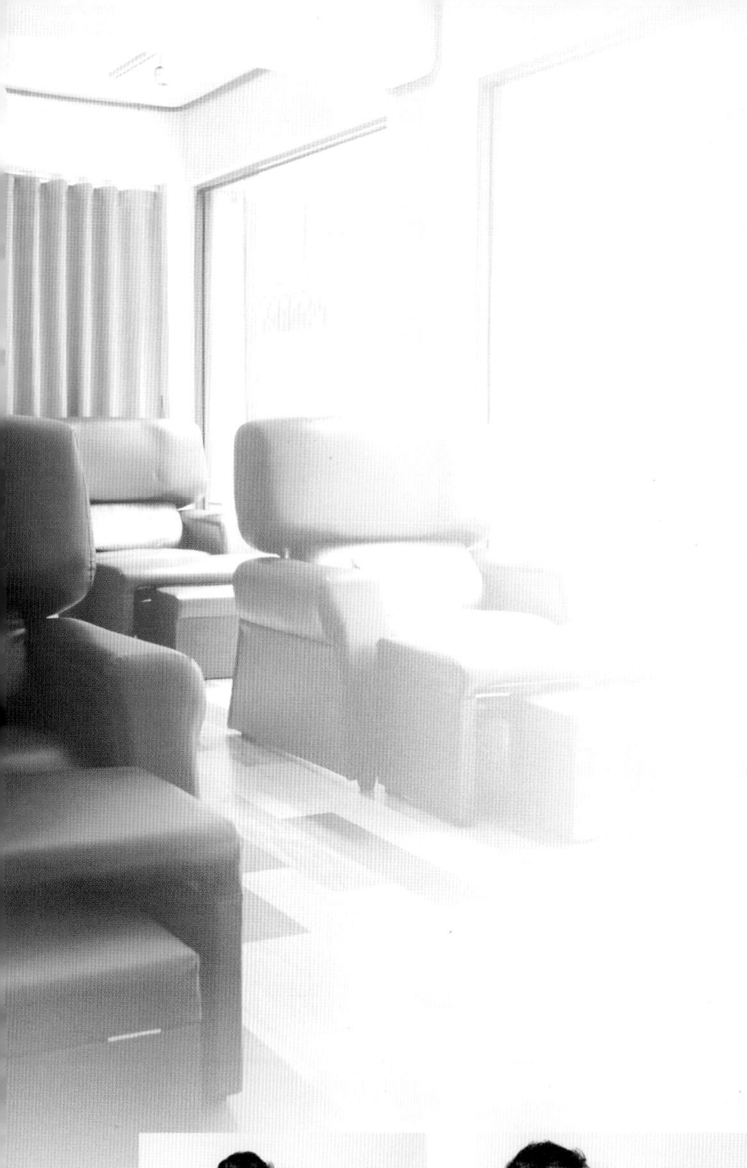

多神奇，不如自己來感受，自己的雙手能帶來什麼樣的好處。希望這本書的資訊能對你或身邊所愛的人有所幫助跟觀念性的影響，只要持之以恆地找對穴位按摩，即可永保身心的安泰健康。

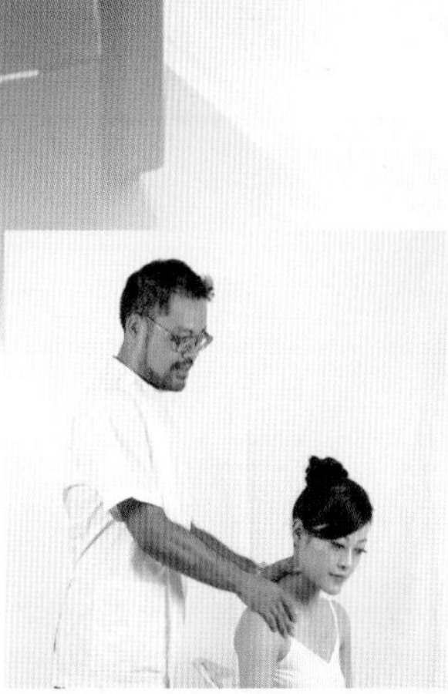
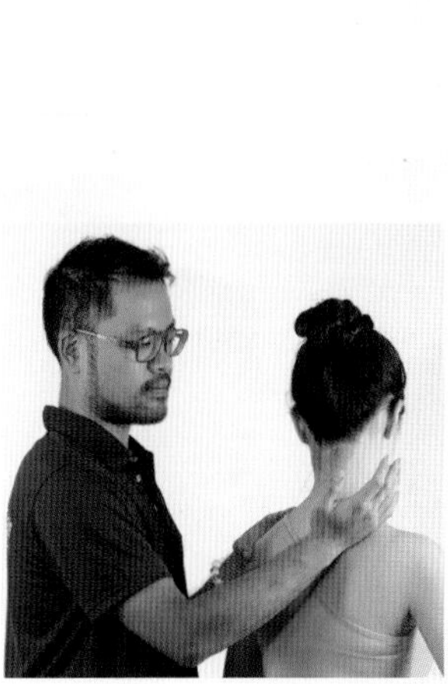
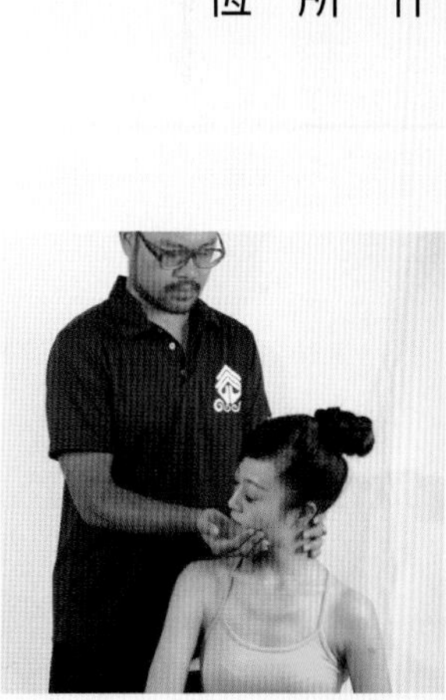

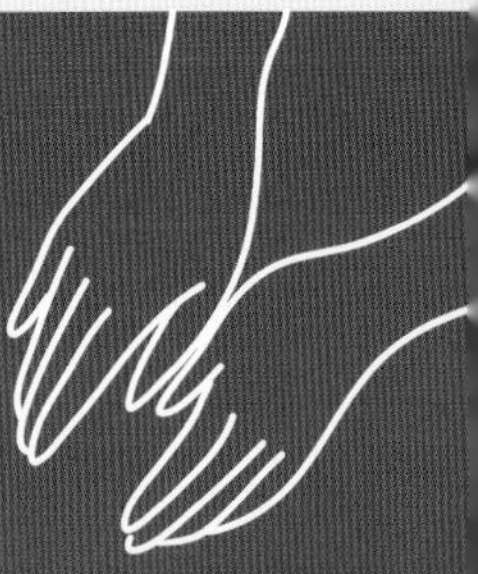

推薦序

我們的身體有很多複雜的細節是我們不了解的，尤其是受傷的時候，更需要專業的人士來幫忙。當藝人的這些年，我常常遇到運動傷害，也會去試著找醫生幫忙。但我發現總是還有一些病痛無法痊癒。我很開心近兩年認識了羅師傅，他把我多年醫不好的腰痠背痛（膝蓋痛、腰痛、坐骨神經痛）在短短的半年內都醫好了。我還記得 2014 金曲獎的那天晚上，我摔了一大跤，右腳腫起來，完全走不動，還好有羅師傅救了我！

我只想說，謝謝台灣有那麼優秀卻又那麼願意助人的羅師傅！有你罩著，我們都能夠更放心！

林俊傑

新加坡男歌手、詞曲創作者、音樂製作人

2014 年第 25 屆金曲獎最佳國語男歌手

大陸藝人來台灣旅遊或演出，難免舟車勞頓。小則痠痛疲勞，大則筋骨不適，這時我一律推薦羅師傅幫忙處理，每次都有很好的效果，也有很多藝人跟我說，他們跑遍大江南北，就屬羅師傅的調理功夫最好，台灣朋友能夠就近受到照顧，實在是非常好的福氣

黑人 **陳建州**

台灣男藝人、籃球國手、職業籃球運動員

疲勞恢復的速度是先發投手成敗的關鍵，若不是羅師傅，我想我很難面對每年常達8個月的球季。

林煜清

中華職棒投手

2014年中華職棒總冠軍賽優秀球員獎

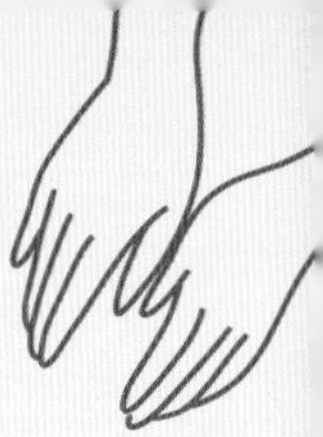

運動員開完刀後的復健階段是最辛苦的，我很幸運有羅師傅及明易團隊的細心照料，去年球季才能在最短的時間內回到球場，並繳出好成績。

高國輝
中華職棒選手
中華職棒二十五年年度全壘打王

人的身體其實就好比一個小宇宙一樣，當中的奧妙之處並非我們一般人能想像和理解的！從頭到腳有成千上萬的神經細胞、韌帶、肌腱、肌肉、骨頭等……組合而成。所以我偶爾會有肌肉緊繃、受傷等狀況，當然是交給了妙手回春的羅師傅來處理囉！

吳岱豪
台灣籃球國手、職業籃球運動員

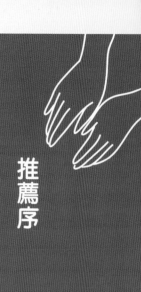

推薦序

我從小就熱愛運動，舉凡籃球、棒球、游泳……皆是我生活中最大的「旁務」。也因為這樣，數十年下來，身體累積了不少運動傷害。參與政治後，難以想像的繁忙，運動的時間幾乎歸零，相對的，多年累積下來的舊傷和身體僵硬造成的痠痛卻經常困擾我，昔日所熱愛的運動，變得只能旁觀，不敢近玩。

很幸運的，經過朋友介紹我認識了羅師傅。我記得第一次去明易是我右手肘舊傷復發，導致我肩、背連帶受影響，那一整個禮拜我連舉起右手都很勉強。羅師傅見到我，在我身上一些相關的經脈、穴位做了推拿按壓，連帶的還找出我身上一些多年舊傷，我心裡暗暗佩服。經過羅師傅推拿之後，我不適的症狀果然減輕不少，人也立即神清氣爽了起來。後來多次交談，才知道羅師傅鑽研中醫穴位經脈多年，對於經絡理論研究頗有心得。不只如此，對於西

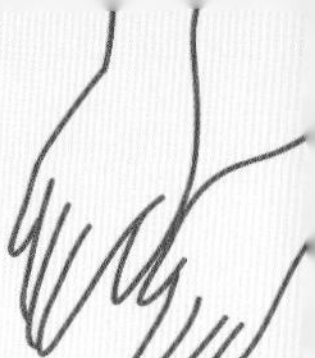

方關於骨骼、肌肉結構的科學理論，羅師傅也深入探討。更可貴的是，他有著豐富的臨床經驗，因此結合了理論與實證，讓他在這一方面的經驗與能力受到更多肯定！

此次欣聞羅師傅願將多年的經驗和研究心得，整理成簡單易解的工具書，和一般大眾分享，透過書籍清楚的圖片解說，簡單的實做，就可以幫助自己和家人，減輕許多一般文明社會帶來常見的身體困擾，透過最健康的方式，啟動自身的自癒力。我相信擁有此書者，一定會造福自己和更多周圍好友。

姚文智

立法委員

曾任高雄市新聞處處長、高雄市副秘書長、行政院新聞局局長

推薦序

2008 年我跟一位朋友兩家合作，在深坑鄉下自己督工蓋兩棟小房子，一家一棟。我在臺南農村長大，從小假日經常需下田幫忙農務，勞動筋骨的事習以為常。在台北地區能有機會參與自己住家營建工程，是非常幸運的際遇，這要感謝這位朋友抬愛，邀我一起共建。房子剛剛動土，開工前夕老朋友心臟病突發，撒手人寰。哀痛之餘，我們決定克服困難，完成老友遺願，依原訂計畫進行造屋工程。

營建工程有專家協助進行，模板、鋼筋、水電、混凝土師傅各司其職，作為業主的我們也不能閒著，為了保證品質，也經常要上下其手，務求完美對位。其中免不了有許多需要施力的地方，包括提重、拉扯等工作。我是兩家唯一的壯丁，雖已五十出頭，卻經常忘記自己的年紀，勤奮賣力不在話下，從未想到是否會有役使過度的後遺症。之後幾年，我因研究台灣民間信仰，經常在各地做田野調查，偶而會出現腳跟痠麻疼痛現象，起初以為只是疲勞所致，後來發生頻率增加，曾經疼痛劇烈，求助醫生，診斷是神經痛，只能吃藥緩解。

2012年初，痠麻疼痛從腳跟延伸到大腿，雙腳皆然，行走困難。親友介紹去內湖三軍總醫院做詳細檢查，醫生甚認真親切，儀器設備也十分先進，最後確認是椎間盤突出，兩節脊椎骨頭之間的軟骨已磨損殆盡，神經受到壓迫，痠痛跟著產生。醫生說吃藥止痛是治標，建議考慮開刀，或者先試試看物理治療。我去看過三總的物理治療空間，患者不少，醫護指導人員是否照料的過來實在沒有信心。

先後吃了兩個多月的止痛藥，正徬徨間，朋友介紹說新店有一家推拿的師傅聽說不錯，我過去對民俗療法之類的治療方式在心理上多少有點排斥，也從未接觸。這時候死馬當活馬醫，抱著姑且一試的心態前去明易，找上羅鈞諭先生幫忙調理。當時只聽說羅師傅常幫一些國手級的運動選手整筋治骨，包括林書豪回臺灣只指定羅師傅專責治療等等。第一次見到羅師傅，亦尋常人耳，但感覺十分親切，有問必答，倒是開始推按之初，無一處不痛，才知道原來推拿跟按摩完全是兩回事。後來進一步了解，推拿是比較通俗的說法，針對穴道進行經絡治療才是本質，這也確實有著深厚的傳統醫理根據。

剛開始推拿時，我仍每天吃醫生開的止痛藥，做了兩次之後（每星期一次），羅師傅建議停止服藥，從那個時候開始迄今已經兩年多，我還沒有因神經痛吃過藥。這兩年來我每一或兩星期進出明易一次，每次一小時，上述因椎間盤突出引起的神經病痛未曾復發，當然要感謝羅師傅的調理之功。在這段期間，也從羅師傅處了解一點經絡相關知識，對自己平常保健也確有幫助。

佛度有緣人，我相信緣分十分重要，謹藉這個機會略述跟羅師傅結緣因由，及由衷表示感謝之意。

謝國興序於南港
中央研究院台灣史研究所 研究員兼所長
中央研究院數位文化中心 召集人
2014 年夏日

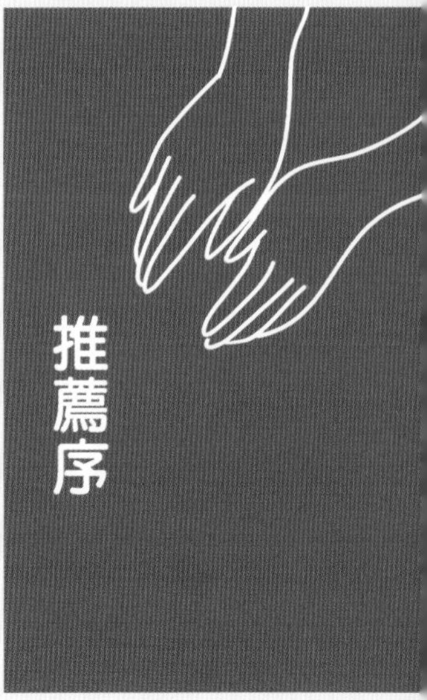

推薦序

前一陣子，身體為筋膜炎所苦，不論復健科、疼痛科、針灸、拔罐、推拿、打針、吃藥、貼藥布……所有能試的都試了，雖然都略有改善，但還是疼痛不止，讓我經常坐立難安。我也知道醫生們都交待這需要長期治療、慢慢復原，身體更需要運動加上復健，但心裡就是希望早點好起來、恢復正常作息。

無意間，經由我助理（也是我東吳大學學生）的介紹，得知她同班同學羅鈞諭的推拿技術一流，不少國際運動健將及名人都指定要他服務，抱著姑且一試的心態，來到明易請他幫忙。沒想到，才經過兩次的推拿，肩膀疼痛的情況大為改善、身心如釋重負，也讚嘆他的推拿技術。

事實上，我相信他的能力絕不僅是「技術面」而已。第一次到他位於明易養生會館的專屬工作室，印象最深刻的是擺滿各類書籍的大書架，從中醫、推拿到管理類的書，可見鈞諭仍然持續學習成長、求變創新，而這也是他開始成功開創自己事業的重要原因。

世界上有兩種人，對別人的成功不會感到羨慕或嫉妒，一種是父母對子女的成就，另一種則是老師對學生的成就。今天看到鈞諭在事業上的表現，我只能說：老師為你加油，更以你為榮！

羅致政
私立東吳大學政治學系副教授
快樂聯播網廣播電台《綠逗會客室》主持人

目錄
Contents

Chapter 3
頸&肩&臂的症狀

Chapter 4
胸&背的症狀

Chapter 5
腰&臀的症狀

Chapter 6
腳的症狀

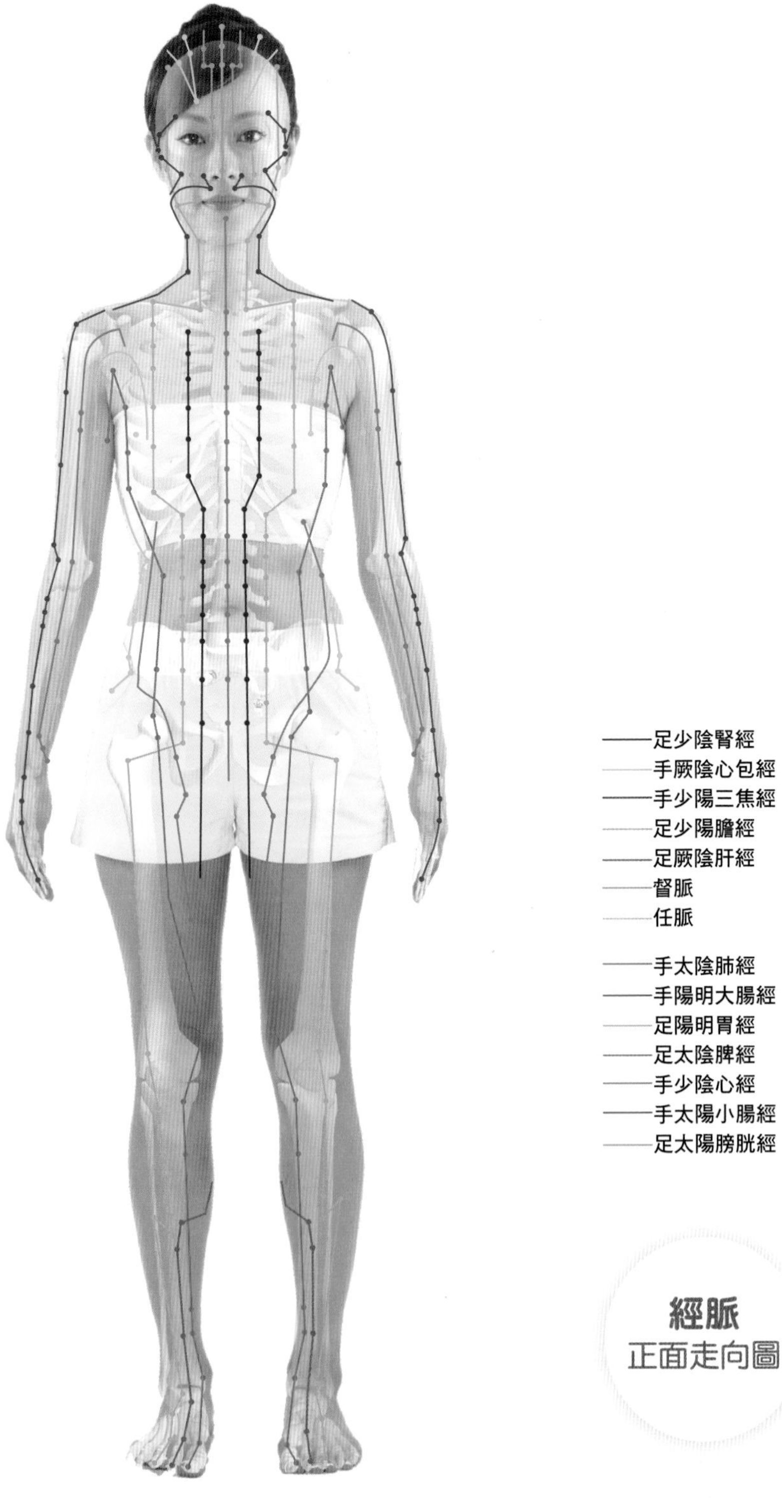
足少陰腎經
手厥陰心包經
手少陽三焦經
足少陽膽經
足厥陰肝經
督脈
任脈
手太陰肺經
手陽明大腸經
足陽明胃經
足太陰脾經
手少陰心經
手太陽小腸經
足太陽膀胱經

經脈
正面走向圖

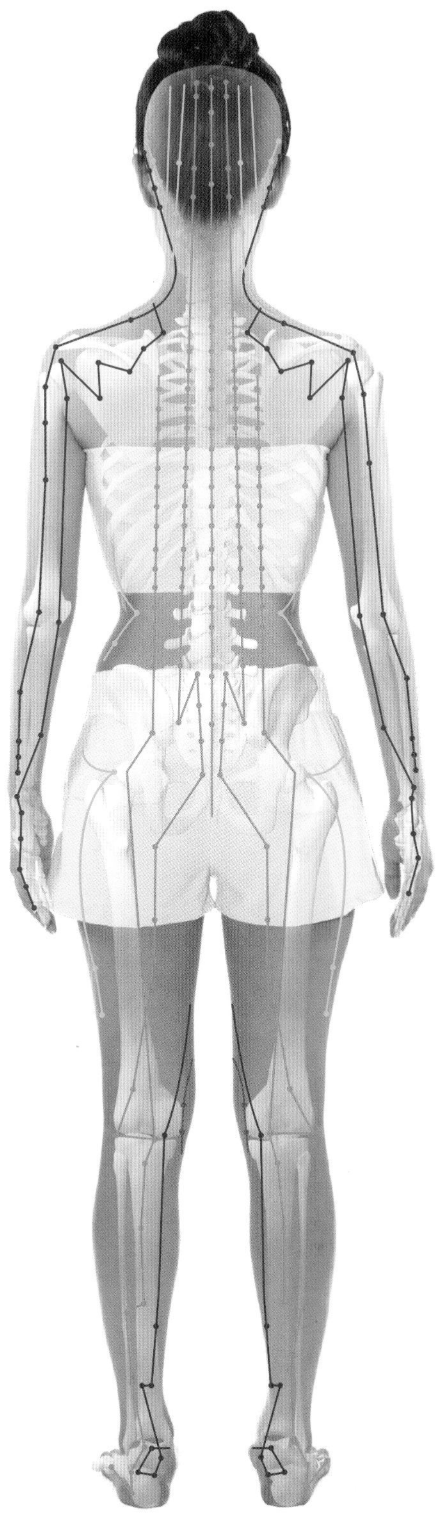

足少陰腎經
手厥陰心包經
手少陽三焦經
足少陽膽經
足厥陰肝經
督脈
任脈
手太陰肺經
手陽明大腸經
足陽明胃經
足太陰脾經
手少陰心經
手太陽小腸經
足太陽膀胱經

經脈
背面走向圖

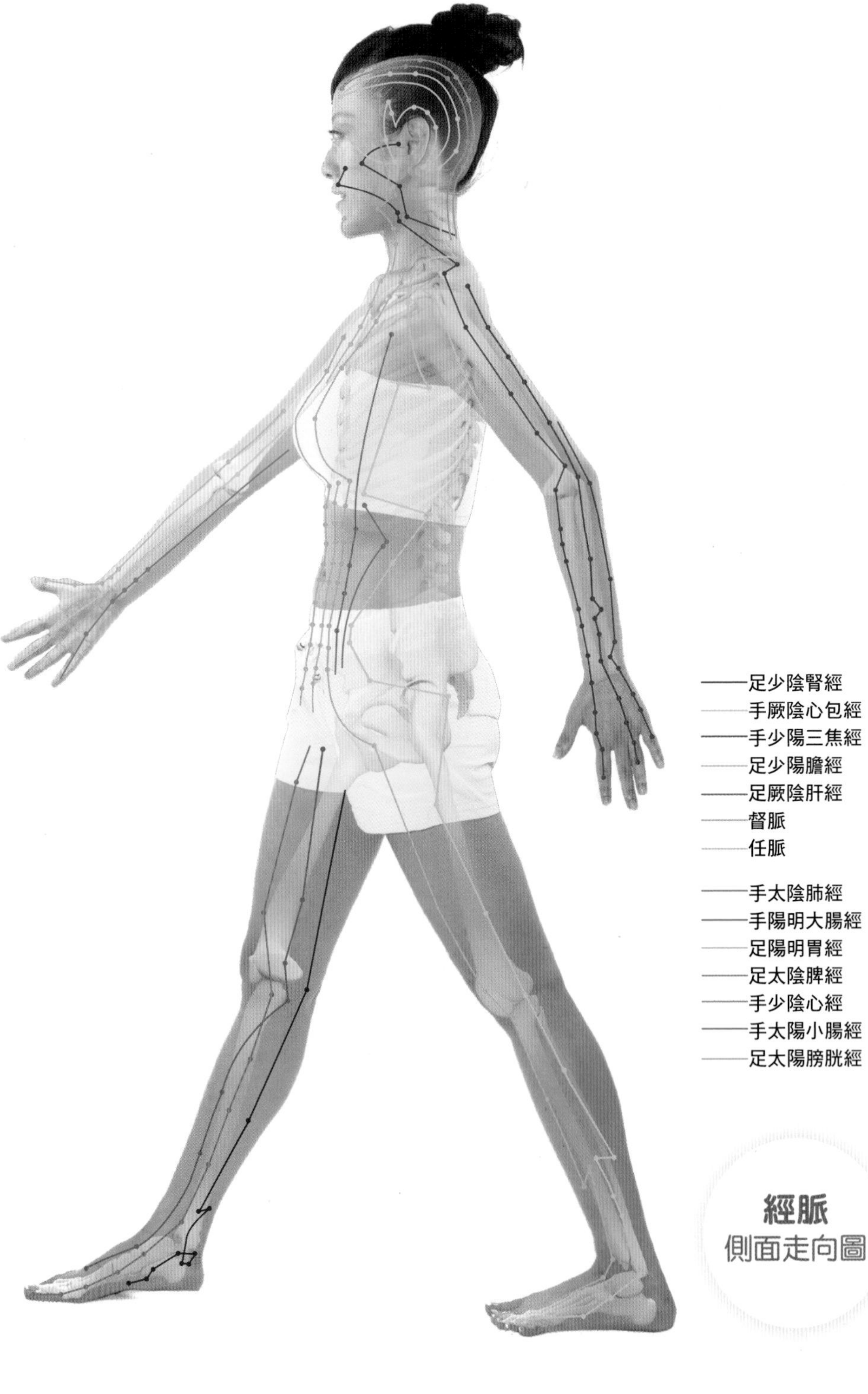
足少陰腎經
手厥陰心包經
手少陽三焦經
足少陽膽經
足厥陰肝經
督脈
任脈
手太陰肺經
手陽明大腸經
足陽明胃經
足太陰脾經
手少陰心經
手太陽小腸經
足太陽膀胱經

經脈
側面走向圖

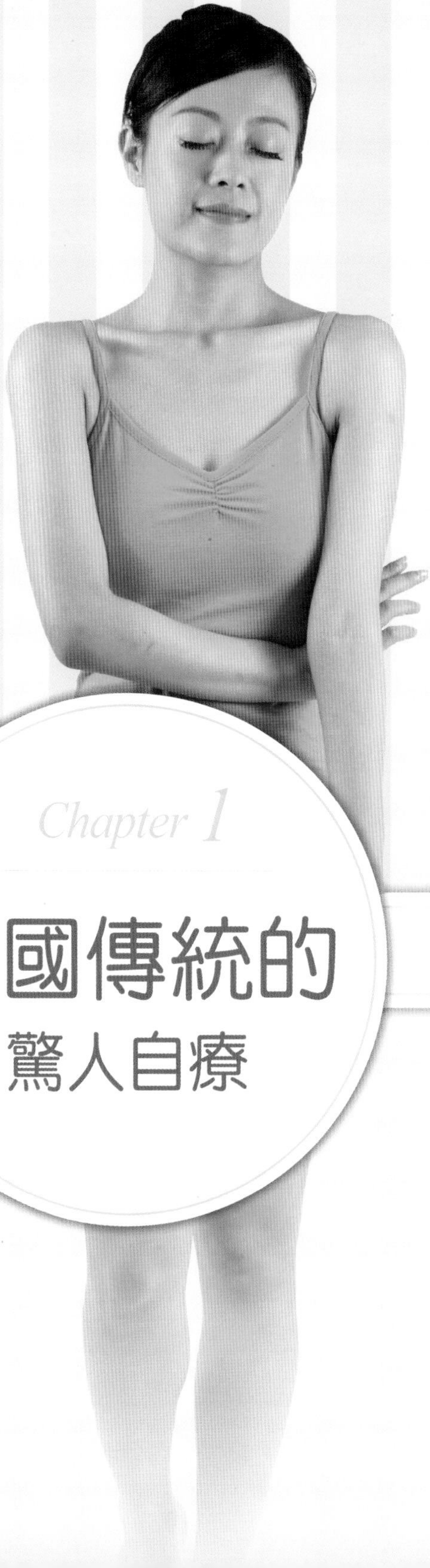

Chapter 1

中國傳統的驚人自療

不需要依賴藥物的自療

現代科技越進步，人類的文明病也越來越多，尤其電腦與3C用品推陳出新，體積與外型越輕薄短小與便於攜帶，越容易造成使用者姿勢不良。輕者引發身體相關部位痠痛，重者則會為慢性疾病，如心臟病、高血壓，埋下病灶。

漢代名醫華陀提倡「勞動養生」，認為「動則谷氣易消，血脈流利，病不能生」。照現代白話說法，就是經常參加勞動，可以促進機體血液循環，增加心臟冠狀動脈血流量，改善心肌的營養和代謝，降低慢性疾病發生的機率。

不過，隨著工作型態轉變，現代人久坐辦公桌，加上身處冷氣房，莫說有機會勞動，連汗水都難得有機會流出，更不要奢言促進血液循環。

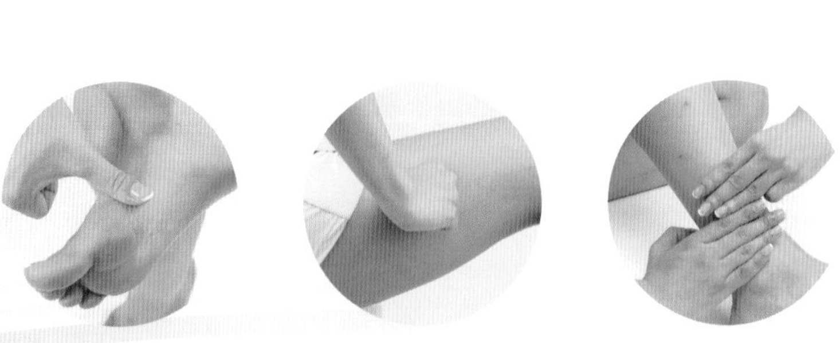

勤勞一點的朋友，以運動替代勞動，雖然一樣可以達到促進血液循環的效果，若稍一不慎，引發運動傷害，卻也得不償失。

那麼，要如何解決科技文明病與運動傷害帶來的副作用呢？「身體穴位推拿」可說是老祖宗運用累代中醫的治療經驗，為人類病痛找出自救與他救的智慧之道。可惜百年來因為西風東漸，西方醫學披著科學的外衣，對傳統中醫抱持著鄙視態度，讓這千百年來的老祖宗智慧被埋沒與忽視。尤其西方醫學對於身體疼痛，不問病根而一律開止痛藥的做法，不但無法根除病因，更會加重病情。

現代人常掛在嘴邊的「頭好痛」、「老是感覺好累」、「肩膀總是覺得好硬」、「晚上都睡不好」，這些訴說的症狀在經過醫學的檢查後，往往是找不出原因的，即使吃藥也無法解決。但其實透過穴位按壓，就能夠調整到對應的肌肉甚至臟腑，簡易達到紓緩症狀的效果。

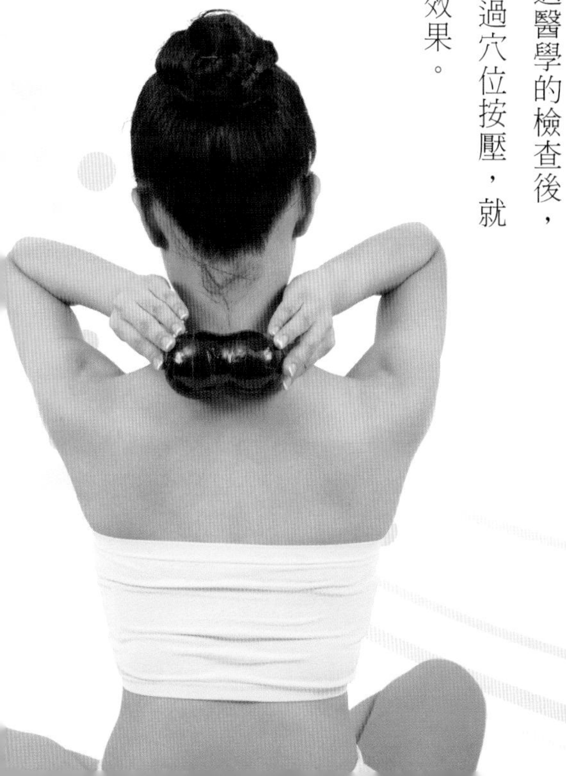

穴道按壓的魅力

如果把人體比喻成城市，經絡就是它的交通網路，是氣血的運行通道，負責營養和代謝廢物的運輸。在正常情況下，人體的經絡系統是暢通的。但是當人體受到外在邪氣的攻擊，或是內在情緒變化的影響，會使氣血的運行失調，從而導致經絡受損，氣滯則血瘀，而瘀血又會反過來影響全身或局部氣血的運行，造成相關的不適或疼痛。

因為經絡分布於全身各處，所以瘀血症也可以發生在人體的各個部位，也以各種不同的症狀表現。

正是由於氣滯血瘀的病症發生如此廣泛，所以活血化瘀的治療用途廣泛。

中醫有一句話：「不通則痛、痛則不通」；「實則痛、或腫、或隆起；虛則癢、或陷」。在西醫的肌肉解剖學的觀念裡面，「實」代表肌

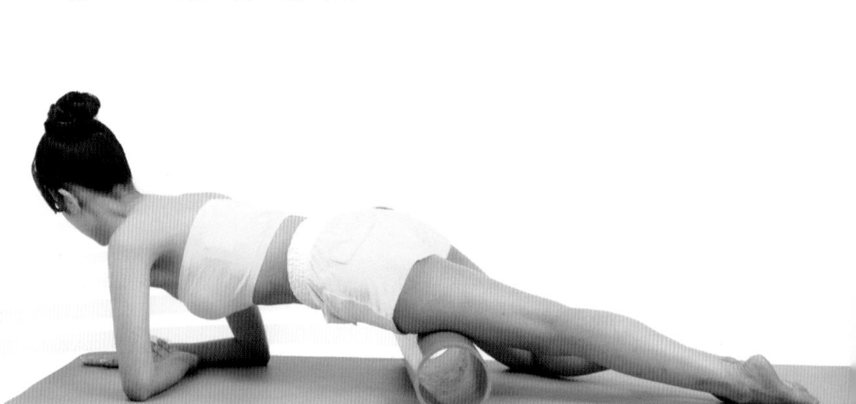

肉處於興奮或發炎的狀態；相對的，「虛」就是抑制或虛弱的狀態。氣血是行走在肌肉縫隙間與骨肉間的經絡之上，因此，經脈中的氣血運行發生堵塞，按壓時就會引起疼痛。

這也就是中醫陰陽平衡的觀念。人體如果失去了平衡，在外就會在經絡行走的路線上產生痠、痲、脹、痛、僵硬、冷、熱、無力等狀況；在內則影響五臟六腑循環。進而又影響到精神、情緒等問題。

穴位指壓與一般按摩ＳＰＡ不同，且並非一定要在按壓時痛到受不了才有用。適當的力道應能產生酸、脹等感覺，甚至能產生循經感傳為宜。每人對痛的接受程度不一，且每個穴位在體內的深度不一。一般來說，會根據不同的穴位，使用身邊唾手可得的工具，在自己能夠承受痛的範圍內，自在地在任何時間，以最舒服的方式按壓。

穴位經絡如果有不通的現象，按壓時會有痠痲脹痛的感覺，最大的變化，在於調理後僵硬的部位獲得軟化，或是塌陷的地方有發紅浮起。時間長短通常以按壓至不痛為原則。如果要計算時間，則以五至十次的深呼吸為一個循環，接著再換下一個位置。

消除肌肉的緊張

肌肉是藉由收縮來產生作用，所以當肌肉主動或被動性的攣縮、變短，就無法作用。像是長時間的動作不良，就算是被動的原因；而受傷、重複性的動作、過度負重，則算是主動的原因。

當肌肉變短，肌腱產生拉力，就容易產生肌腱炎、媽媽手、肩關節炎等症狀；而當肌肉過度拉長時，則是產生張力，造成筋膜的血液循環不良，像是膏肓痛就是很標準的例子。

而筋絡是行走在肌肉和肌肉的縫隙、筋膜之間，還有關節骨頭處。若是氣血不暢，就會引發肌肉的痠痛。這時只要運用中國老祖的智慧，運用一些筋絡或穴位，就可以快速找出不平衡的地方，讓肌肉恢復平衡，解除身體不適的症狀。

再者，人體所運行的氣，是看不到的，是很抽象的。但是，肌肉束

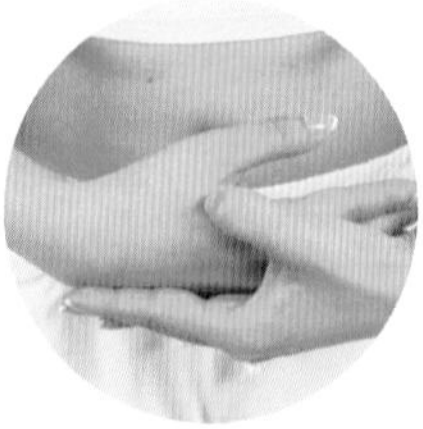

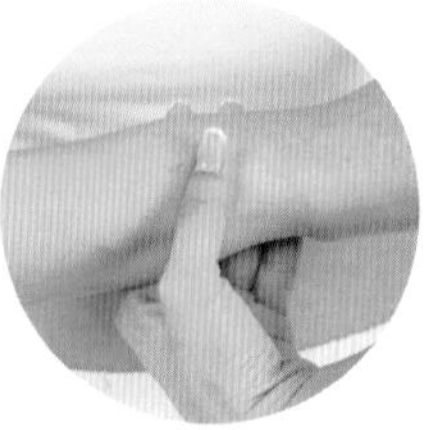

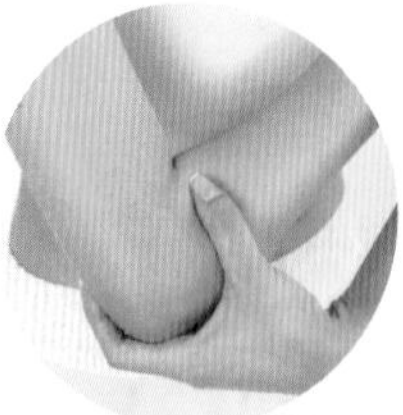

和肌肉束之間，也就是氣的通道。如果肌肉過度疲勞，累積了乳酸，讓肌肉緊繃、變短、變硬、沾粘，自然就會影響氣的運行。

穴道按壓最重要的是『得氣』。得氣就是循經感傳，也就是在按壓時，有痠麻脹痛等等特殊的感覺，而且可以隨著經絡傳達到病變的部分。像是按壓小腿的足三里，有的人就會覺得胃會蠕動；按壓腳部的丘墟，胸口可能會感覺痛痛的；或是按壓背部的俞穴，都會影響到相對應的臟腑，甚至產生變化。但是這些變化會因為體質或敏感性的不同，每個人的感受也不太相同。

還有，氣血的調整需要時間，不給身體時間是無法達成任務的。

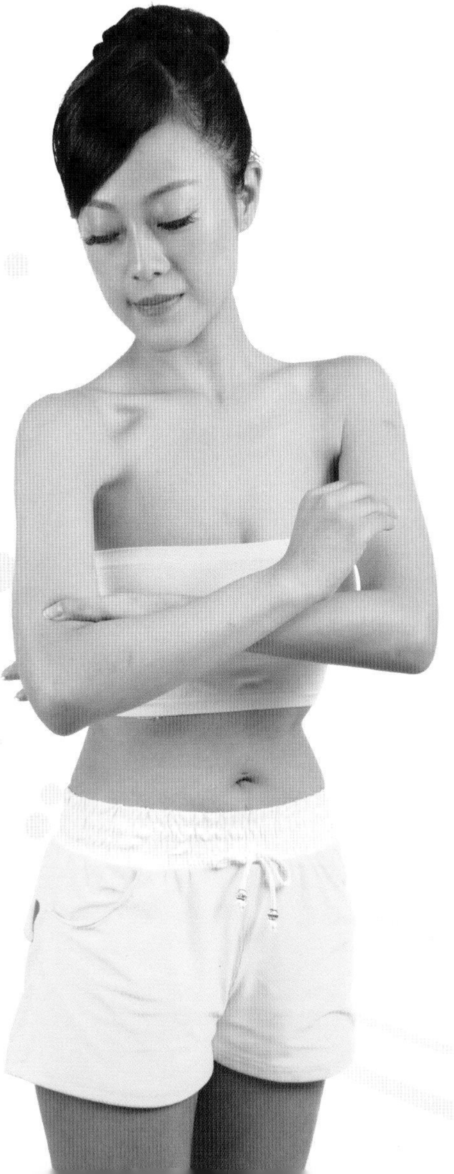

回歸骨骼的位置

以全身的骨骼來說，脊椎是最重要的一個部分，更是自律神經的所在位置。在脊椎從上到下的兩側，還有對應著不同臟器和十二經絡的俞穴，更突顯出脊椎的重要性。

脊椎分為：頸椎、胸椎、腰椎、薦椎和尾椎。好的姿勢是維持正常脊椎的生理曲度，正確的曲度是一個雙S的曲線。

當頸椎變直，讓椎間縫隙不見，或是當腰椎過度前突或變直，都會造成脊椎失衡，影響到五臟六腑的在背後俞穴，進而影響生理的平衡，引發各種疾病。

像是常見的駝背，就會造成胸椎錯位，壓迫心肺功能，影響橫膈膜，造成一連串自律神經失調的狀況。

脊椎與臟腑背俞穴對應位置

胸椎第三節------肺俞
胸椎第四節------厥陰俞
胸椎第五節------心俞
胸椎第九節------肝俞
胸椎第十節------膽俞
胸椎第十一節------脾俞
胸椎第十二節------胃俞
腰椎第一節------三焦俞
腰椎第二節------腎俞
腰椎第四節------大腸俞
薦椎第一節------小腸俞
薦椎第二節------膀胱俞

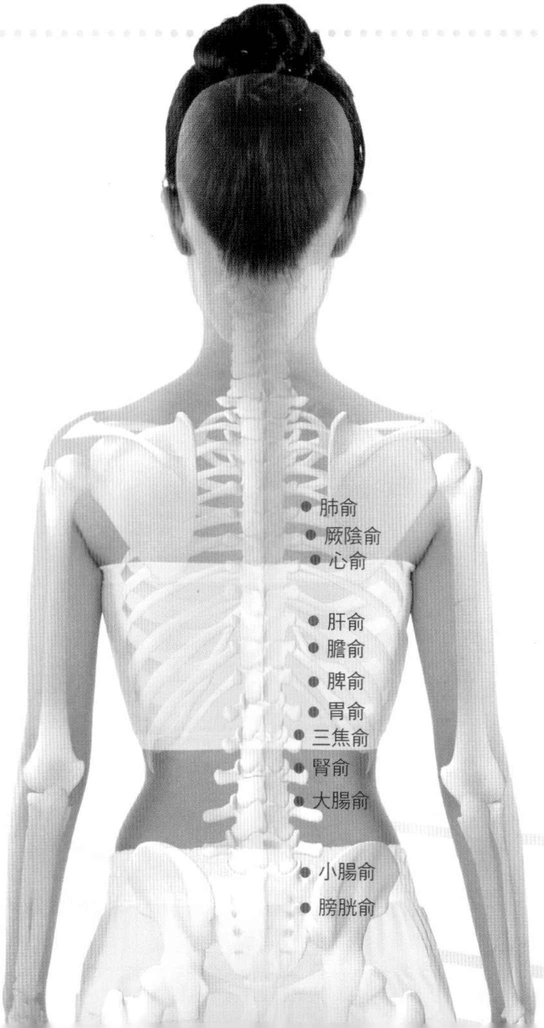

隨手刮痧

刮痧是一種手感，是在人體體表，用道具來反覆刮滑的動作，特別針對肌肉有阻力、有結節的部位，以及一些特別重要、有反應的穴位上，當然也可以隨興地刮自己感到特別不舒服的地方。

如果刮痧時有疼痛的反應，時間就停留久一些，但以不要傷到皮膚為原則。若皮膚較乾燥，一定要塗一些介質，乳液、精油、食用油（麻油）都很好。一般人往往會選擇帶有涼性的油膏，但我不建議使用太涼的，怕在刮痧後會覺得過於刺激。

如果可以，再搭配聽音樂、看電視，放鬆心情來做刮痧，效果會特別好。若有刮不到的位置，就可以搭配道具和動作來進行。

有的人在刮痧後，皮膚表面會出現紅、紫、黑斑或黑皰的現象，這叫做出痧。皮膚出痧後仍可以繼續刮，刮到不痛為止，因為對症調理才是重點。

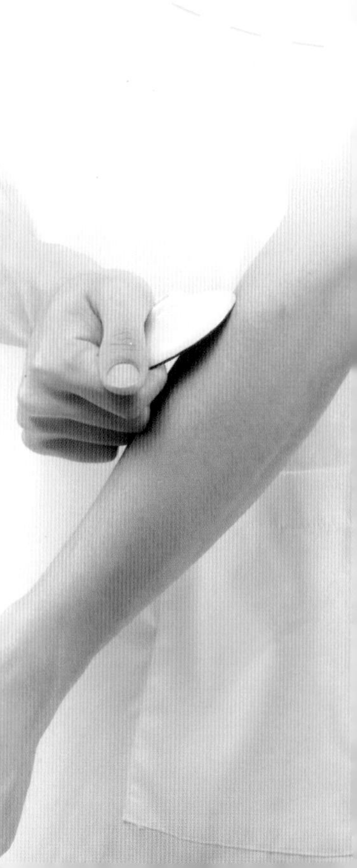

挑選市售的刮痧板

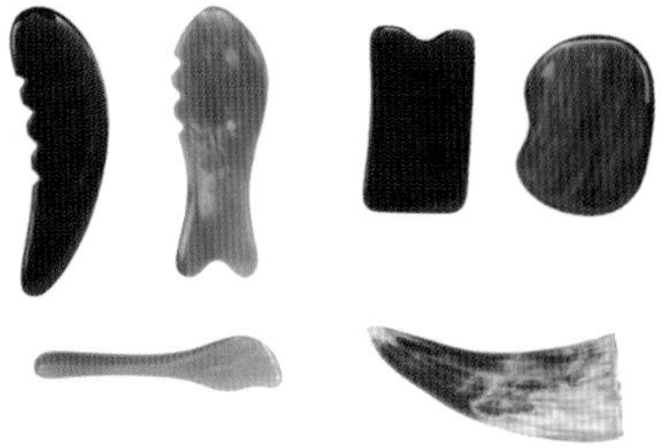

一個好的刮痧板以水牛角材質為最好，或是瓷器做的也行。因為水牛角可以涼血解毒，在中醫的使用上，將水牛角磨粉就是一種中藥材。

市售的刮痧板有許多樣式，可以依照需求來挑選。一般來說，有弧度的適合關節，較平的適合大面積，而有角的則適合臉部或穴位的按壓。

真正的水牛角刮痧板，在表面可見細微的纖維，細聞稍有騷味。若用細砂紙或磨指甲的搓刀刮下些許粉末，在燃燒後會有燒焦頭髮的味道。若是塑膠製的，將粉末燃燒時則會有臭味產生。

隨手道具

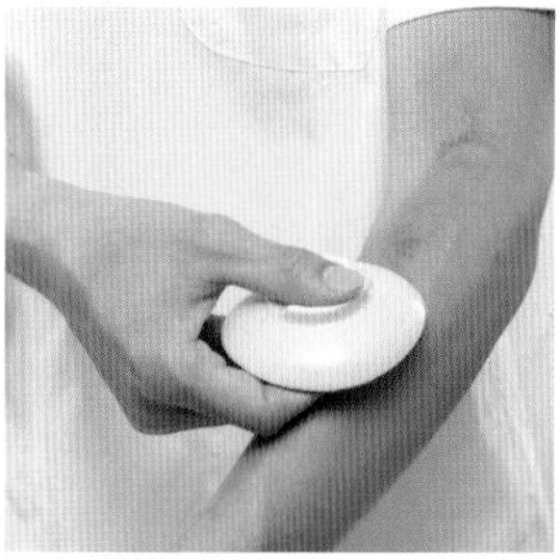

要進行刮痧，其實不需要特別專業的工具，許多生活上的用品都可以作為刮痧的道具，只要用圓滑的物品即可，像硬幣的邊緣就太硬，並不適合。

碟子，就是很方便可取得的。像是一般的醬油碟，邊緣摸起來不會銳利，是鈍面就可以。如果刮在皮膚上會感覺尖銳刺痛的，就絕對不適合。

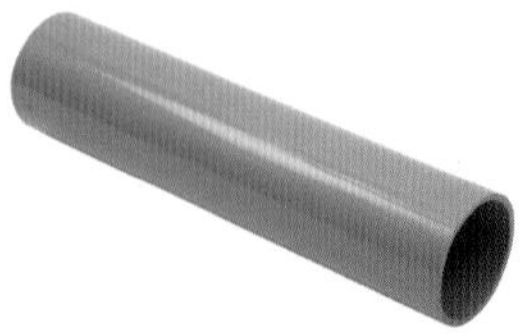

水管也是很好用的工具，像是ＰＶＣ材質的塑膠水管就可以。選擇直徑約8—12公分，長度以超出身體寬度為準，約50—100公分，再用厚的瑜珈墊包住。使用的方式為身體躺下，在大腿內外側、小腿、背部進行滾壓。

自製花生球

材料：

網球或高爾夫球兩顆，強力膠帶一捲。

花生球為搭配穴位按壓使用。

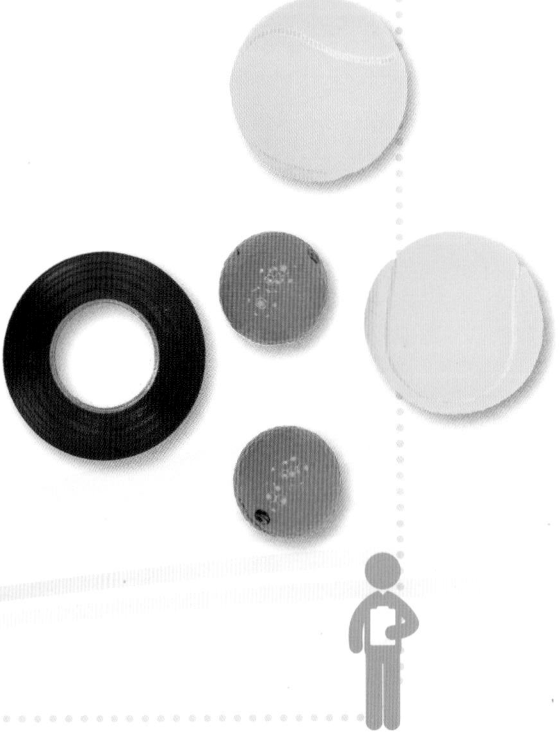

步驟：

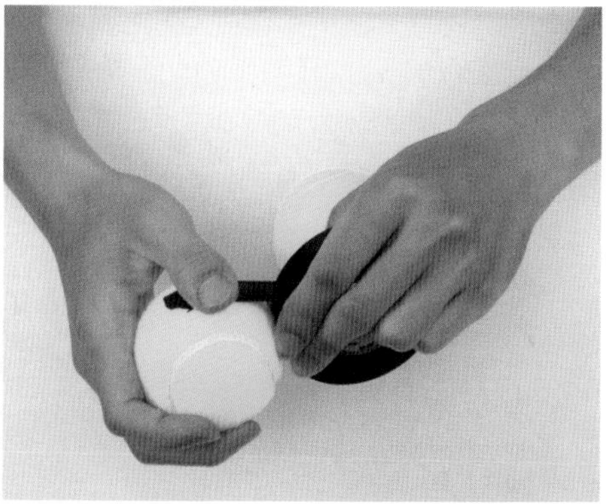

1. 取一顆網球，在中心點開始粘貼膠帶。

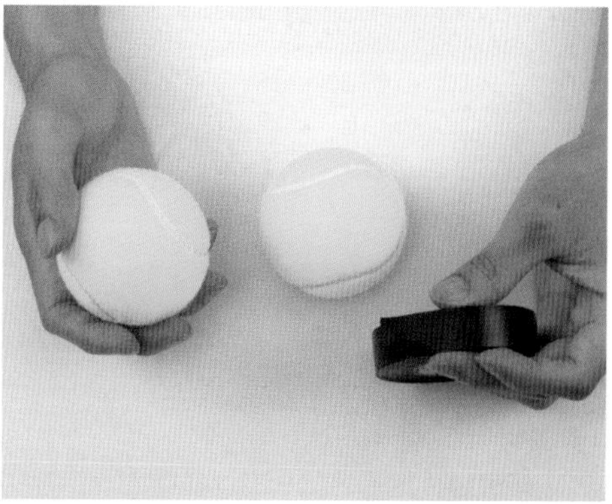

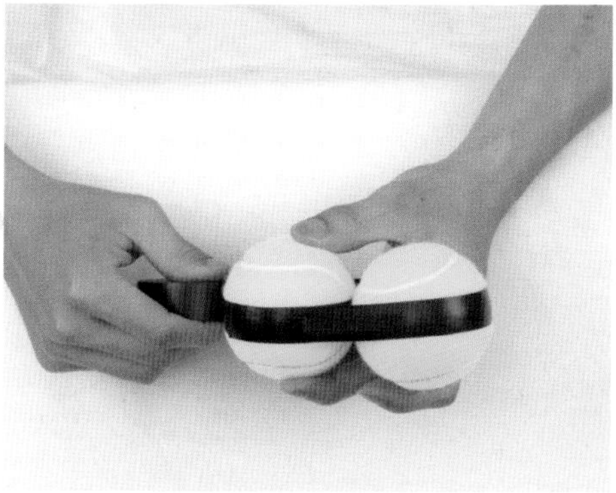

3. 取另一顆網球，平放。

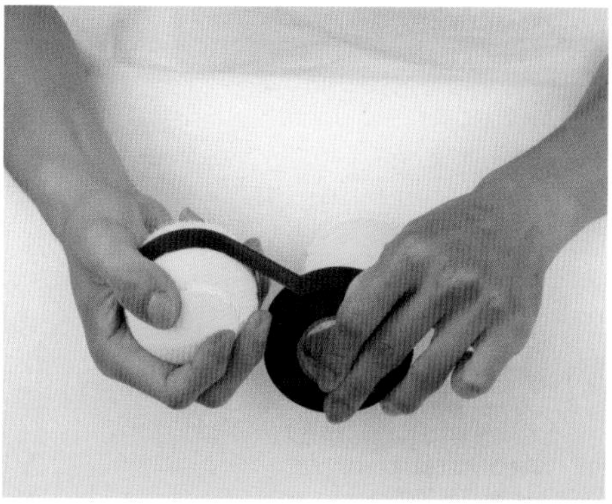

2. 在同一個位置讓膠帶繞兩至三圈。

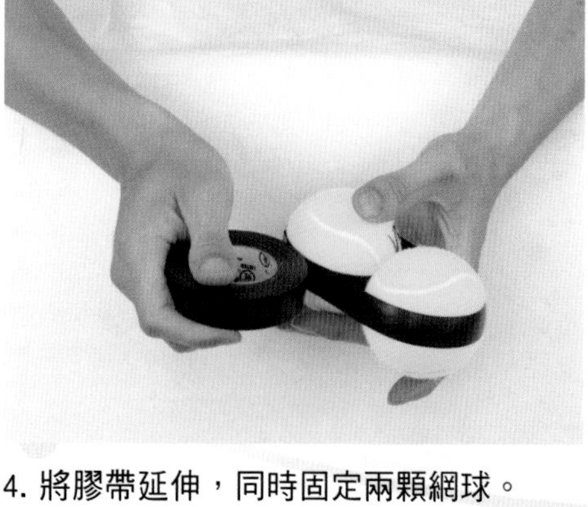

4. 將膠帶延伸，同時固定兩顆網球。

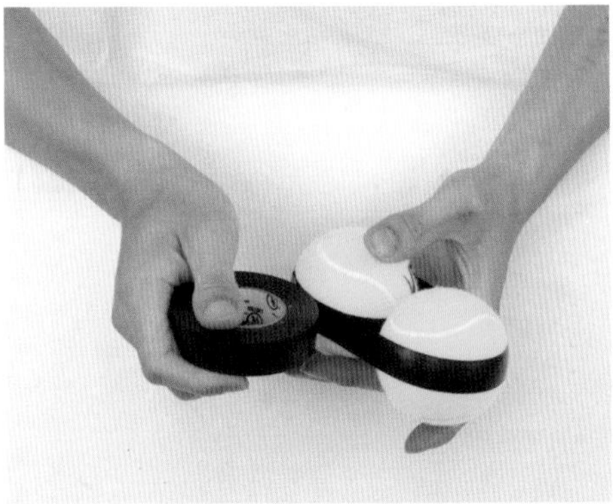

5. 在同一個位置，將兩顆網球同時纏繞兩至三圈後，把膠帶截斷。

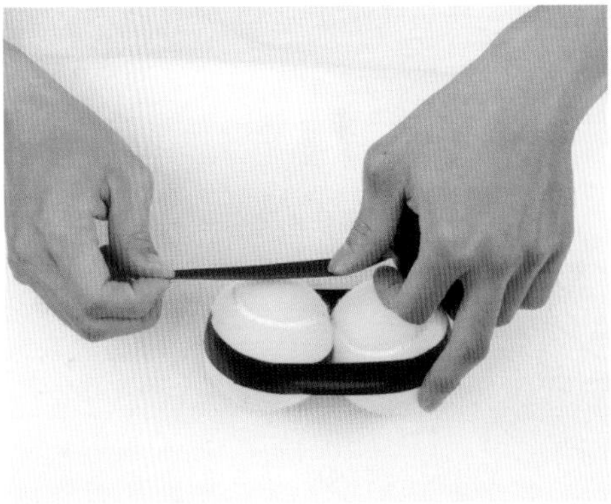

6. 與膠帶垂直的位置，開始粘貼膠帶。

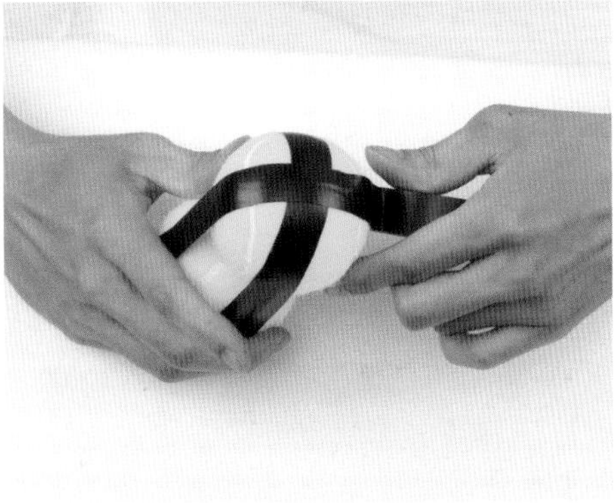

7. 在同一個位置，將兩顆網球同時纏繞兩至三圈後，把膠帶截斷。

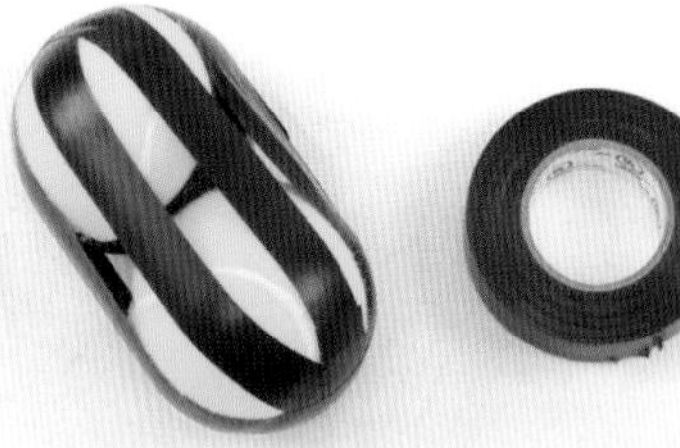

8. 以相同的手法，將兩顆網球的表面，共纏繞 4 圈膠帶。

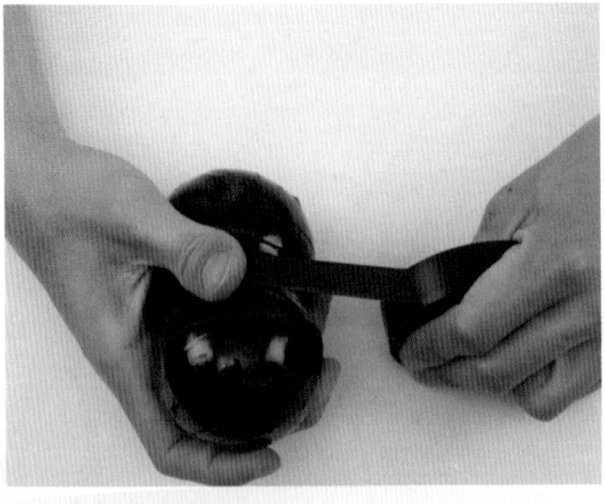

9. 最後，以橫向的方式用膠帶將網球全部包裹起來，即完成花生球。

十二原穴操

所謂的原穴，是人體陰陽十二經經氣所經過停留和深入的穴位，也是人體原氣作用表現的穴位。六腑的陽經，各有一原穴；而六臟的陰經，其實沒有原穴，但以俞穴來代替原穴。

原穴可以反應人體生理和心理的狀態，經過近代科學研究實驗，在人體生理功能旺盛的情況下，臟腑的氣血充足，原穴的導電量均增高；反之當身體功能衰弱，則下降。甚至當原穴的導電量為零時，則病危。

因此原穴有舒經活絡的功效，可以調整人體氣血的作用，位置大部分都在手腕和腳踝周圍。若做為日常保健，則是每個穴位都按壓一輪。按壓方式為，用拇指指腹按住穴位，然後轉動踝關節或腕關節，並在深呼吸後放手。原則上，每個穴位按壓五次，不過施作的次數可隨個人調整。

如果有特別不舒服的地方，可以在相關經絡的原穴加強按壓。比如說，熬夜讓肝有實熱火氣，經由刺激肝的原穴，馬上可以緩解肝火不適的症狀；若有失眠、多夢等睡眠品質差的問題，代表心火旺，可以刺激心經的原穴，就容易達到安神，改善睡眠的症狀。比如說，熬夜讓肝有實熱火氣，經由刺激肝的原穴太衝，馬上可以緩解肝火不適的症狀；若有失眠、多夢等睡眠品質差的問題，代表心火旺，可以刺激心經的原穴神門，就容易達到安神，改善睡眠的症狀。（參照臟腑經絡與原穴對應表）

另外，經絡還有相對的概念，一臟配一腑，一陽經配一陰經，在生理上相聯繫，在病理上交互影響，在治療上聯合作用。比如說，大腸經是肺經的相表裡經絡，可利用大腸經調理肺經的氣，當肺氣虧虛、久咳、感冒，就可以從刺激強的大腸經原穴——合谷穴來處理。（請見相表裡十二經脈對應表）

臟腑經絡與原穴對應表

	經絡	原穴		經絡	原穴
手三陽經	陽明大腸經 少陽三焦經 太陽小腸經	合谷 陽池 腕骨	手三陰經	太陰肺經 厥陰心包經 少陰心經	太淵 大陵 神門
足三陽經	陽明胃經 少陽膽經 太陽膀胱經	衝陽 丘墟 京骨	足三陰經	太陰脾經 厥陰肝經 少陰腎經	太白 太衝 太溪

相表裡十二經脈對應表

陰陽 / 經絡 / 手腳	陰經（行於內側）	陽經（行於外側）
手	太陰肺經 厥陰心包經 少陰心經	陽明大腸經 少陽三焦經 太陽小腸經
腳	太陰脾經 厥陰肝經 少陰腎經	陽明胃經 少陽膽經 太陽膀胱經

手三陽經

陽明大腸經 合谷

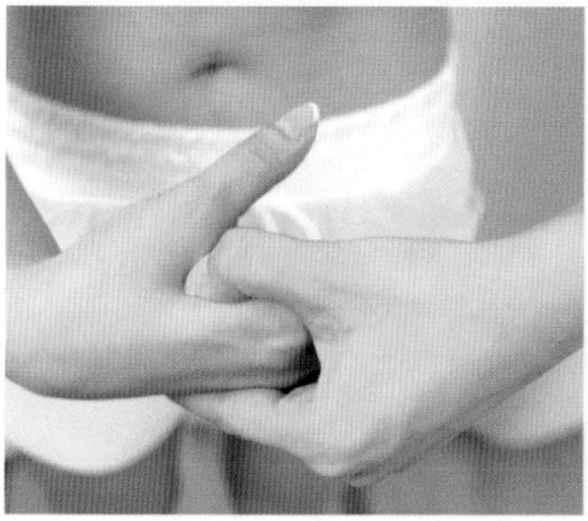

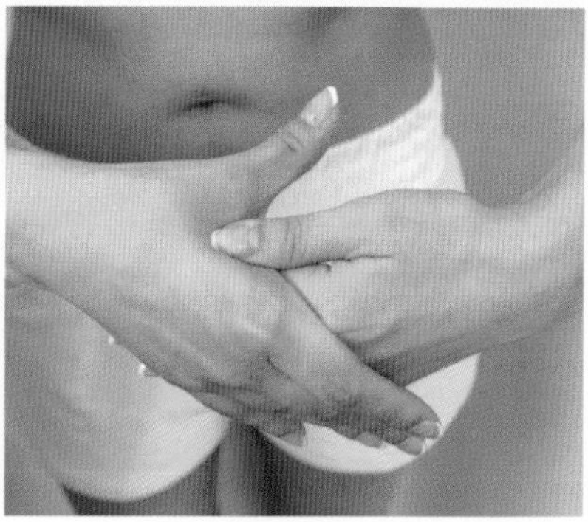

少陽三焦經 陽池

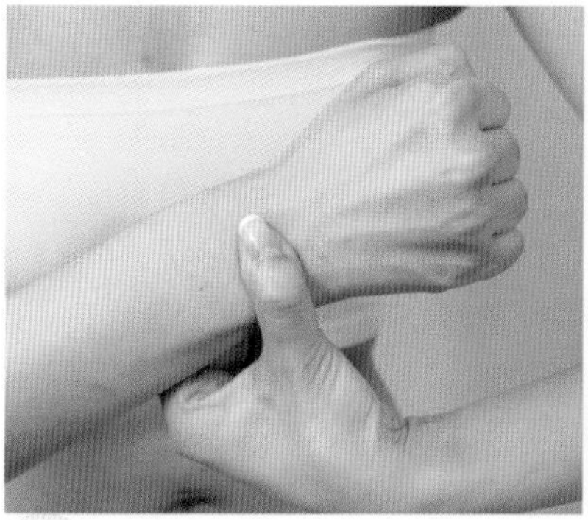

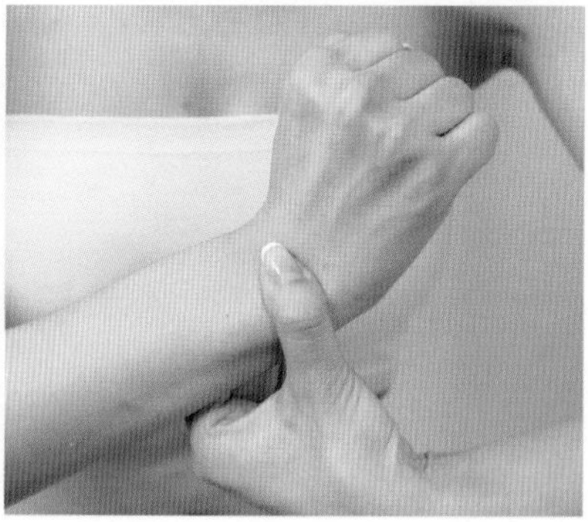

太陽小腸經 腕骨

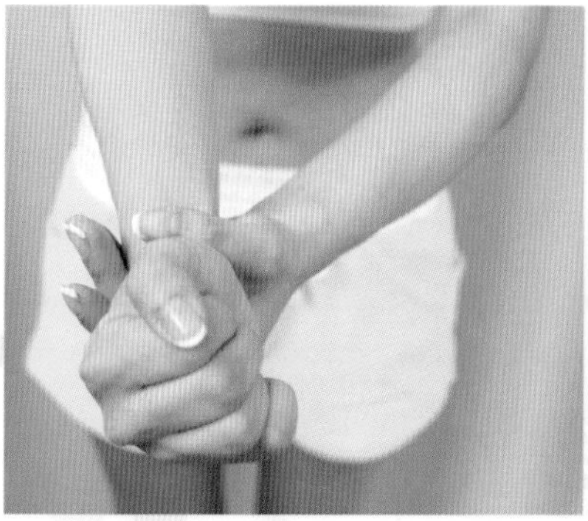

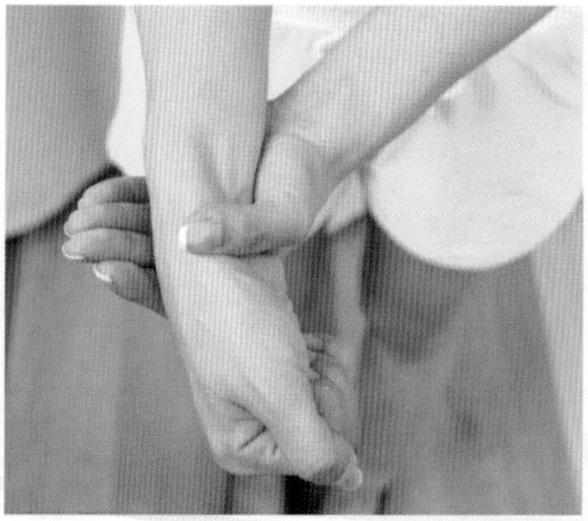

陽明胃經 **衝陽**

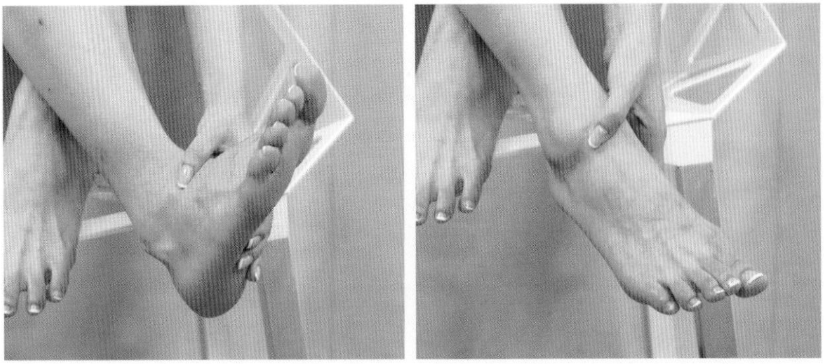

少陽膽經 **丘墟**

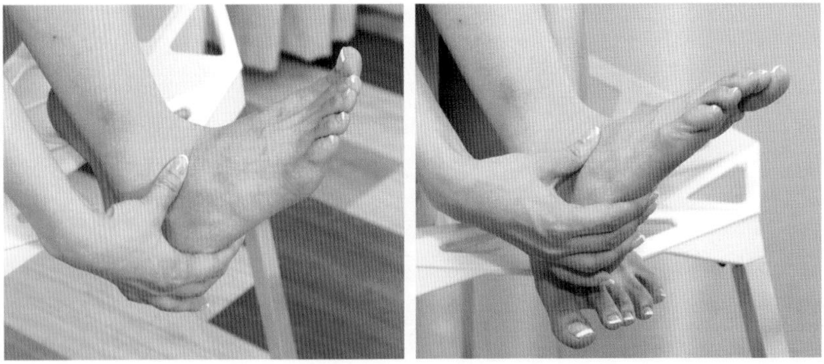

太陽膀胱經 **京骨**

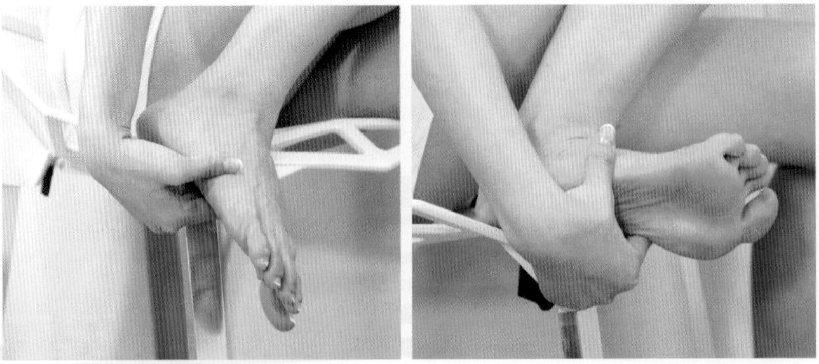

手三陰經

太陰肺經 太淵

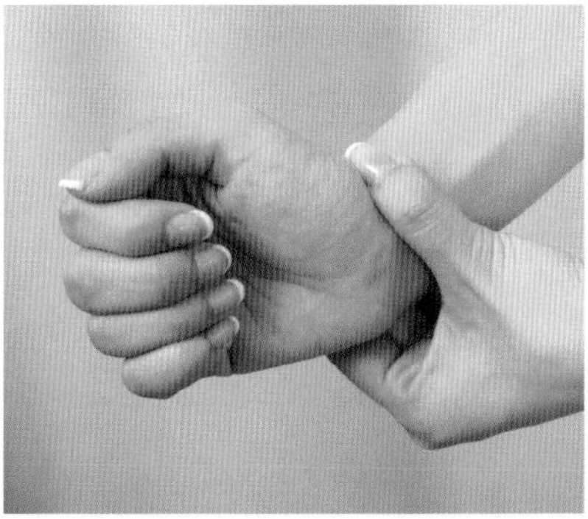

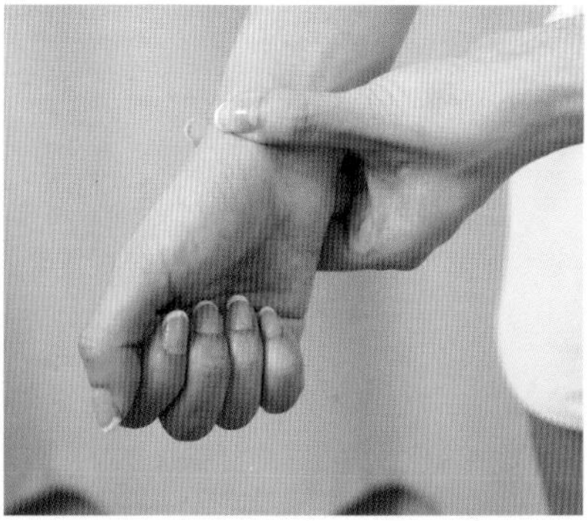

厥陰心包經 大陵

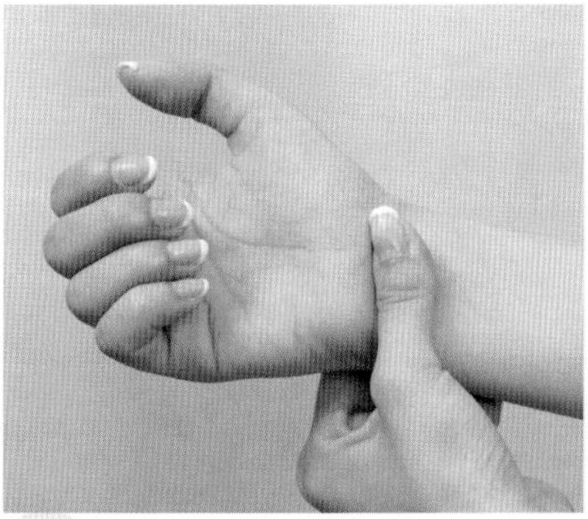

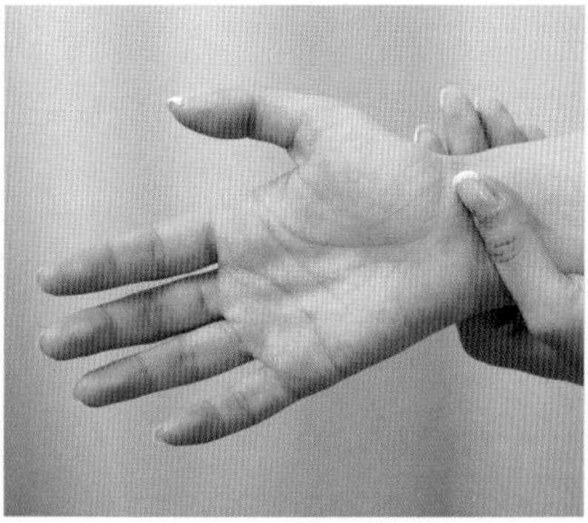

少陰心經 神門

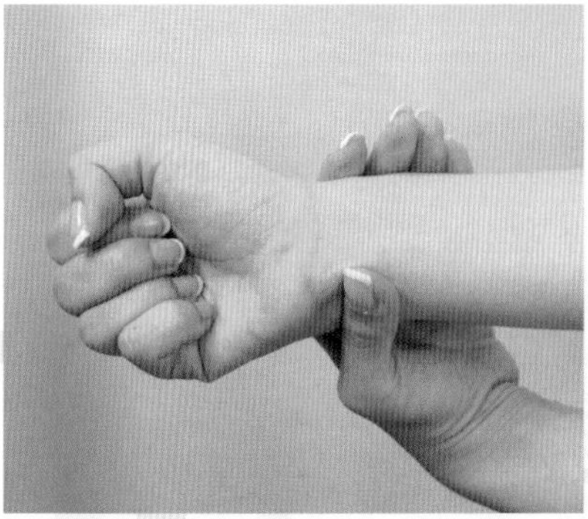

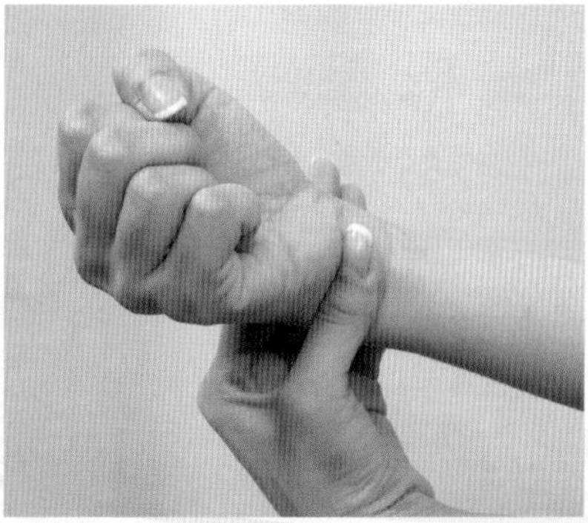

足三陰經

太陰脾經 太白

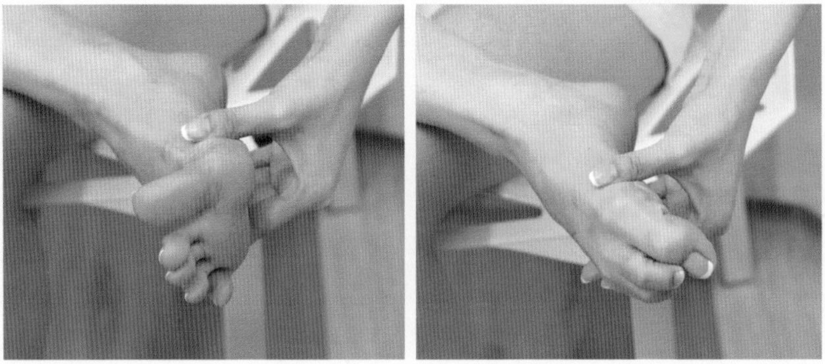

厥陰肝經 太衝

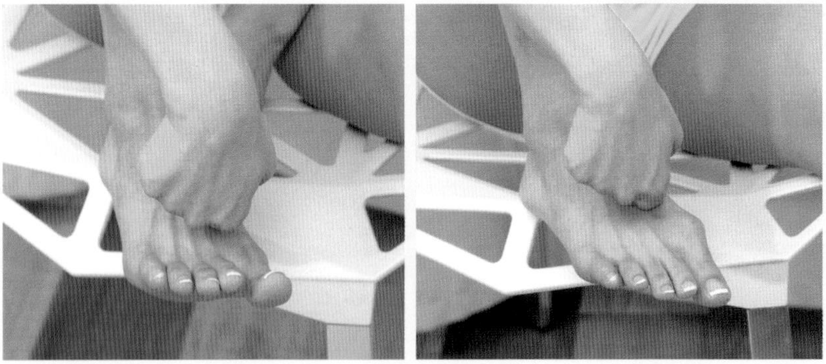

少陰腎經 太溪

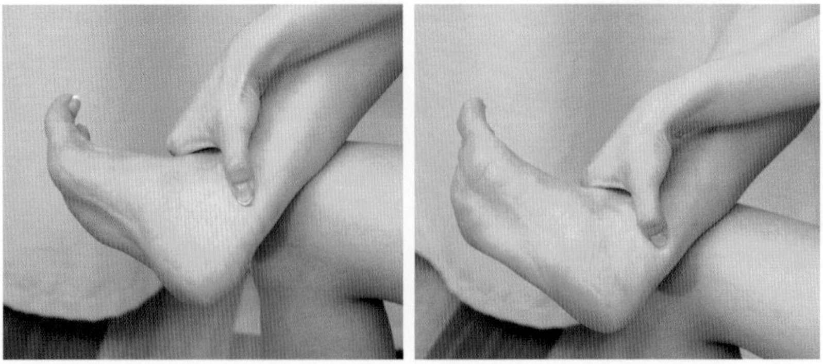

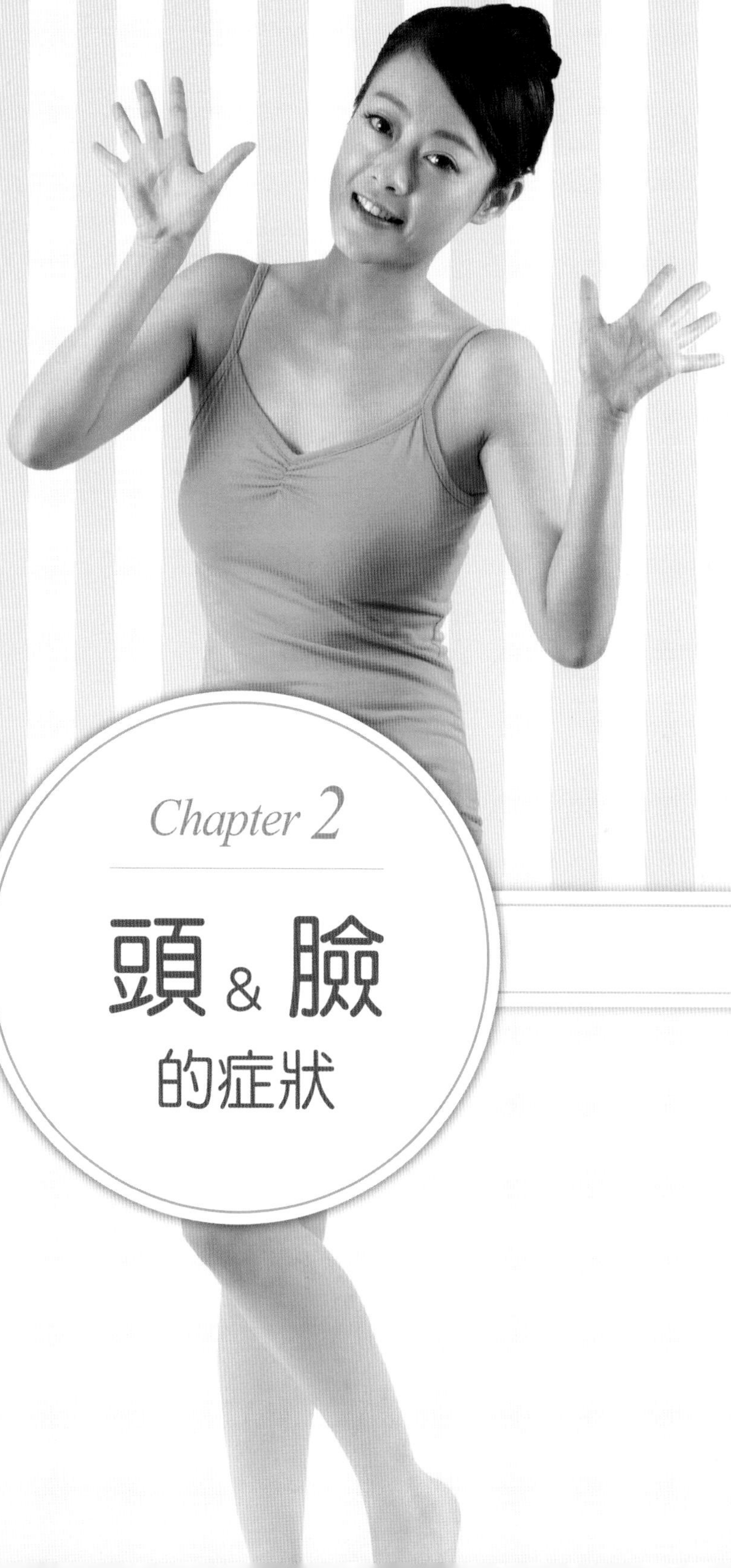

Chapter 2

頭&臉的症狀

頭痛

頭痛的範圍很廣泛，只要是頭部以上的部位，涵蓋臉部的疼痛，都叫頭痛。事實上，大腦並沒有疼痛的接受器，所以大腦本身不會痛，會感受到痛的都是頭部的組織，包括：皮膚、肌肉、血管等等接受到刺激，而產生疼痛感。

根據研究調查，台灣有超過十萬人是天天有頭痛的症狀。而每月至少發生一次頭痛的人，更是高達六成。

屏除外傷的因素，百分之九十以上的頭痛，都是緊縮性的疼痛和偏頭痛。會引發頭痛的因素有很多，像是長期處於緊張環境、出入溫差過大的環境、處在吵鬧或空氣不流通的空間、維持特定姿勢、心情不好、焦慮不安、飲食不節制、喜好吃冰冷食物、受到風寒，或是女生有經前症候群、經期不順，都會引發頭痛。

尤其很多人都不知道，攝食加工食品、醃漬肉類、咖啡、乳酪等等，也是會造成頭痛的原因。因為這幾類食物內的一些化學物質，會影響較敏感的腦部，引起神經、血管的變化。如果血管受到刺激而收縮，使得血流不順暢、腦部缺血，或者受到刺激而擴張、發炎，就會引發頭痛。

而之所以會在不同的部位感受到疼痛，是因為不同經絡的氣血不順，會引發不同肌肉的緊縮，並壓迫神經，因此造成不同區塊的疼痛。

頭頂疼痛

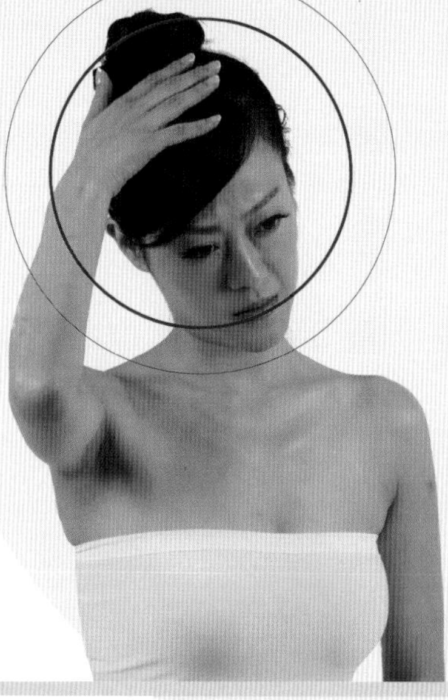

頭頂部位的疼痛，指的是額頭以上，在頭部最高處的疼痛。中醫會稱為「顛頂痛」，又稱「肝逆頭痛」，因為中醫認為，「大怒傷肝，肝氣不順上衝於腦」，因此頭頂疼痛跟情緒有關。有這類問題的人睡

百會

治療頭痛最快的穴位

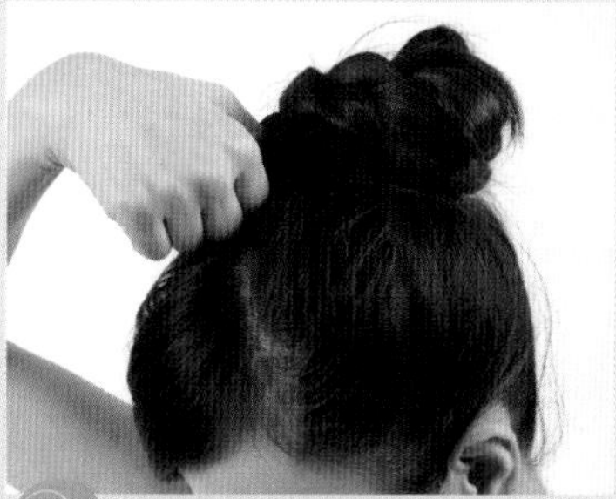

按壓手法
手握成拳頭狀，以食指的指關節往下按壓。

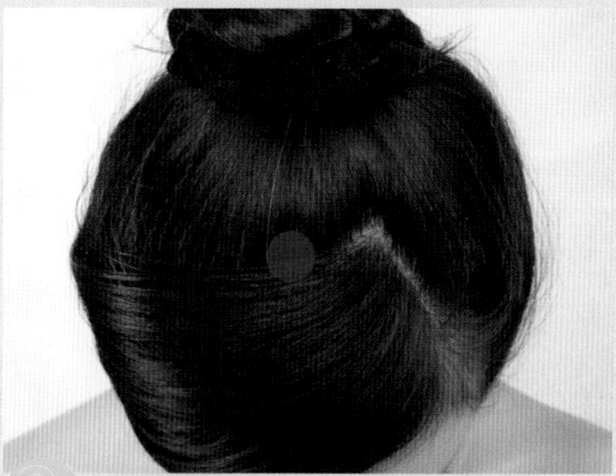

尋找位置的方法
兩耳尖直上至頭頂正中央處。

四神聰

一穴四處的安神奇穴

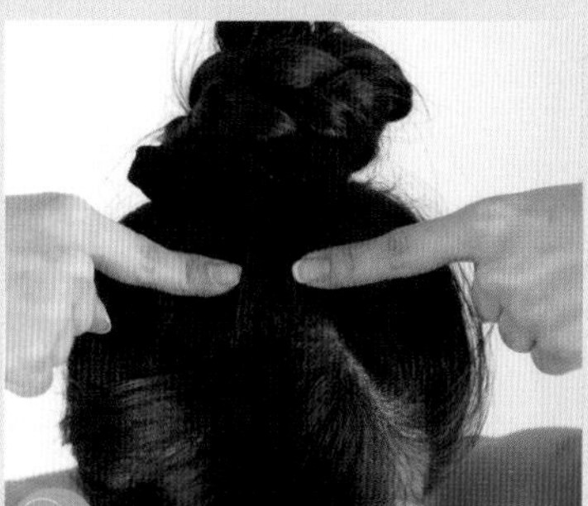

按壓手法
把左右手的食指放到頭頂上，往下按壓。

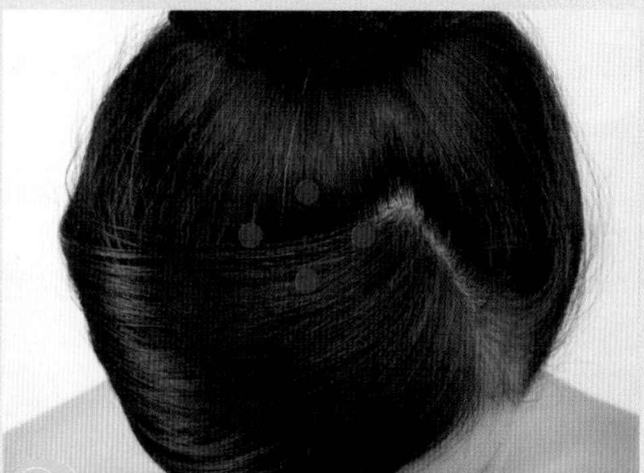

尋找位置的方法
共四穴，位於距百會前、後、左、右各一大拇指寬處。

眠品質較差，或有長期熬夜、高血壓的問題。

在這個部位的疼痛，過度時會演變成其他三個部位的疼痛，也就是引發前頭痛、偏頭痛和後頭痛。

要消除頭頂疼痛，取穴首選以肝經為主。位在頭頂中央的**百會**，有三條陽經、肝經和督脈匯集在此，因此又稱為三陽五會穴。刺激後可以紓解肝火，增加腦組織的含氧飽和度及血流量，是治療頭痛最快的穴位。

同樣位在頭頂的**四神聰**，算是奇穴，分別在百會的前後左右、各一吋的位置。從穴位名稱就可以知道，刺激後有安

行間

紓解因情緒問題引起的頭痛

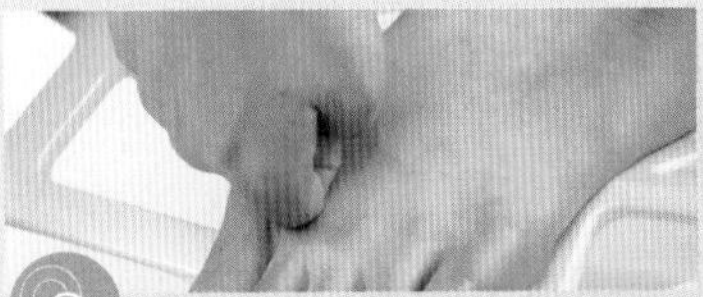

按壓手法
手握成拳頭狀，以食指的指關節往下按壓。

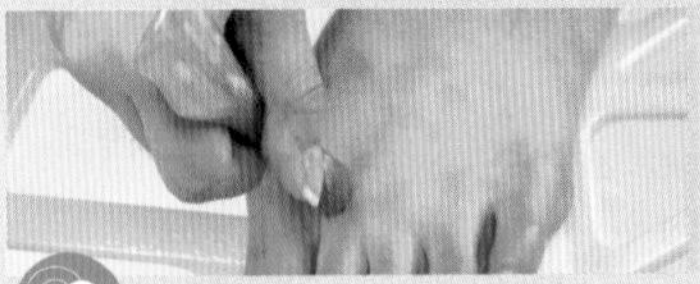

運用道具
將牛角棒的一端放在腳背上，往下按壓。

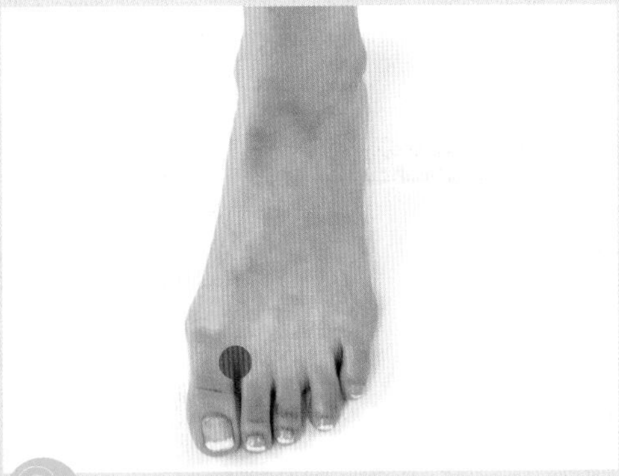

尋找位置的方法
足背第一、二指縫間之縫紋端點。

太衝

安定焦躁的情緒

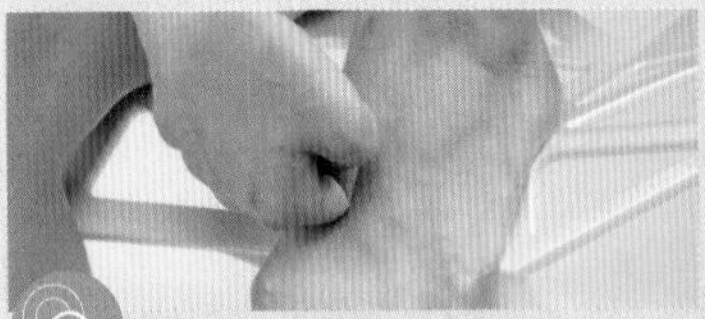

按壓手法
手握成拳頭狀，以食指的指關節往下按壓。

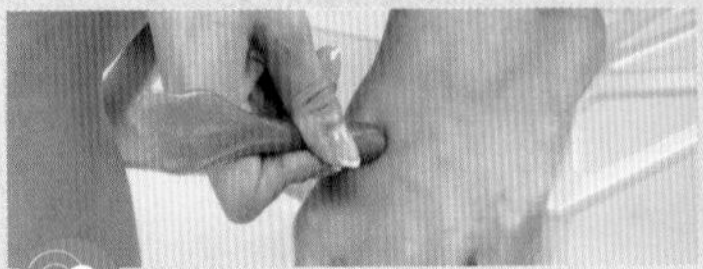

運用道具
將牛角棒的一端放在腳背上，往下按壓。

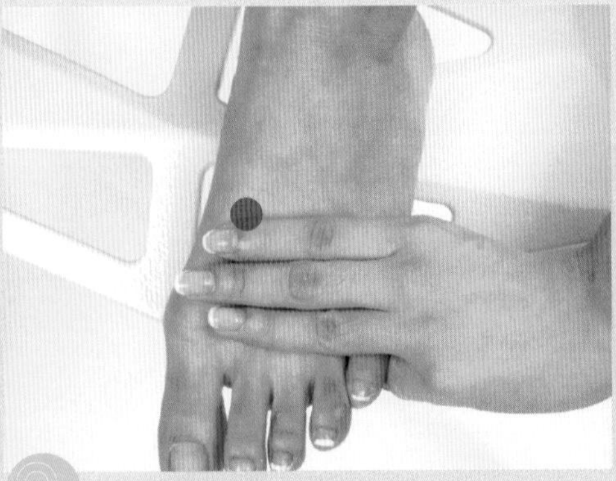

尋找位置的方法
足背第一、二指縫間，行間上三指凹陷處。

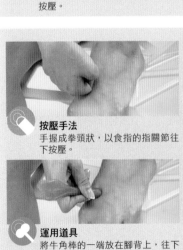

神、聰腦的功效，若有失眠、暈眩的問題，也很有幫助。

位在腳背的**行間**和**太衝**，都是屬於肝經的穴位。刺激後可以洩肝火，對情緒壓抑也有疏泄作用，對於因為鬱悶、焦慮、憂愁這些情緒問題引起的頭頂痛，能及時紓解。

在手背的**合谷**，是大腸經的原穴。這個穴位就像人體的開關，打開了就可以讓所有經絡的氣血運行順暢，是萬能的止痛穴。

合谷

讓所有經絡的氣血運行順暢

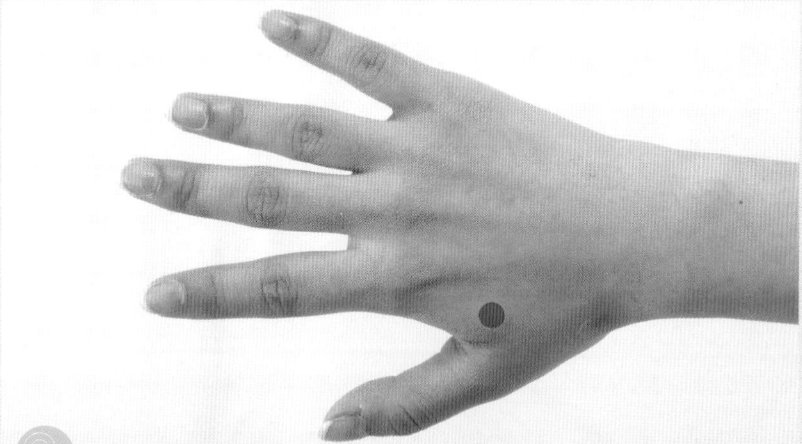

尋找位置的方法

拇指與食指併攏，橫紋末端。

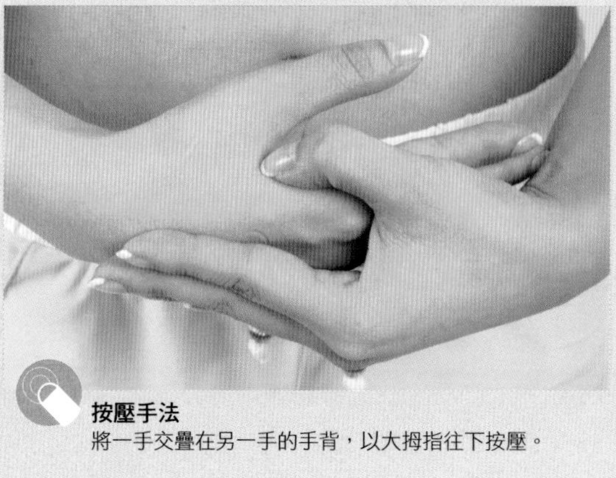

按壓手法

將一手交疊在另一手的手背，以大拇指往下按壓。

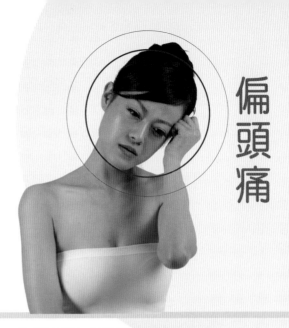

偏頭痛

側頭痛出現的時候，有時只會在單邊，但有時則是雙邊都會同時發生。除了脹痛或抽痛，有的人還會伴隨著噁心、耳鳴、口苦、胸口脹、肋骨周圍疼痛，甚至連活動時的震動，也會讓疼痛加劇。

太陽穴

按壓時痛感明顯的奇穴

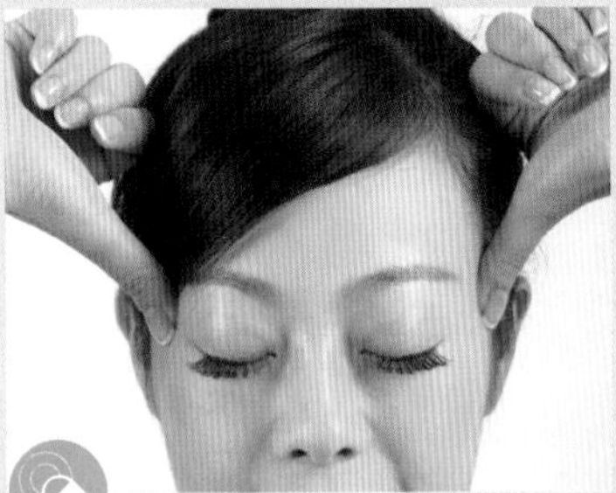

按壓手法

把手往上抬舉，以大拇指往下按壓。

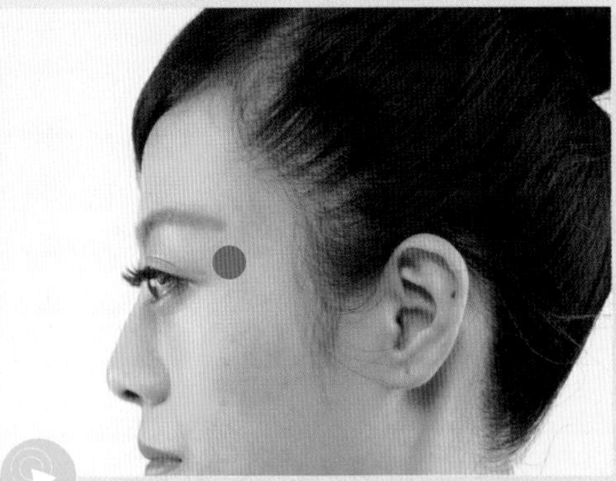

尋找位置的方法

眼尾骨邊凹陷處與眉尾骨邊凹陷處連線之中點。

風池

治療頭痛必選的穴位

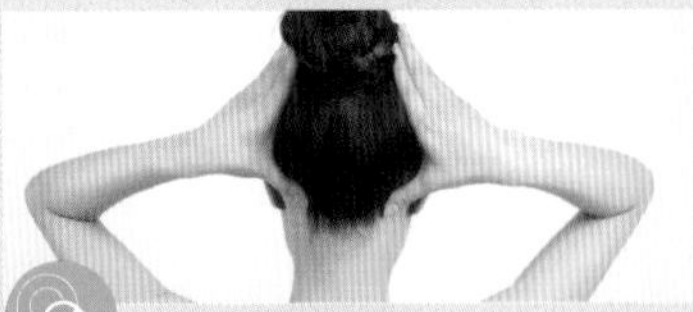

按壓手法

雙手放在頭後，以大拇指往上用力按壓。

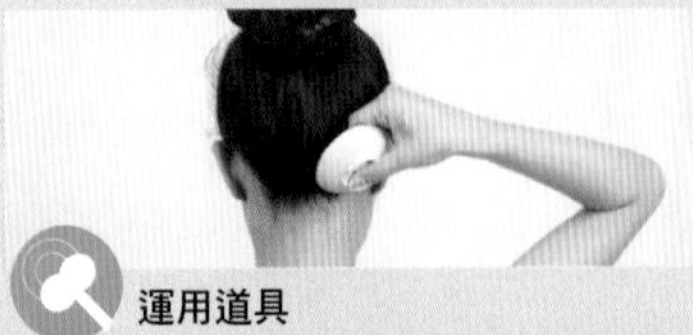

運用道具

握住小碟子，用側邊往上用力滑動。

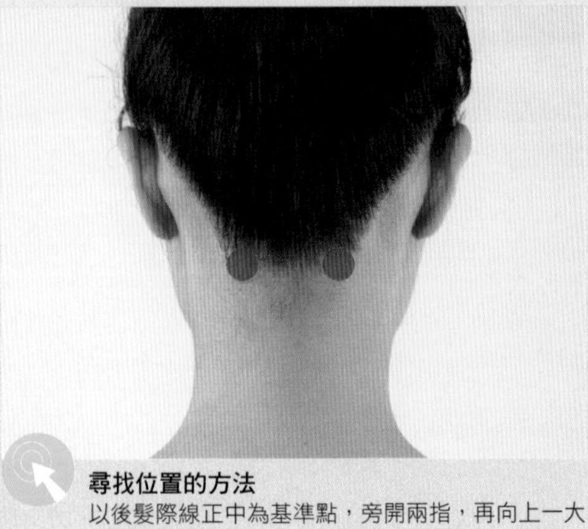

尋找位置的方法

以後髮際線正中為基準點，旁開兩指，再向上一大拇指寬處。

依中醫來說，少陽膽經和少陽三焦經都會循行至頭的側邊，因此當這部份的經絡受到風寒積聚而疼痛，就被稱為「少陽疼痛」。

當側邊的頭痛發生時，一般人最直接的反應，就是按壓**太陽穴**。太陽穴為經外奇穴，有清頭明目的功效，按壓時痛感明顯，尤其在抽痛時按壓，效果會非常明顯。

當頭部肌肉過於緊繃，也是造成偏頭痛的主因。屬於膽經的**頷厭**、**懸顱**、**懸釐**、**曲鬢**，都位在顳肌上，刺激後可以紓緩僵硬的肌肉，進而紓解疼痛。

位在後頭部的**風池**，也是

①頷厭 將氣血輸向頭各部

②懸顱 放鬆僵硬的顳肌

③懸釐 刺激頭側部神經的集合點

④曲鬢 主治偏頭痛和牙痛的重要穴位

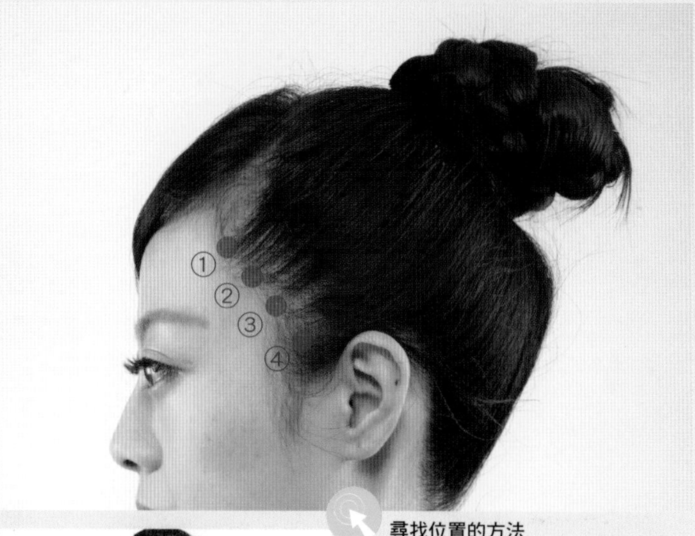

尋找位置的方法

①頷厭｜以前髮際線與側髮際線之交點為基準，向後大拇指一半寬，再向下大拇指一半寬。

②懸顱｜以頷厭及曲鬢連線，將連線做三等分取兩點，懸顱為近頷厭之點。

③懸釐｜以頷厭及曲鬢連線，將連線做三等分取兩點，懸顱為近曲鬢之點。

④曲鬢｜以耳尖為基準點，向前一大拇指寬處。（在髮際內，開口時會有空隙）

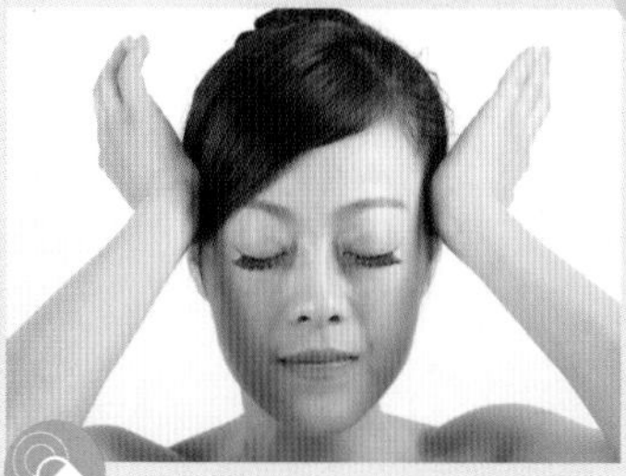

按壓手法

把手往上抬舉，將手掌根部放在頭兩側，往內按壓。

屬於膽經，刺激後可以改善頸椎基底動脈的供血，促進大腦循環，鬆弛頸部肌肉，是治療頭痛必選的穴位。

遠端的**外關**和**足臨泣**，雖然這兩個穴位分別位在手部和腳部，但兩個是八脈交會穴，都是功能很強大的穴位，合用之後能改善臉頰、肩頸部位的不適狀況，尤其主治偏頭痛。

位在手背的**中渚**，屬於三焦經，而三焦經會通過耳後的赤白肉際。這個穴位容易按壓，又敏感，具有很好的止痛作用。

位在手背虎口的**合谷**，自古就是主治頭面部的重要穴位，刺激時痛感明顯，可以有

外關

可治一切風寒暑濕邪氣

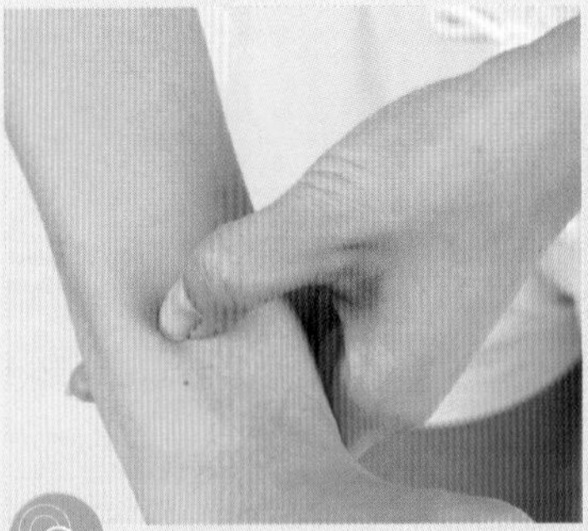

按壓手法

一手放在另一手上，四指放在前臂內側上作固定，大拇指往下按壓。

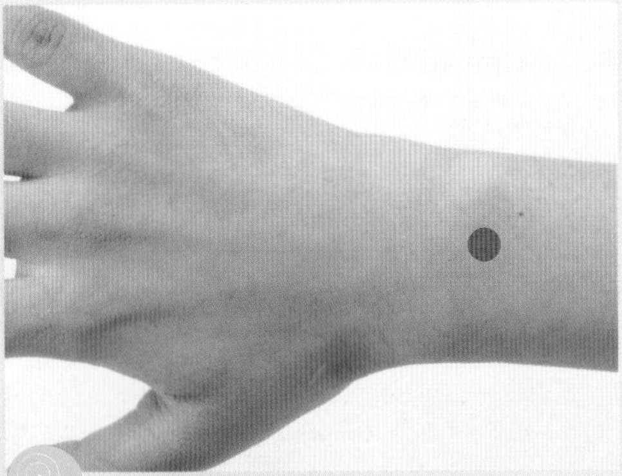

尋找位置的方法

手腕外側橫紋上三指。

足臨泣

從遠端改善肩頸的不適

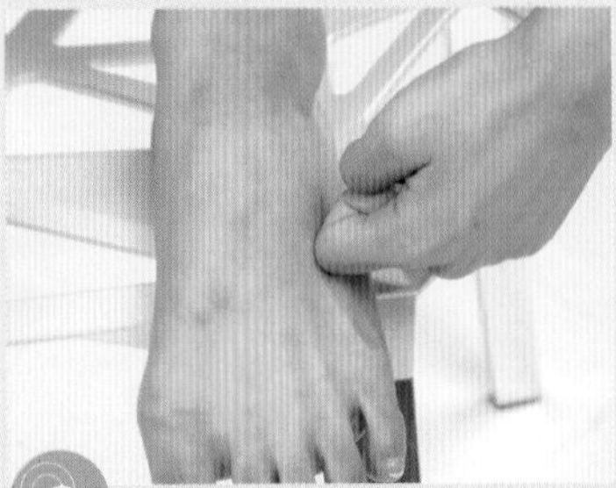

按壓手法

手握成拳頭狀，以食指的指關節往下按壓。

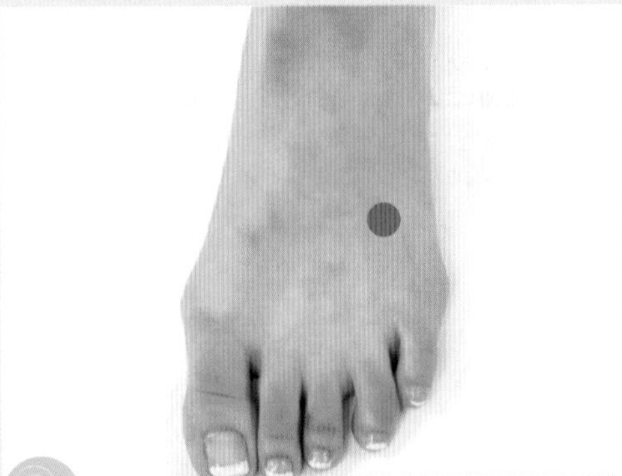

尋找位置的方法

足背第四、五指縫間之縫紋端點，上三指凹陷處。

效疏通疼痛部位的氣血。

中渚

輕按就有明顯疼痛感

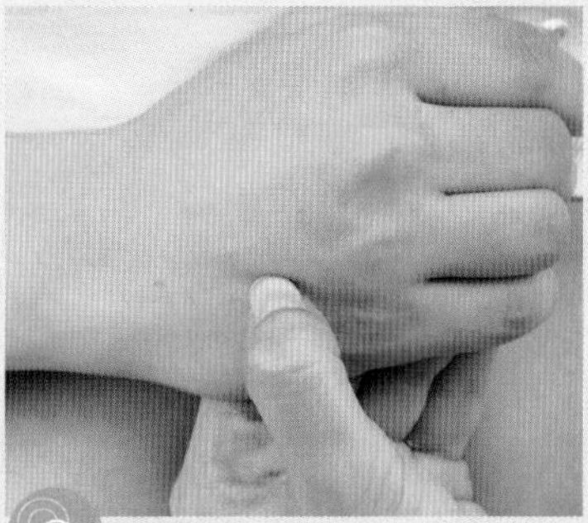

按壓手法
一手放在另一手上，大拇指往下按壓。

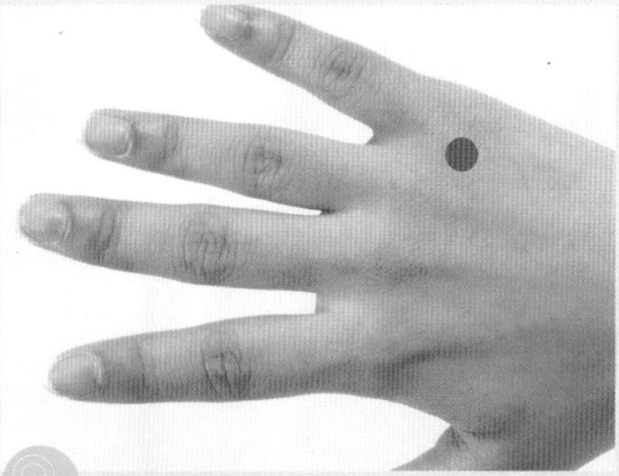

尋找位置的方法
手背，小指與無名指關節間凹陷處。

合谷

讓所有經絡的氣血運行順暢

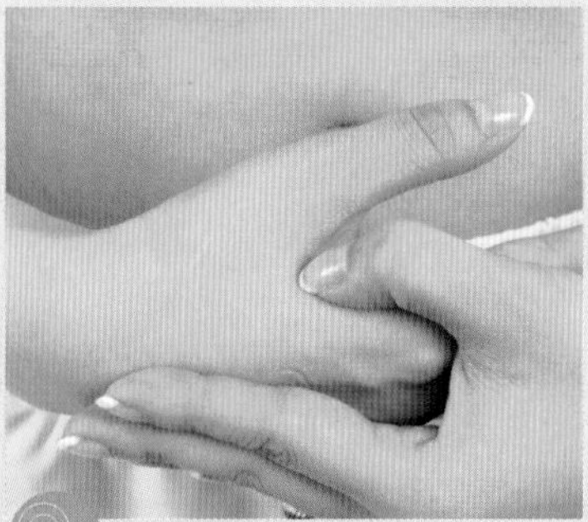

按壓手法
將一手交疊在另一手的手背，以大拇指往下按壓。

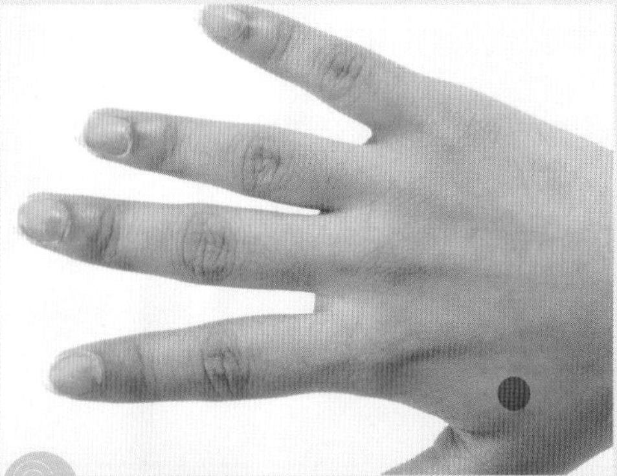

尋找位置的方法
拇指與食指併攏，橫紋末端。

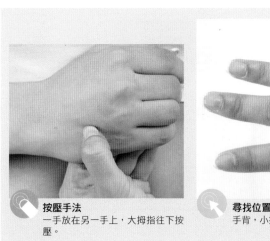

頭後疼痛

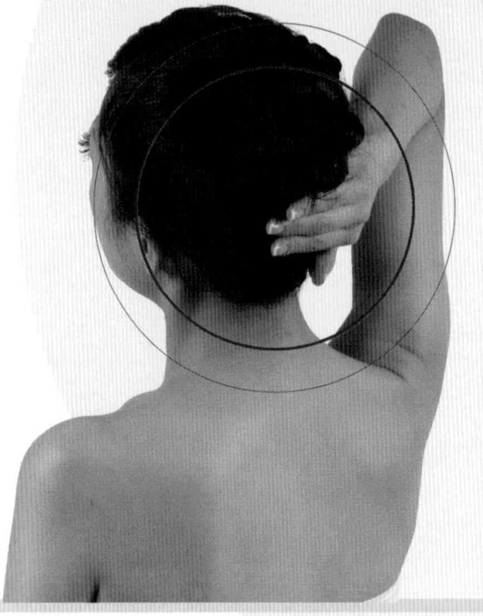

當姿勢不良、駝背，過於不安和緊張，會讓頸部的肌肉過於僵硬，連帶讓頭後感到疼痛，甚至會覺得後腦很沉重，人顯得很沒精神。也就是說，這種緊縮性的頭痛，多發生在工作長期處於同一個姿勢的人，或是長期處於高壓力或高

腦空

放鬆後頸肌群

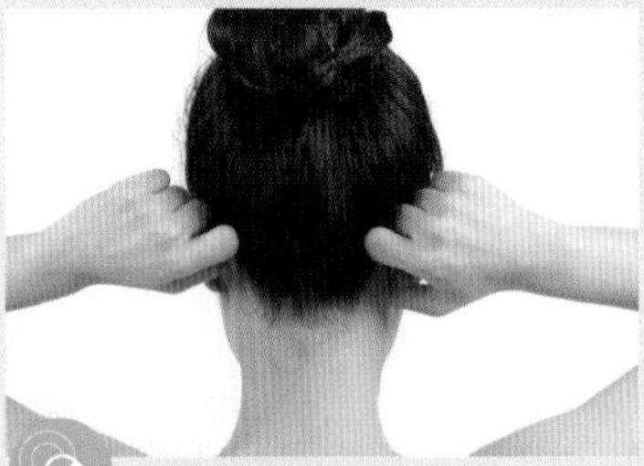

按壓手法

把手往上抬舉，手指握成拳頭狀，以食指的指節處往上按壓。

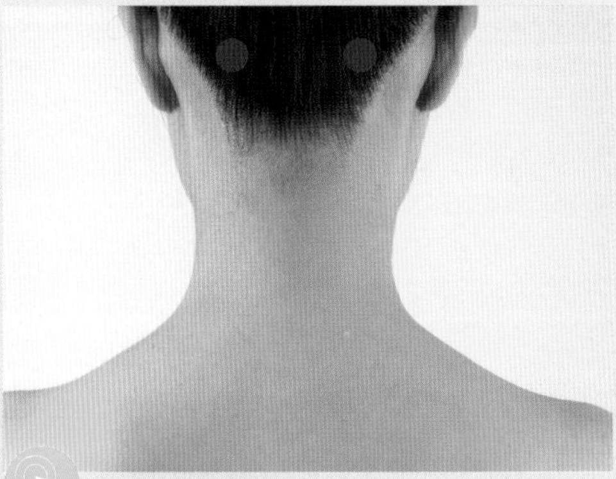

尋找位置的方法

以後髮際線正中為基準，旁開兩指，再向上三指，再旁開三指處。

風池

療肩頸痠痛的要穴

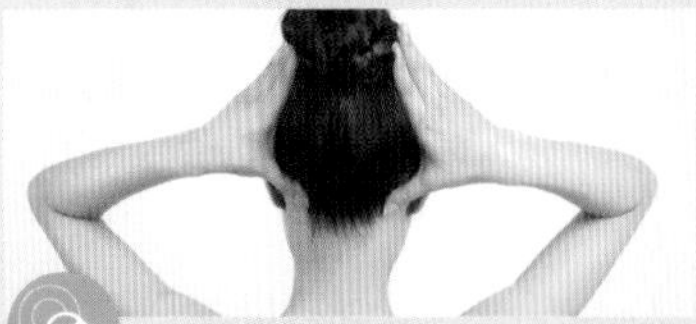

按壓手法

雙手放在頭後，以大拇指往上用力。

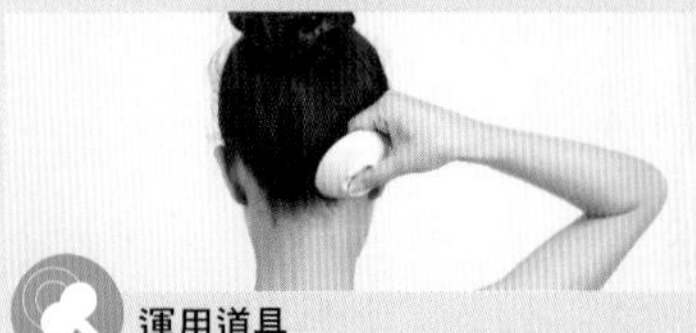

運用道具

握住小碟子，用側邊往上用力滑動。

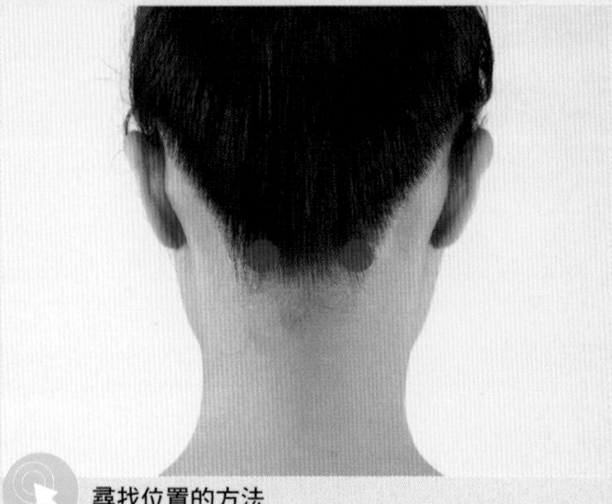

尋找位置的方法

以後髮際線正中為基準點，旁開兩指，再向上一大拇指寬處。

焦慮的人身上。

這種肩背頸部的疼痛，可能是由於枕肌、枕下肌和頸肩部肌肉群過於僵硬所導致。因此選擇位在枕肌和枕下肌群附近的**腦空**和**玉枕**，還有位在斜方肌上的**肩井**，刺激後可以放鬆後頸肌群，改善肩部僵硬造成的後頭痛。

遠端取穴可以選擇位在腳掌側邊的**束骨**，屬於膀胱經的原穴，正好也是腳底相對於肩關節的反射區。

另外，當風邪侵入太陽經，往往是頭頸在冬季沒適當保暖，或是在夏季直吹冷氣和電扇，就會造成後頭部的緊縮，引發疼痛。因此，在中醫

玉枕

活絡頭部的氣血

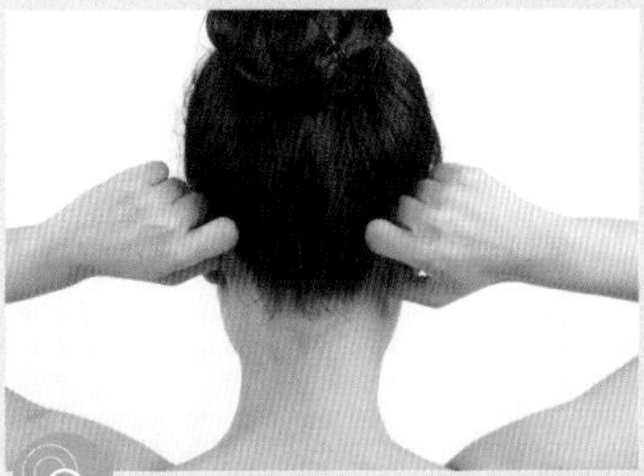

按壓手法
把手往上抬舉，手指握成拳頭狀，以食指的指節處按壓。

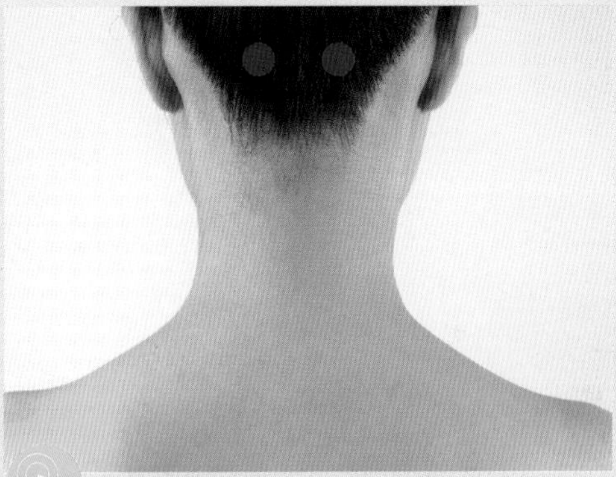

尋找位置的方法
以後髮際線正中為基準點，旁開兩指，再向上三指，再旁開兩指處。

風府

專治頭痛的祛風重點

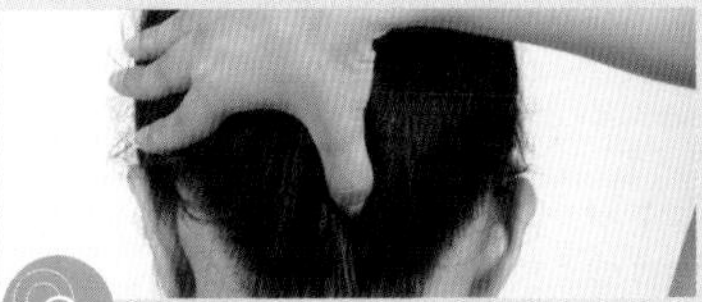

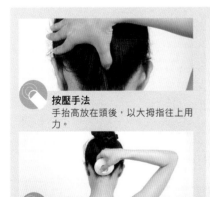

按壓手法
手抬高放在頭後，以大拇指往上用力。

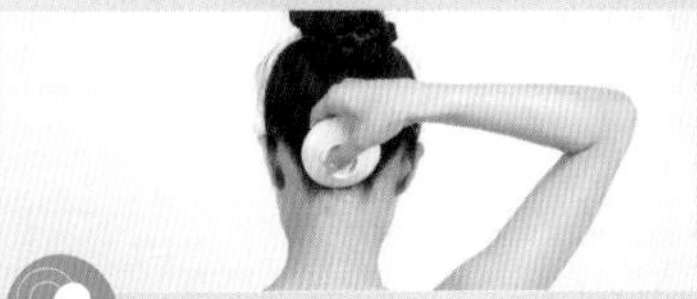

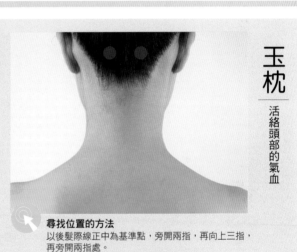

運用道具
握住小碟子，用側邊往上用力滑動。

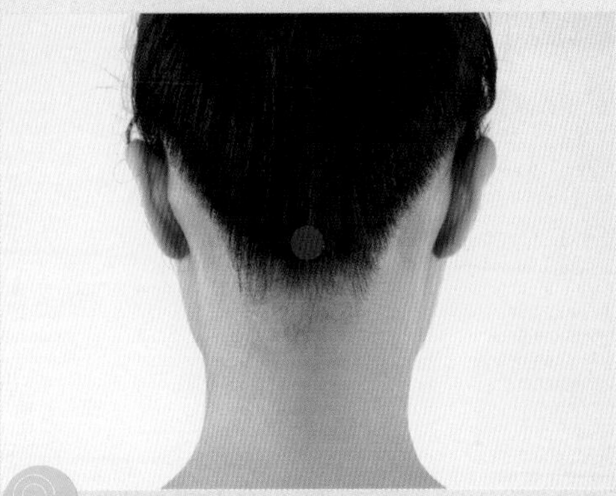

尋找位置的方法
以後髮際線正中為基準點，再向上一大拇指寬處。

來說，後頭痛被稱為「太陽痛」。

若是風邪入侵造成頸後僵硬，引發頭痛，可以選擇位在後頭部的**風府**、**風池**和**天柱**。在刺激後可以放鬆肌肉，就不會讓血管緊縮，讓氣血順暢。

傳統中醫裡一向有「頸項列缺求」的說法，因此要疏通頸部僵硬的問題，就不能少了位在手臂上的**列缺**。

位在手背虎口的**合谷**，是專門治療感冒的特效穴位，因此在刺激後可以驅趕風邪，舒通頭頸部的氣血。

天柱

刺激後可有效醒腦除痛

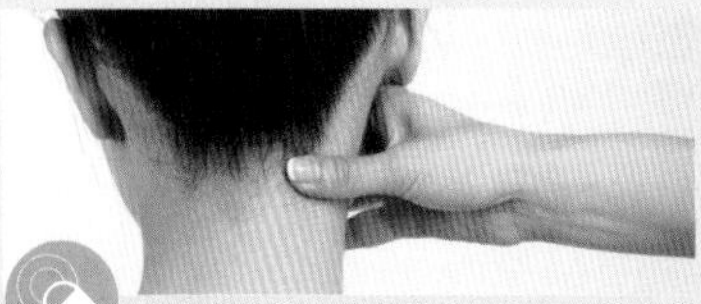

按壓手法
手移到頭側，四指放在耳下，以大拇指往上用力。

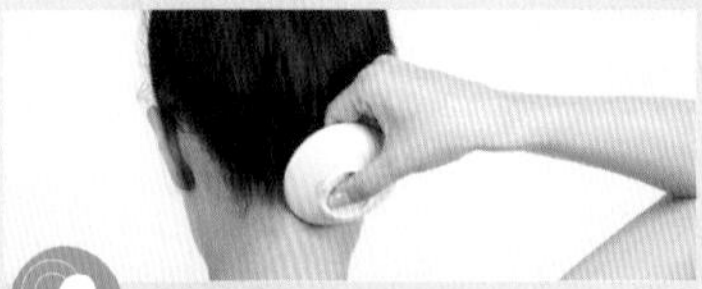

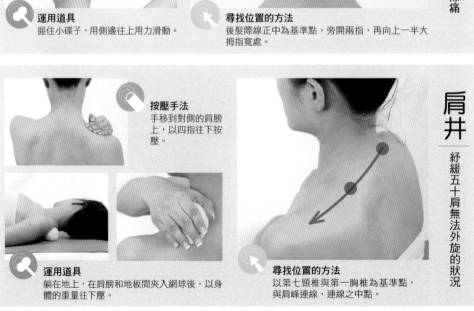

運用道具
握住小碟子，用側邊往上用力滑動。

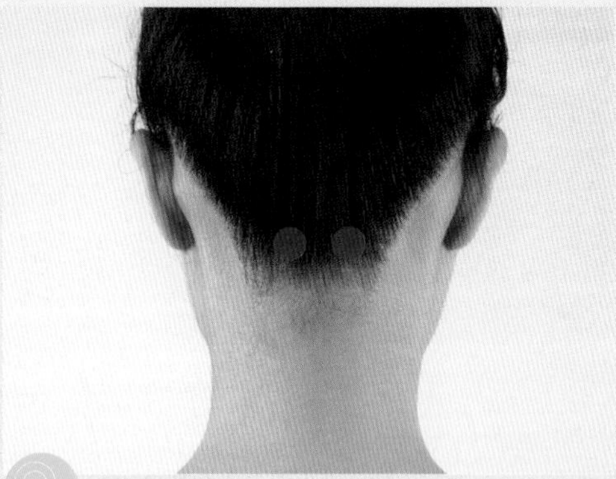

尋找位置的方法
後髮際線正中為基準點，旁開兩指，再向上一半大拇指寬處。

肩井

紓緩五十肩無法外旋的狀況

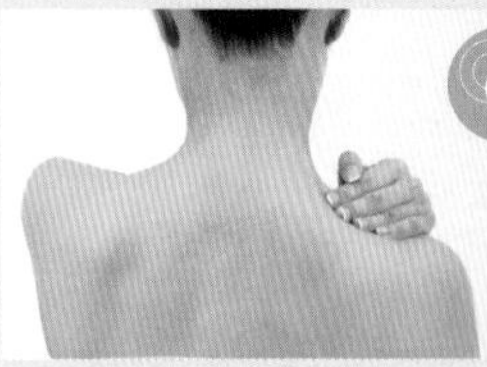

按壓手法
手移到對側的肩膀上，以四指往下按壓。

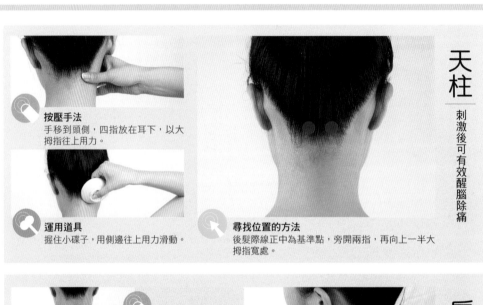

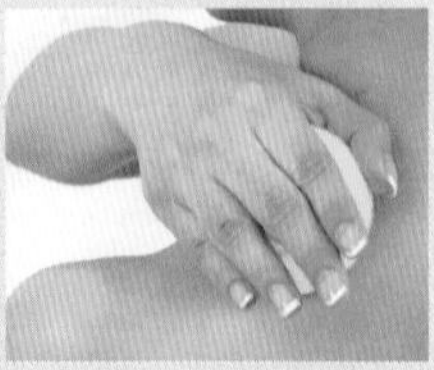

運用道具
躺在地上，在肩膀和地板間夾入網球後，以身體的重量往下壓。

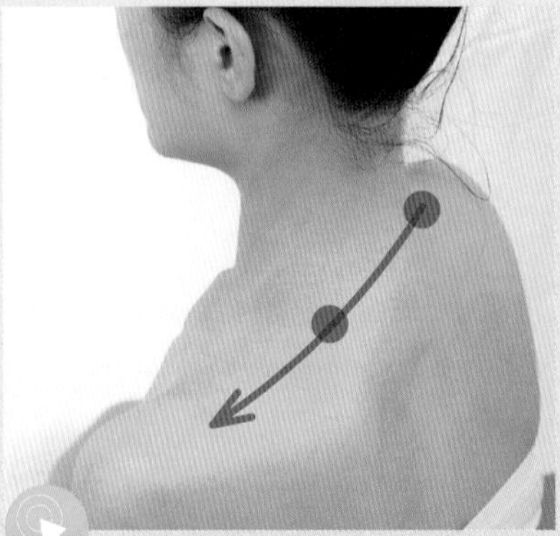

尋找位置的方法
以第七頸椎與第一胸椎為基準點，與肩峰連線，連線之中點。

束骨

相對於肩關節的腳底反射區

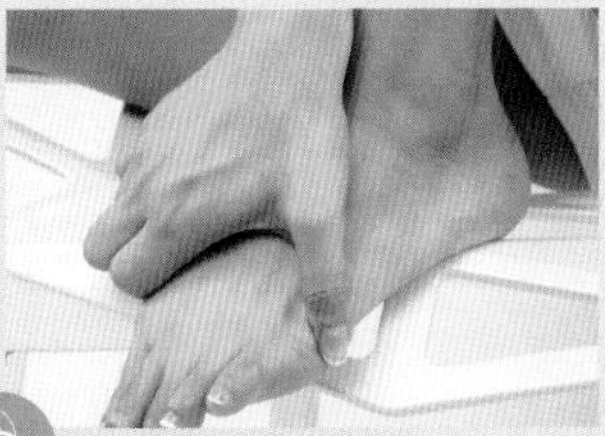

按壓手法
坐著，將腳踝靠近身體。屈身，以大拇指往下用力。

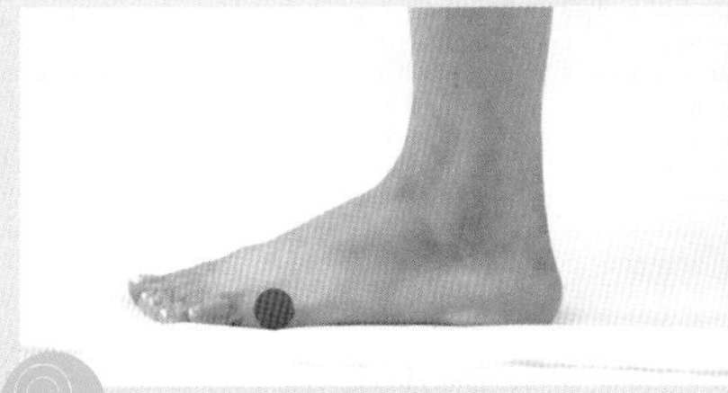

尋找位置的方法
第五蹠趾關節的前方骨的邊緣。

列缺

疏通頸部僵硬的首選

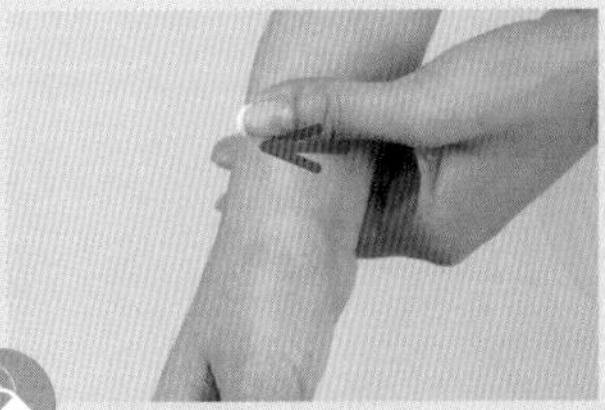

按壓手法
一手放在另一手的手腕上，四指放在外側作固定，大拇指往下按壓。

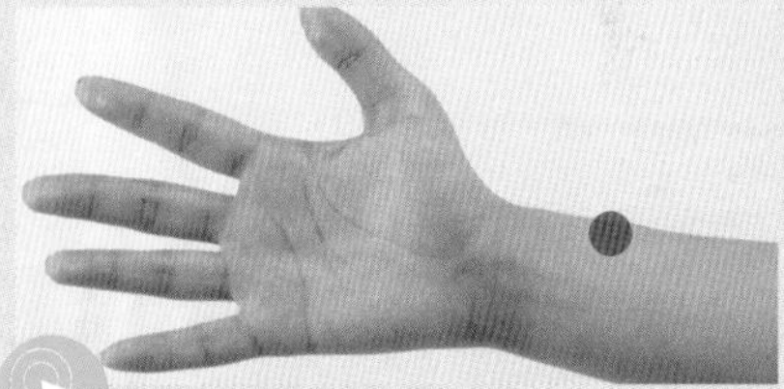

尋找位置的方法
兩虎口交扣，食指尖所碰觸之處。

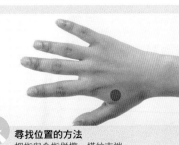

合谷

讓所有經絡的氣血運行順暢

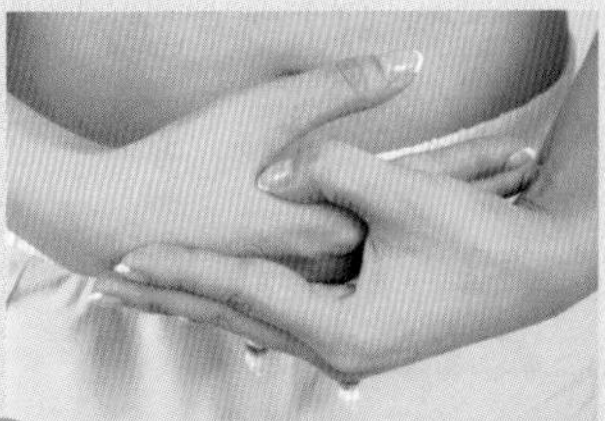

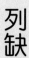

按壓手法
將一手交疊在另一手的手背，以大拇指往下按壓。

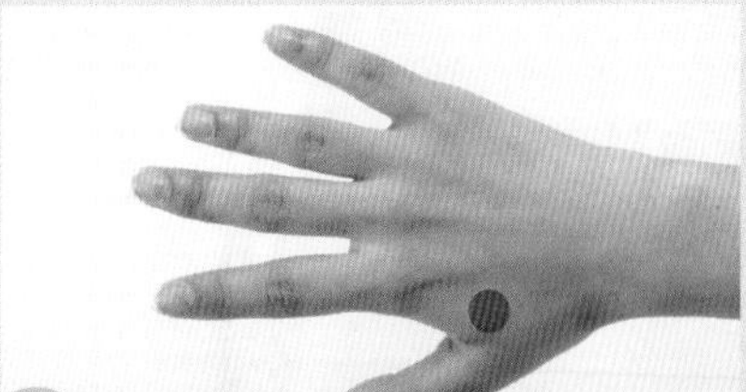

尋找位置的方法
拇指與食指併攏，橫紋末端。

前頭痛

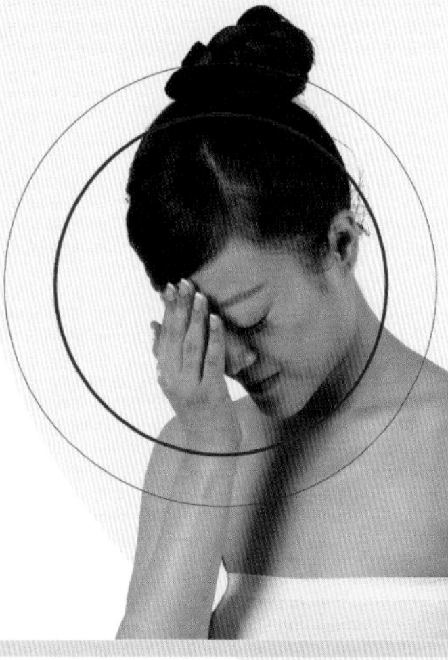

凡是額頭、眼睛、鼻子周圍，涵蓋眉陵骨和臉頰部位的疼痛，都算是前頭痛。疼痛時，額頭會有悶悶的脹痛感，有時會往兩邊擴散造成偏頭痛。

前頭痛發生的時候，多是因為鼻子過敏、感冒鼻塞而引

攢竹

改善因頭痛造成的眼壓過高

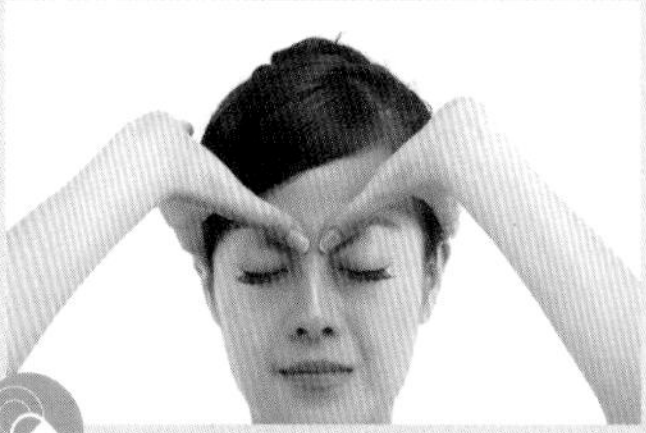

按壓手法
雙手往上抬舉，手掌翻轉放在頭兩側，以大拇指往下按壓。

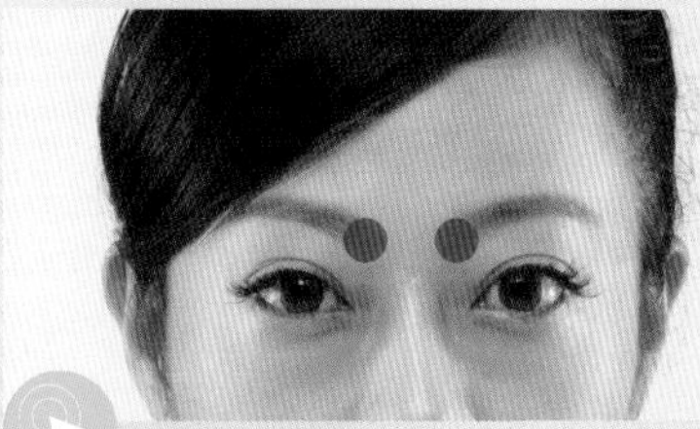

尋找位置的方法
眉毛頭之凹陷處。

睛明

按壓後會有眼睛一亮的感覺

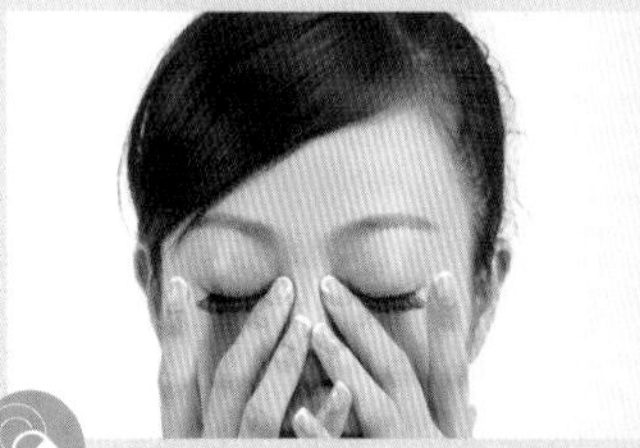

按壓手法
手指往上，放在臉部鼻梁兩側，以中指往下按壓。

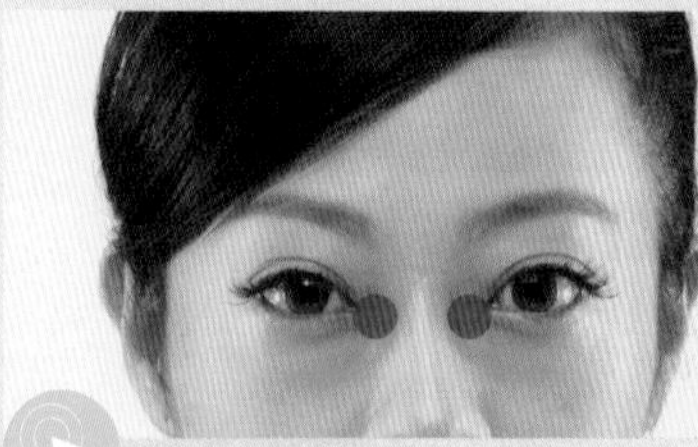

尋找位置的方法
眼頭，鼻骨邊之凹陷處。

陽白

消除顏面的神經痛特有效

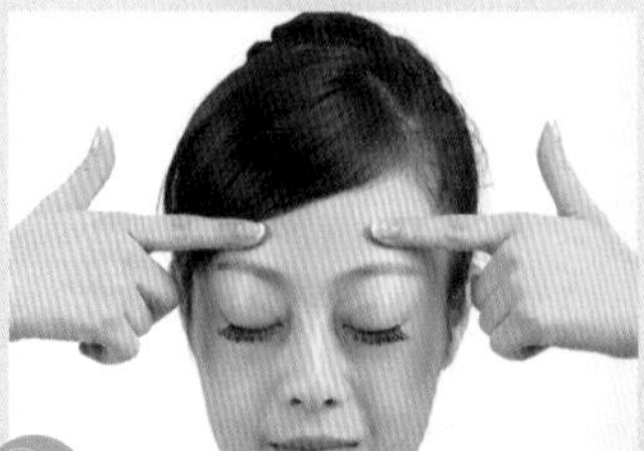

按壓手法
把手往上抬舉，以食指往下按壓。

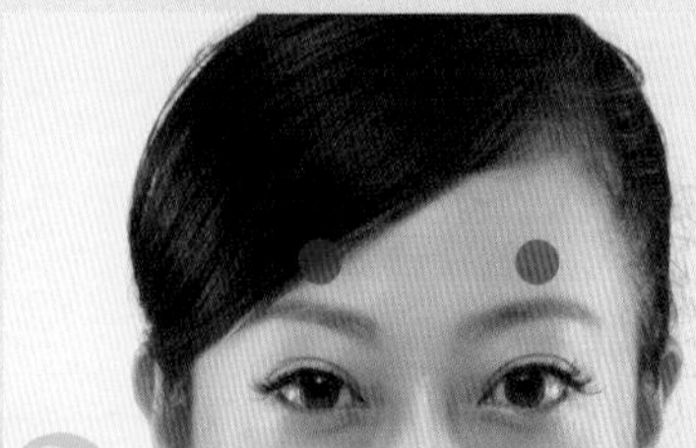

尋找位置的方法
瞳孔正上方，眉毛上一大拇指寬處。

發。疼痛時對眼睛也有影響，會導致眼壓高，覺得脹痛，或乾澀流淚。

眼周肌肉群有額肌、鼻眉肌、皺眉肌，屬於膀胱經和督脈、膽經的循行區塊。因此想紓緩前頭痛引發的眼睛不適，可以選擇位在皺眉肌上的**攢竹**，以及位在眼輪匝肌的**睛明**。這兩個屬於膀胱經的穴位，在刺激後可以改善因為頭痛而造成眼壓過高的狀況，尤其在按壓後會有眼睛一亮的感覺。

位在額肌上的**陽白**，和位在眉陵骨上的**魚腰**，是可以清頭明目的重要穴位。因此刺激後除了可以緩解頭痛外，對於眼睛疲勞的狀況也有很好的消

魚腰

增加眼睛周遭的循環

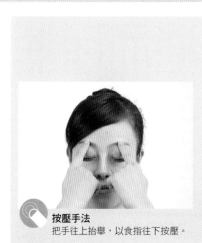

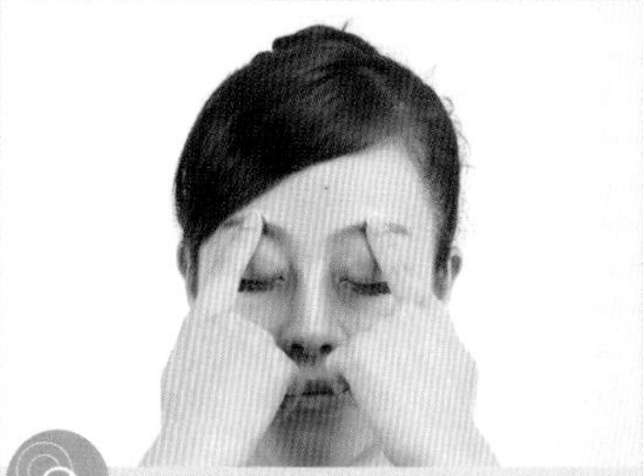

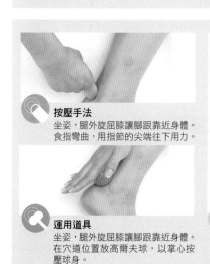

按壓手法
把手往上抬舉，以食指往下按壓。

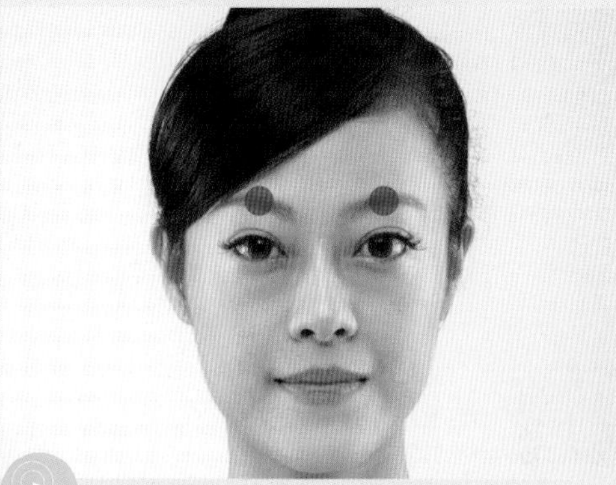

尋找位置的方法
瞳孔正上方，眉毛正中間。

崑崙

從遠端的膀胱經來緩解症狀

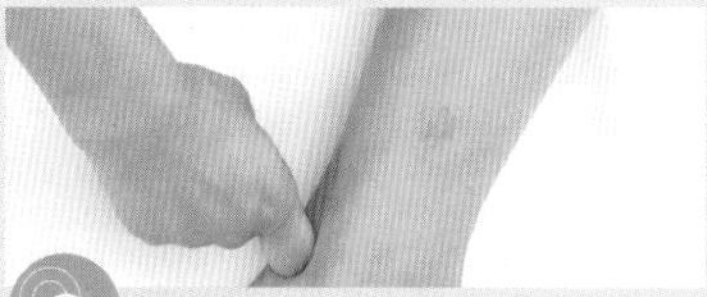

按壓手法
坐姿，腿外旋屈膝讓腳跟靠近身體。食指彎曲，用指節的尖端往下用力。

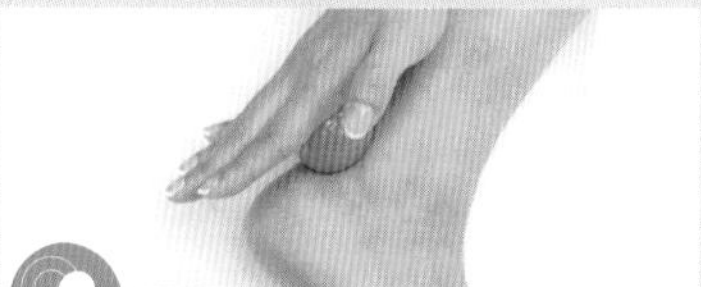

運用道具
坐姿，腿外旋屈膝讓腳跟靠近身體。在穴道位置放高爾夫球，以掌心按壓球身。

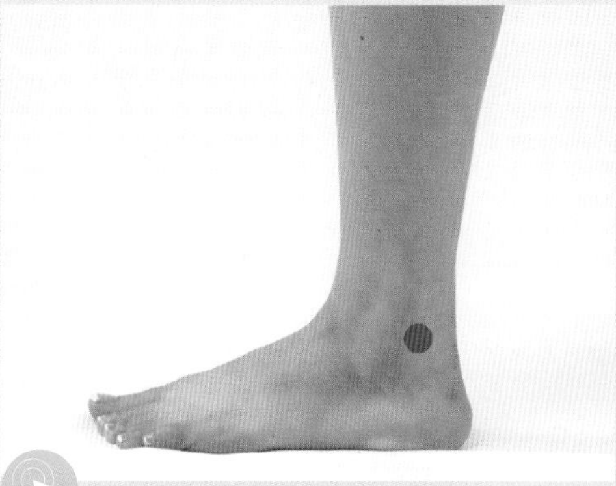

尋找位置的方法
足外踝後緣與足跟腱前緣間之凹陷處。

除效果。

基於上病下治的道理，可以選擇腳踝外側的**崑崙**，刺激這個穴位有去風化濕的效果，對於改善感冒，風寒造成的鼻塞很有幫助。位在小腳趾頂端的**至陰**，算是人體最末端的穴位，刺激後可以預防氣血積在遠端，增加頭足的氣血回流。

鼻子內有一層鼻黏膜，會因為感冒或是過敏而腫大，造成阻塞時，就是鼻塞的發生。當鼻塞時，因為鼻粘膜腫大而壓迫鼻腔四周，改變鼻腔或鼻竇內的負壓，而覺得頭昏腦脹，引發頭痛，甚至壓迫眼周或臉頰並引發疼痛。

想要緩解因為鼻塞而造

至陰

增加頭足的氣血回流

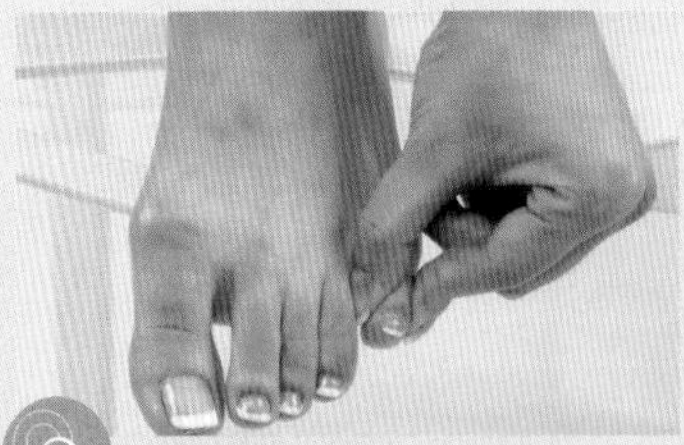

按壓手法
坐著，將腳踝靠近身體。屈身，用食指和大拇指捏住足小指按壓。

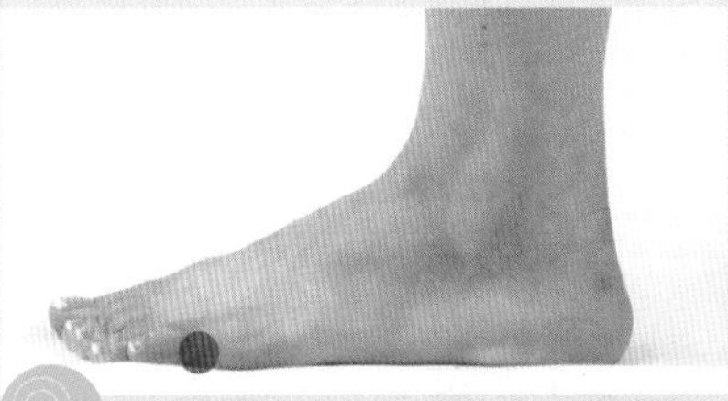

尋找位置的方法
足小指末端外側。

印堂

紓解鼻竇中的高壓力

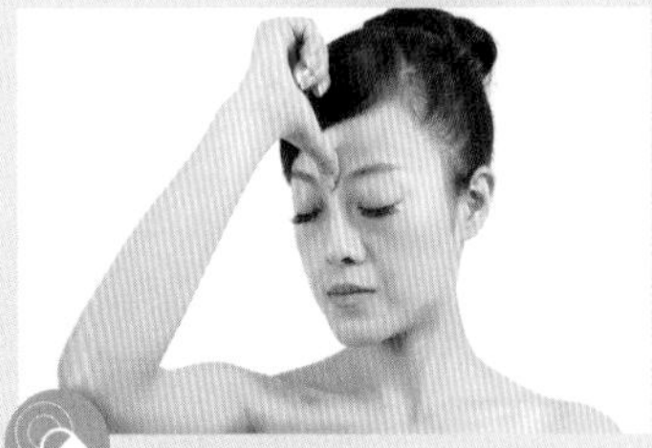

按壓手法
四指握拳，以大拇指往下按壓。

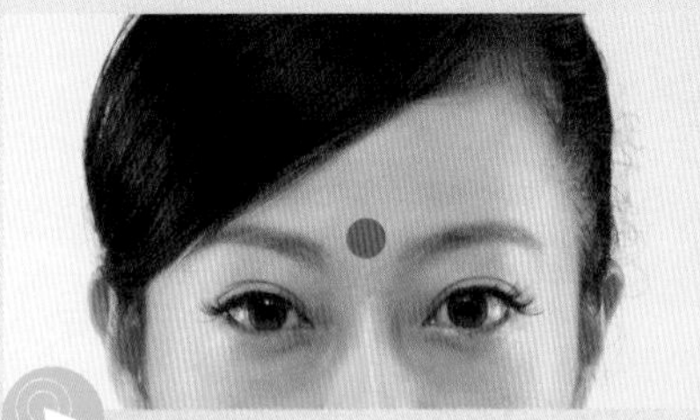

尋找位置的方法
兩眉頭之正中間。

迎香

改變鼻腔內的負壓

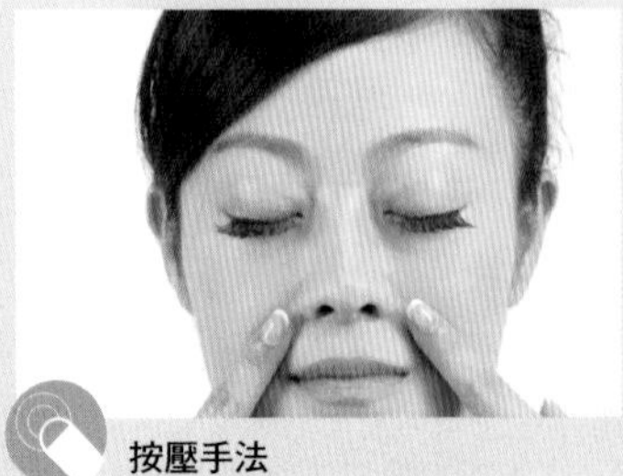

按壓手法
手指往上推，再以食指往下按壓。

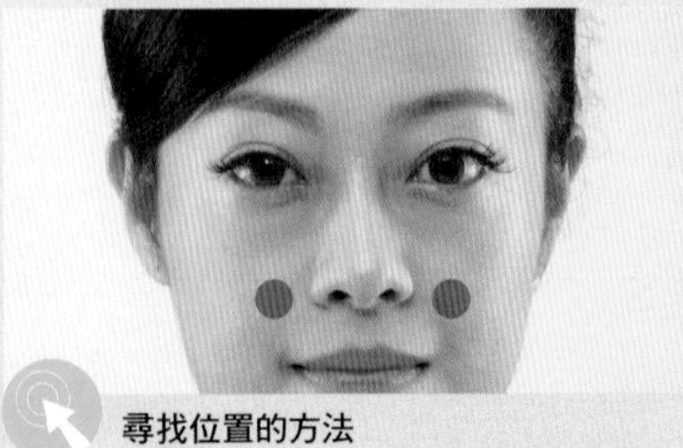

尋找位置的方法
鼻翼旁約二分之一大拇指寬處，與鼻頭下緣同高。

成的頭痛，要挑選在鼻周的穴位，包括位在鼻根的**印堂**、鼻子兩側的**迎香**、**巨髎**、**顴髎**，位在鼻尖的**素髎**，以及鼻下的**禾髎**。

牙齦腫脹時，也會造成頭部疼痛，這是因為由於牙齒有三叉神經分佈，當牙齒或牙齦發生疾病時，會經由神經蔓延引起區域性的抽痛。而引發牙齦腫脹的原因，多是在疲累或熬夜後引致胃火過大有關，中醫稱為「陽明痛」。要紓緩疼痛，可以透過遠處取穴的方式。

在手背虎口處的**合谷**，是對付疼痛的萬用穴，並且因為合谷是大腸經的原穴，而大腸經的循行會經過下牙齦和臉頰

巨髎

從臉部上頷骨和頭骨交接處的大骨隙刺激

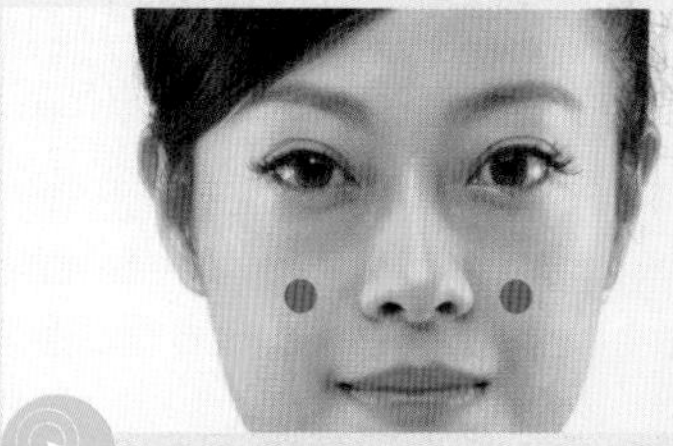

尋找位置的方法
鼻翼旁約五分之四大拇指寬處，與鼻頭下緣同高。

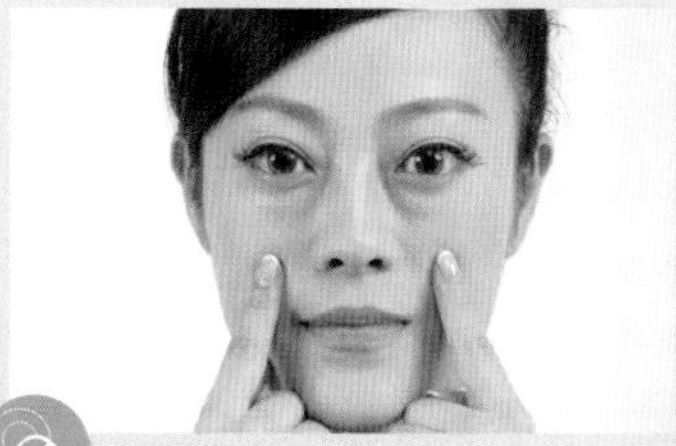

按壓手法
手指往上舉，以食指往下按壓。

顴髎

疏風止痛的重要穴位

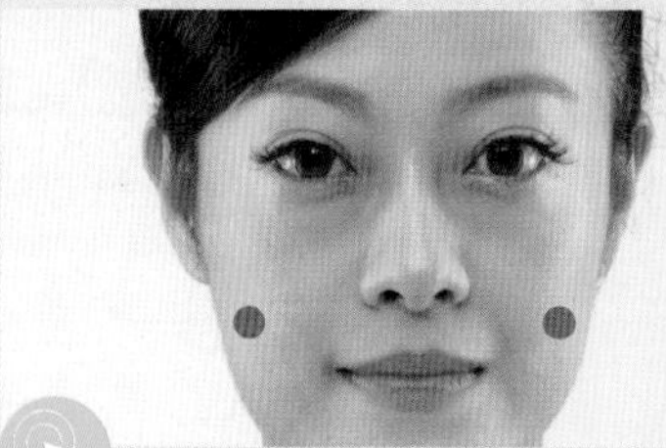

尋找位置的方法
鼻翼旁約三指處，與鼻頭下緣同高。

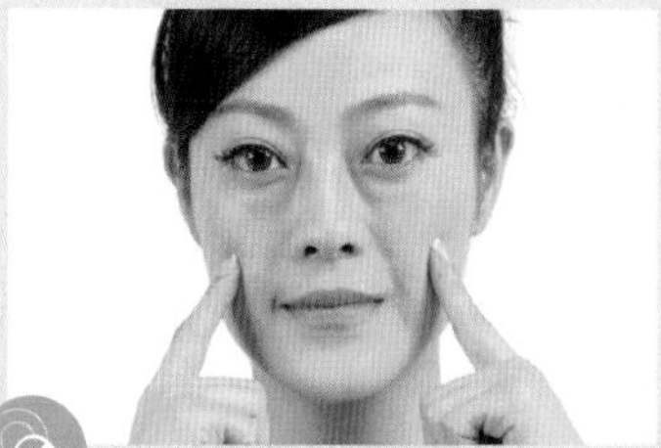

按壓手法
手指往上舉，以食指往下按壓。

素髎

化解督脈的水濕之氣

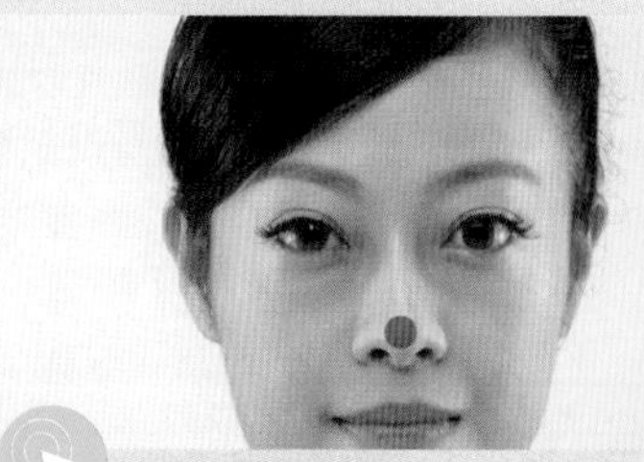

尋找位置的方法
鼻頭尖端凹陷處。

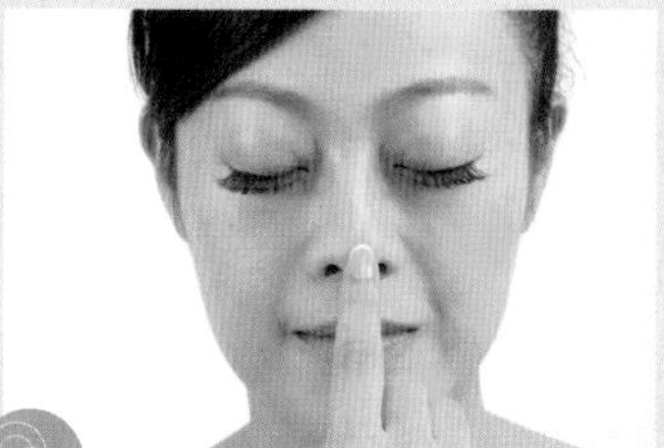

按壓手法
手指往上舉，以食指往下按壓。

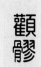

周圍，因此按壓後的效果很明顯。

在腳背上的**內庭**，屬於胃經，因胃經循行經過上牙齦，可以洩除因胃火引起的牙痛。

禾髎

解決口唇之上的鼻問題

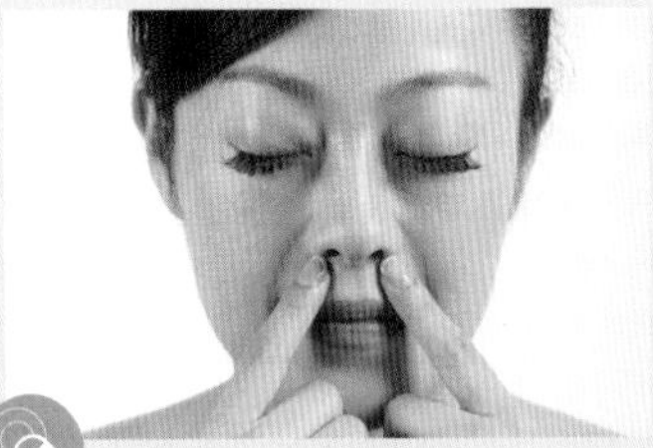

按壓手法

手指先往上推，再以食指往下按壓。

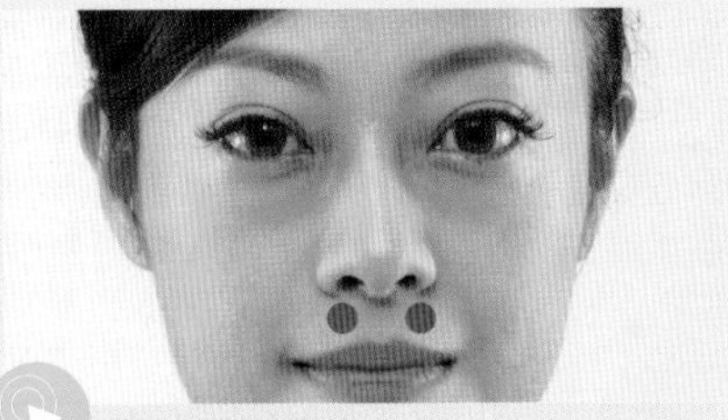

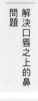

尋找位置的方法

鼻下溝為一直線，以上唇上緣為基準點，向上三分之一，往左右約一半大拇指寬處。

合谷

讓所有經絡的氣血運行順暢

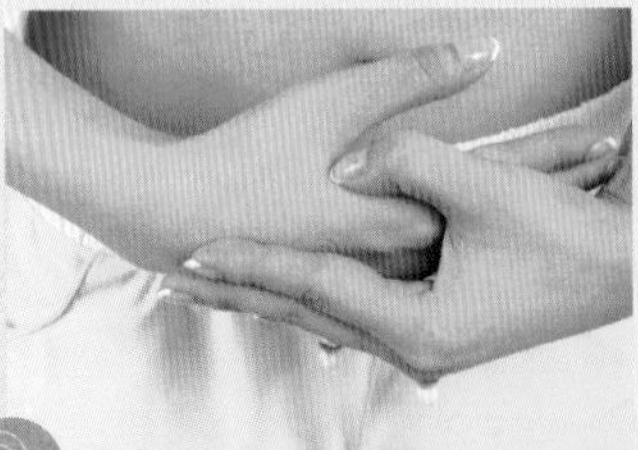

按壓手法

將一手交疊在另一手的手背，以大拇指往下按壓。

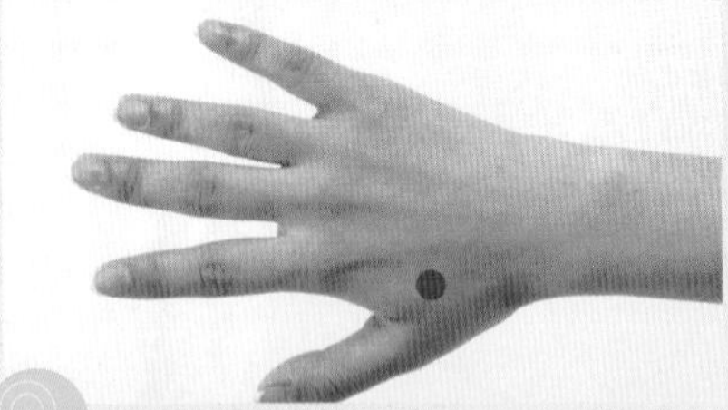

尋找位置的方法

拇指與食指併攏，橫紋末端

內庭

洩除火氣大引起的牙痛

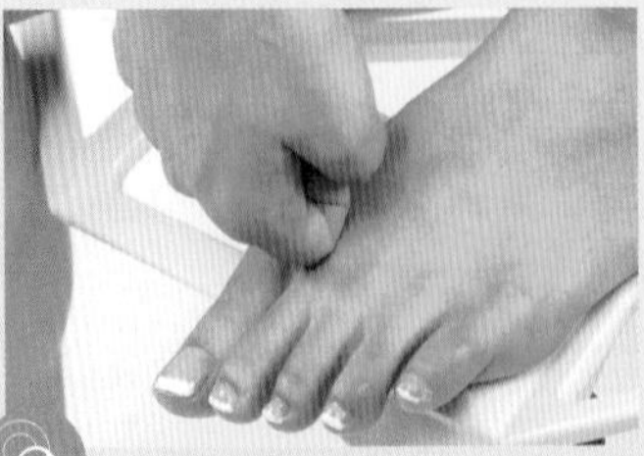

按壓手法

手握成拳頭狀，以食指的指關節往下按壓。

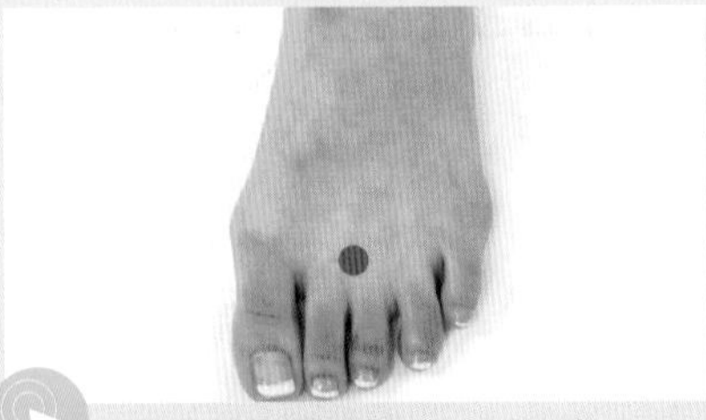

尋找位置的方法

足背第二、三指縫間之縫紋端點。

視力模糊 老化

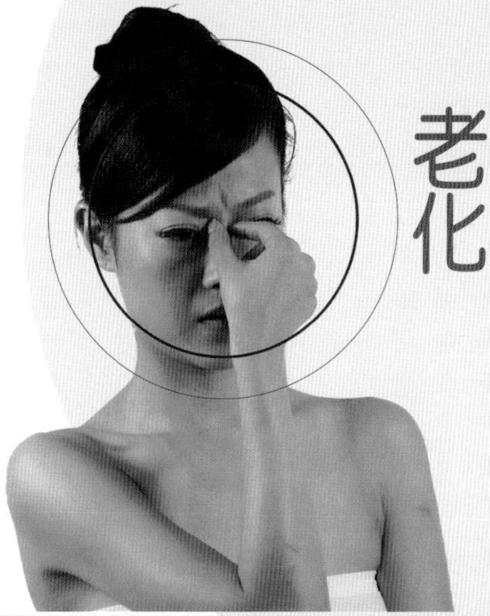

隨著年紀的增長，眼睛的衰退似乎是無法避免的。尤其現代人的生活習慣，長時間盯著電視、電腦或手機，讓眼睛過度疲勞，而出現提早老化的現象。像是，看東西會覺得霧霧的、不清楚，或視力無法對焦等等。

在中醫看來，眼睛其實真實地反應了身體的狀況。在『黃帝內經』中有提到，眼睛為五臟六腑之精，而臟腑的氣能通過經脈上通於目。以經脈的角度來看，心經的運行，有跟目氣相連接；三焦經、小腸經、膽經、胃經和膀胱經，則都有經過眼睛的周圍；肝經和腎經，也跟眼睛的氣血有相關連。

因此臟腑的元氣耗損就直接反應在眼睛上，若精氣不足，自然眼睛就會出現問題。相對的，養好五臟六腑的元氣，自然就能抑制眼睛的老化。而要調整眼睛老化的狀況，更可以多多進行十二原穴操（請參考36頁）。

屬於小腸經的**養老**，位在手腕上。名為養老，意思就是對於老年疾病的調理很有幫助，而小腸原本就有吸收精氣供養全身的作用，小腸經也會循行到眼睛。因此刺激屬於小腸經的養老，對於上了年紀的視力退化或老花眼，有明顯抑制的效果。

位在小腿內側的**三陰交**，是肝脾腎三經的交匯穴。因此在刺激後，可以改善氣血循環，進而達到明目養生的作用。

位在頭部後方的**風池**，是風邪最易入侵的門戶，因此是治療感冒和頭痛的重要穴道。但其實風池也是五種感官的匯集所在，刺激後可以改善整個頭臉部的氣血，釋放眼睛的壓力。

位在腳背上的**足臨泣**，是屬於膽經的疏穴。雖然位置在腳部，但從穴名就可以得知這個穴位和眼睛有關。因此在刺激後，可以增強經脈之間氣血運行的聯繫，增加眼睛的清亮。

養老

明顯延緩視力退化

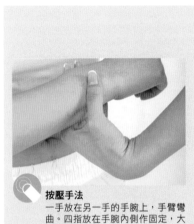

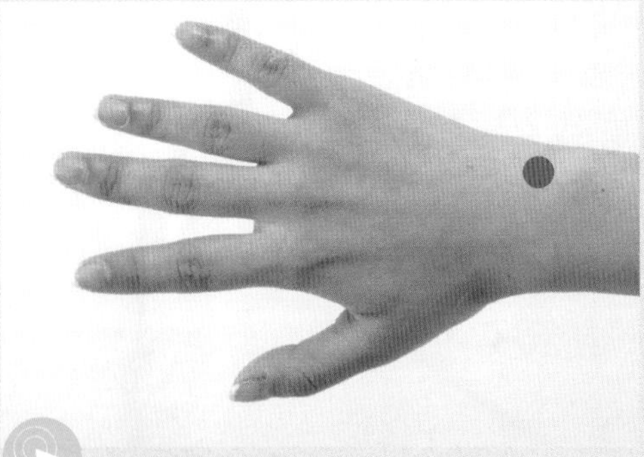

尋找位置的方法
屈掌心向內，尺骨小頭旁筋骨之凹陷處。

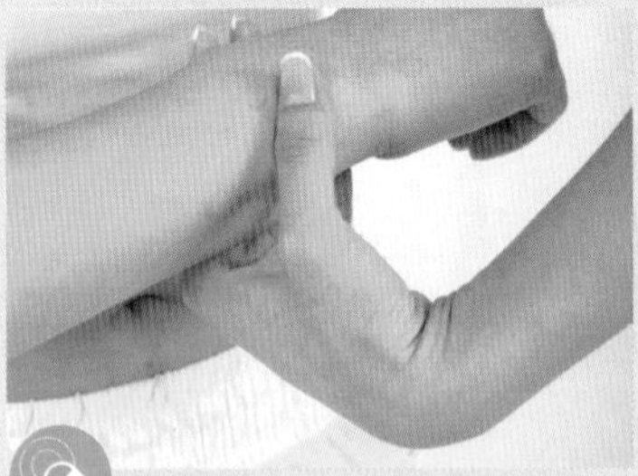

按壓手法
一手放在另一手的手腕上，手臂彎曲。四指放在手腕內側作固定，大拇指往下按壓。

三陰交

疏通水路的效果最棒

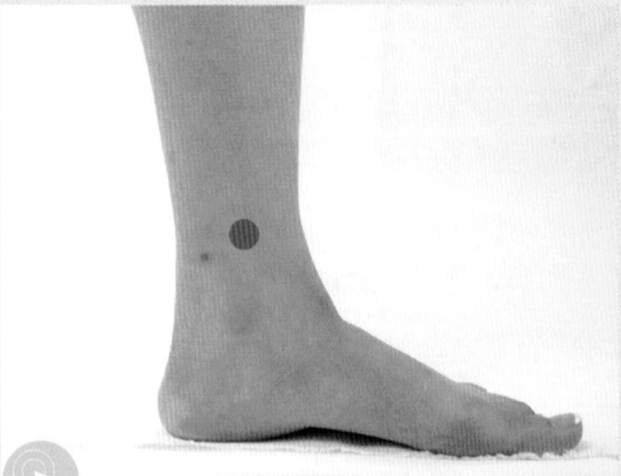

尋找位置的方法
足內踝上四指，脛骨後緣。

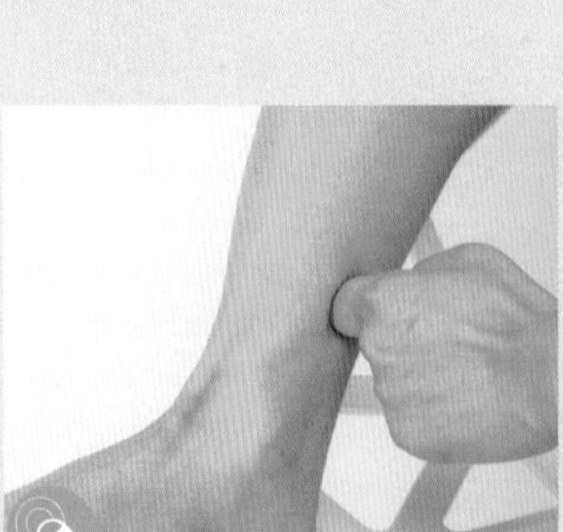

按壓手法
食指彎曲，用指節的尖端往下用力滑推。

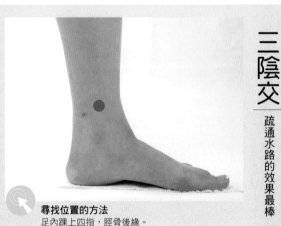

風池

治療肩頸痠痛的要穴

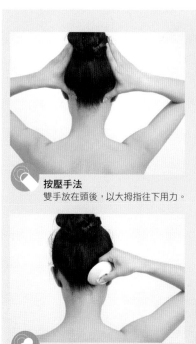

按壓手法
雙手放在頭後，以大拇指往下用力。

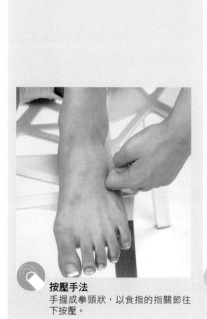

運用道具
握住小碟子，用側邊往下用力滑動。

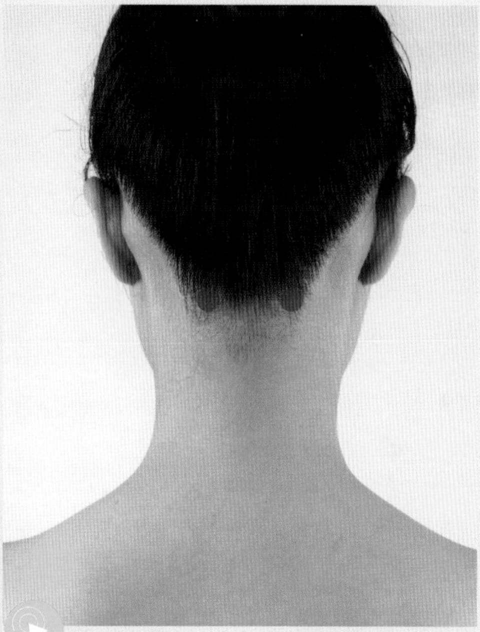

尋找位置的方法
以後髮際線正中為基準點，旁開兩指，再向上一大拇指寬處。

足臨泣

從遠端改善肩頸的不適

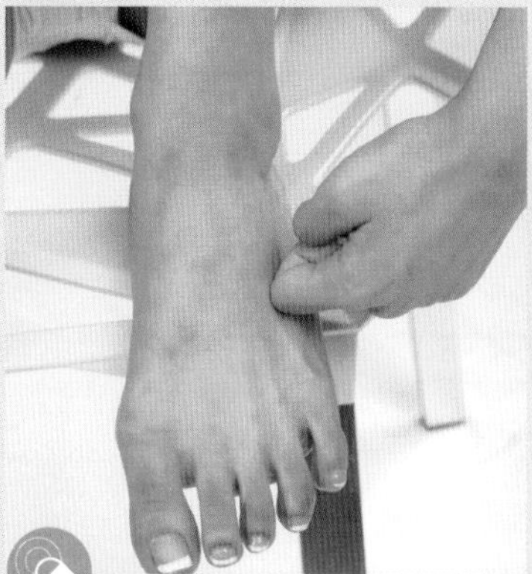

按壓手法
手握成拳頭狀，以食指的指關節往下按壓。

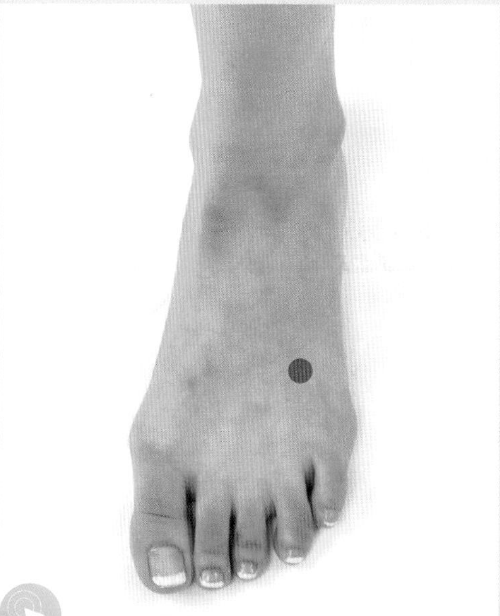

尋找位置的方法
足背第四、五指縫間之縫紋端點，上三指凹陷處。

眼皮跳動

眼皮跳不停，是一種眼皮痙攣的表現。眼睛的開闔，是由眼皮內的輪匝肌和提瞼肌，相互作用的結果。當控制這兩條肌肉的神經產生不正常的放電時，就可能造成輪匝肌或提瞼肌的痙攣，而讓人明顯地感受到眼皮的跳動。

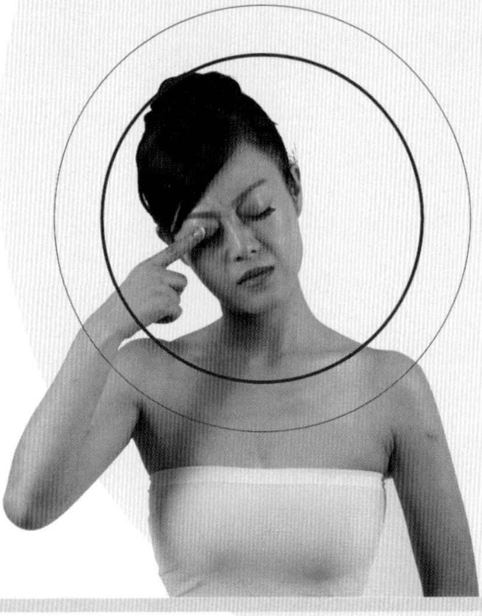

四白

抵禦外來的風邪

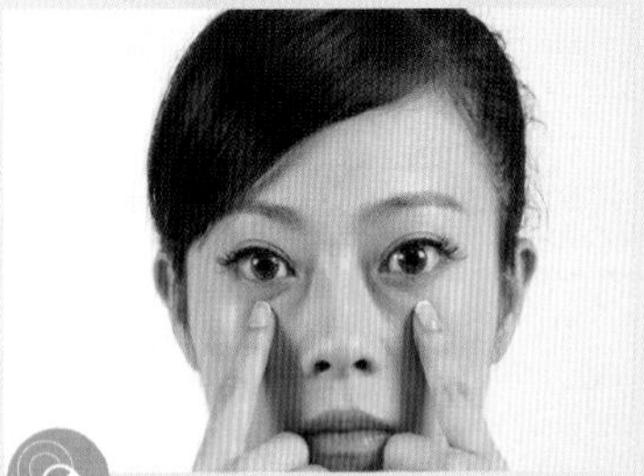

按壓手法
把手往上抬舉，以食指往下按壓。

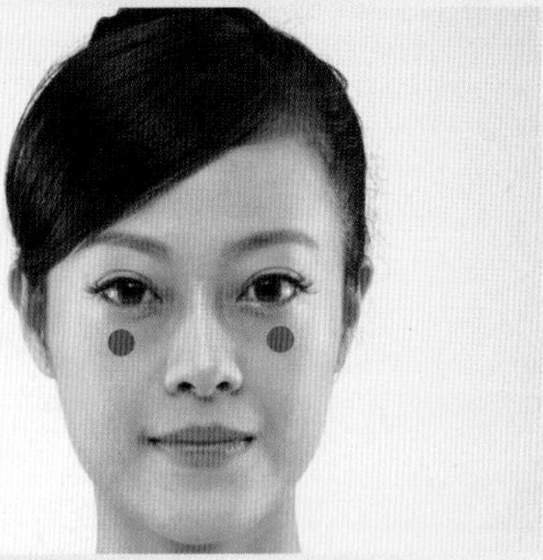

尋找位置的方法
瞳孔正下方，一大拇指寬處。

承泣

治療顏面部肌肉痙攣的問題

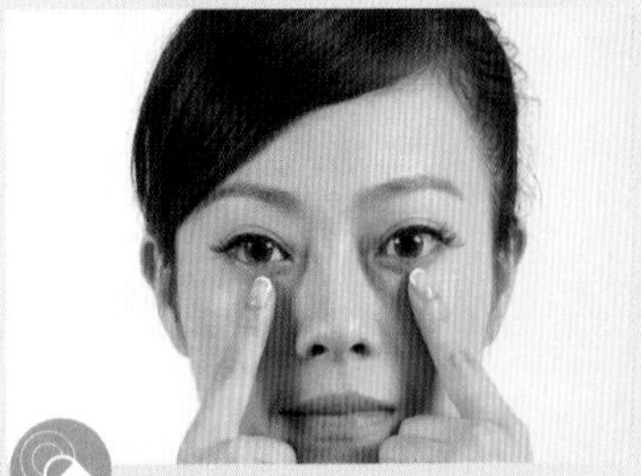

按壓手法
把手往上抬舉，以食指往下按壓。

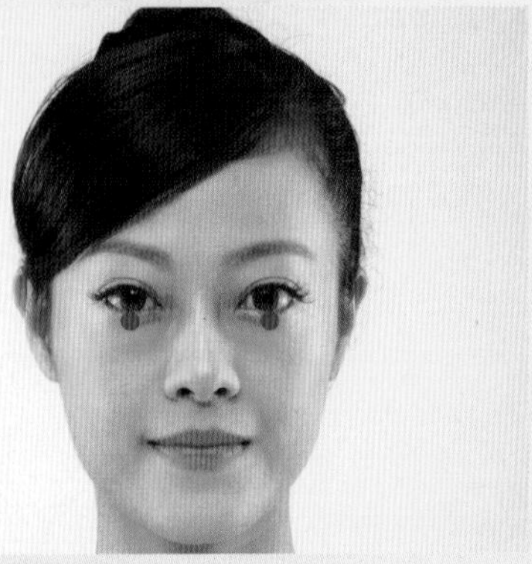

尋找位置的方法
瞳孔正下方，約三分之二大拇指寬處。

眼皮跳動除了有不適感，在正常的情況下，只要過一段時間後，便會自動恢復正常，不用太過於擔心。但是如果眼皮連續跳個不停，一定要先到眼科檢查一下。

造成眼皮跳動的原因，除了可能是顏面神經失調、中風、腦內腫瘤的前兆之外，以中醫來說，眼皮跳動是「外感風邪、肝風內動」的結果。當頭頸保暖不夠時，無法抵禦外來的風邪，就會造成眼瞼週圍的肌肉跳動，這是外感風邪。

涵蓋臉部範圍最大的是胃經，並且外來風邪會造成臉部胃經的氣血不順，因此刺激胃經的穴位可以祛風散寒。選擇位在眼睛下方一吋的**四白**，以及眼睛下方的**承泣**，尤其承泣

風池

增加頭面部的氣血

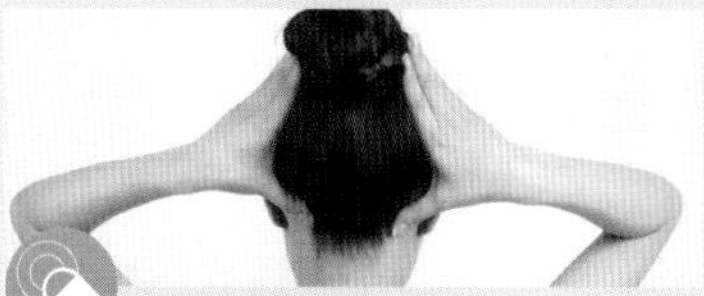

按壓手法
雙手放在頭後，以大拇指往上用力。

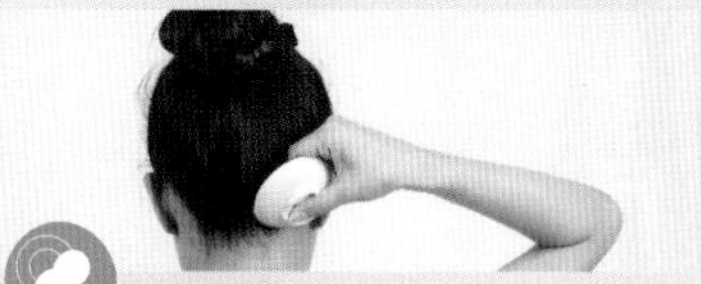

運用道具
握住小碟子，用側邊往上用力滑動。

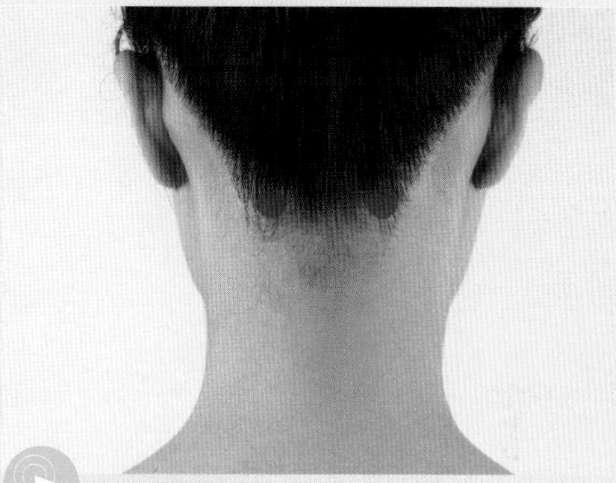

尋找位置的方法
以後髮際線正中為基準點，旁開兩指，再向上一大拇指寬處。

足三里

刺激後增強身體防禦力

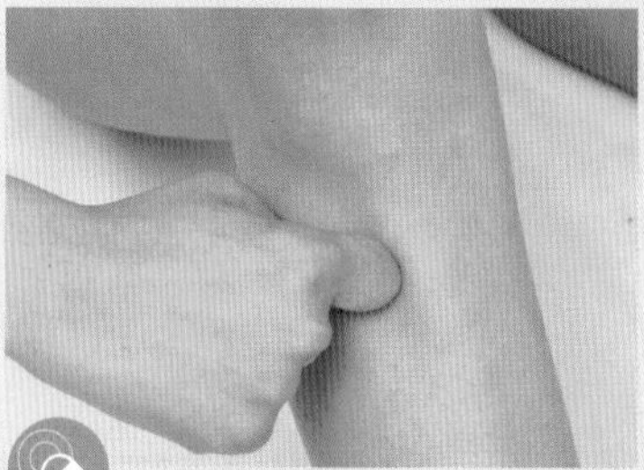

按壓手法
手握成拳頭狀，以食指的指關節往下按壓。

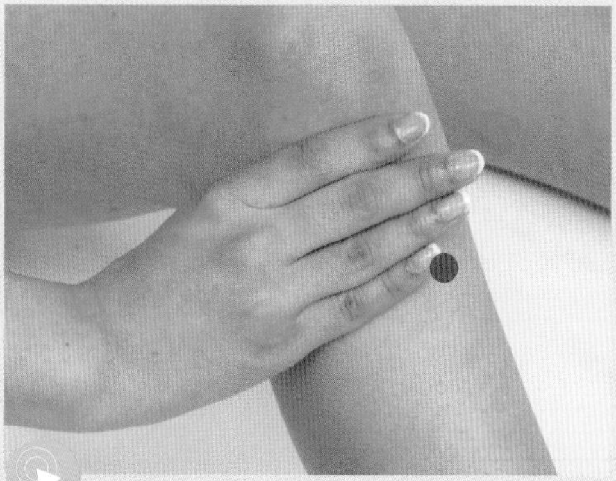

尋找位置的方法
以膝蓋韌帶外側凹陷處為基準點，向下四指，脛骨與脛前肌間之凹陷處。

還是胃經的起穴，刺激後可以治療顏面部肌肉痙攣的問題。位在膝蓋下方的**足三里**，是屬於胃經的遠端取穴。這個穴位是對於強壯身體來說，一個很重要的穴道，刺激後可以增強防禦力。

依據前病後治的原則，要調理臉部五官的症狀，可以按壓頭部後方的**風池**，來增加頭面部的氣血。

再者，「肝開竅於目」，因此當人懷有鬱悶情緒、過多壓力，或是長期疲勞、起居不正常，會造成肝氣久鬱，使肝氣化火上行，就會有眼皮跳動的表現，即肝風內動。想要理肝氣，可以選擇位在腳背上的**太衝**，刺激後即不讓肝氣往上衝。

太衝

阻止鬱悶的肝氣往上衝

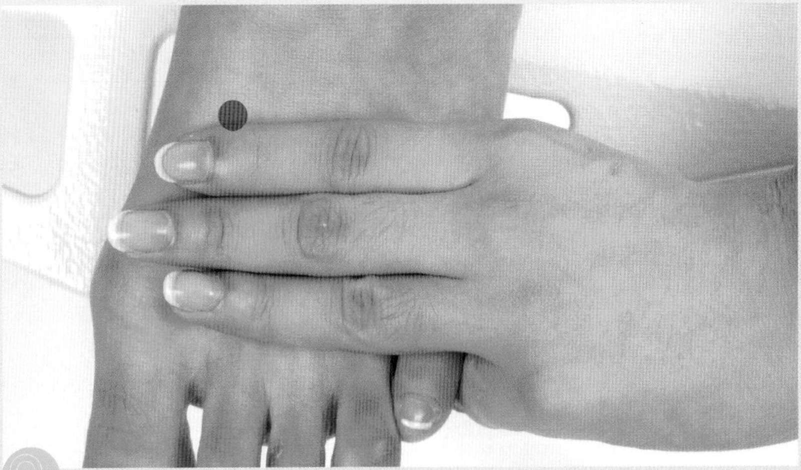

尋找位置的方法
足背第一、二指縫間，行間上三指凹陷處。

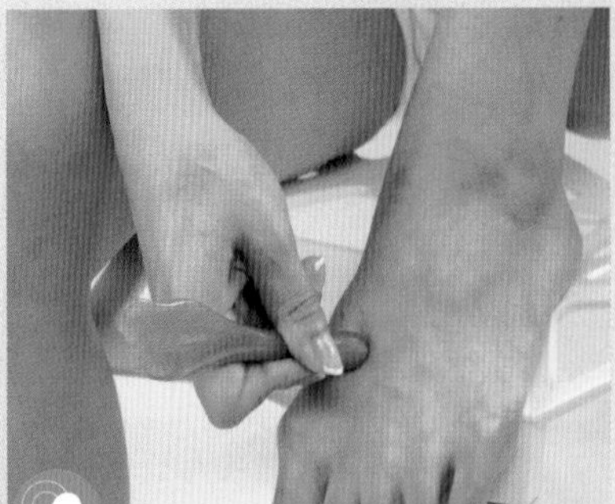

運用道具
坐在椅子上，將腳屈起放在椅子上，用刮痧棒的尖端往下用力。

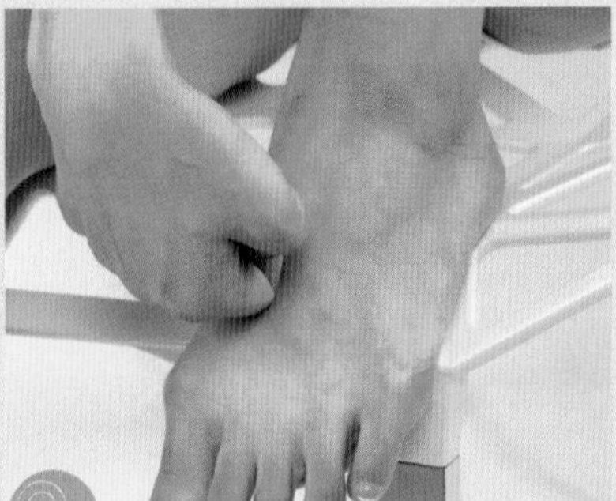

按壓手法
坐在椅子上，將腳屈起放在椅子上。食指彎曲，用指節的尖端往下用力。

眼睛疲勞充血、痠脹痛

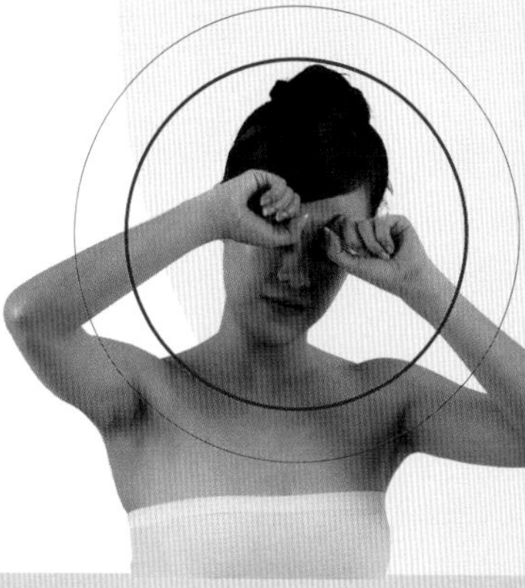

眼睛會感受到痠脹痛，多是因為眼睛的肌肉使用過度，太疲勞所導致。像是睡眠不足、熬夜、配戴隱形眼鏡時間過長、使用眼力過度等等，都會讓淚腺分泌減少，造成乾澀痠痛、

印堂

氣血匯集的奇穴

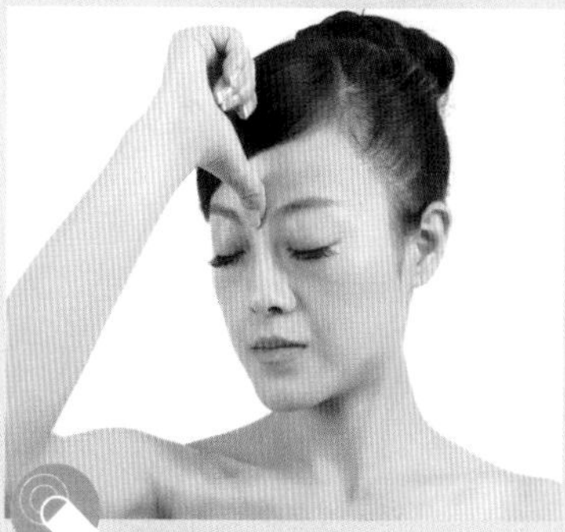

按壓手法
四指握拳，以大拇指往下按壓。

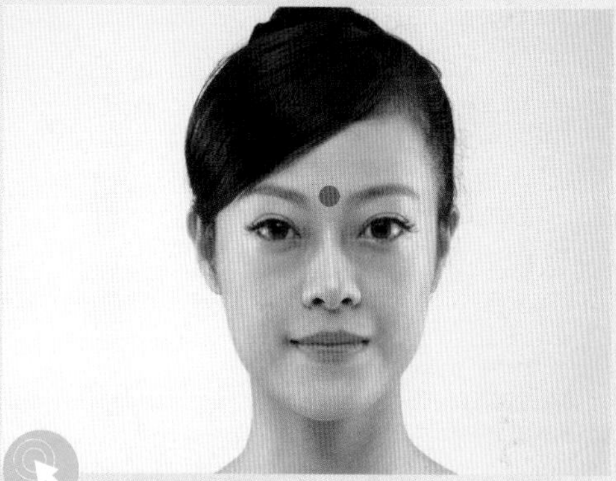

尋找位置的方法
兩眉頭之正中間。

睛明

按壓後會有眼睛一亮的感覺

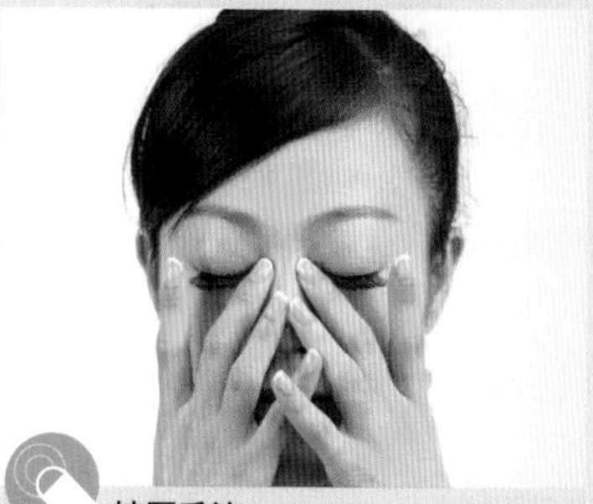

按壓手法
手指往上舉，放在臉部鼻梁兩側，以中指往下按壓。

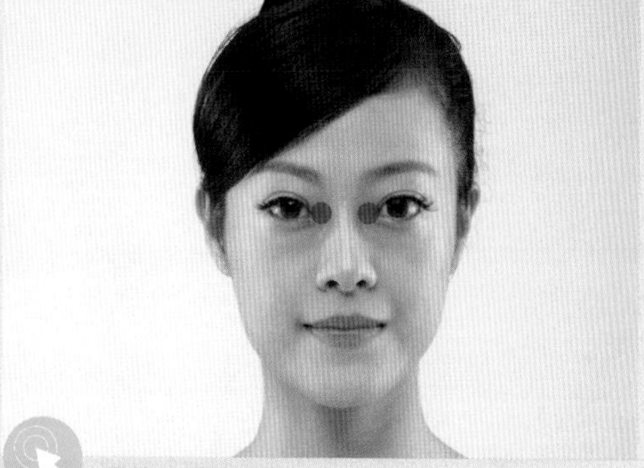

尋找位置的方法
眼頭，鼻骨邊之凹陷處。

怕光、容易流眼淚，甚至導致乾眼症。

從中醫的角度來看，五臟六腑的精氣會上注於眼睛，尤以「肝開竅於目」。因此，眼睛的退化與五臟的虛損有關。想要滋陰明目，可以多用枸杞和菊花泡茶來喝。

兩眉心中間的**印堂**，屬於奇穴，又被稱之為上丹田，是氣血匯集的地方。一般俗稱的印堂發黑，代表著這個人在健康上出了問題，肺腎氣血虧虛。而肺屬金，金生水，因此肺虛則水不足，會導致眼睛乾澀。而且印堂還相對應著下視丘的位置，經過按壓刺激，可以促進眼睛的氣血上行。

搌竹

改善因肝火太旺造成的眼壓過高

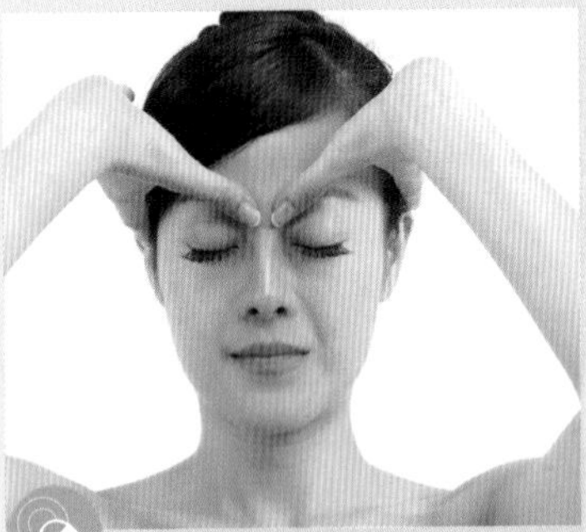

按壓手法
雙手往上抬舉，手掌翻轉放在頭兩側，以大拇指往下按壓。

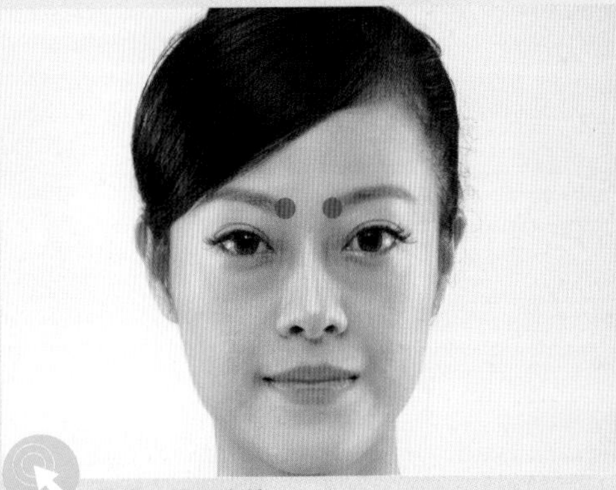

尋找位置的方法
眉毛頭之凹陷處。

太衝

平肝氣以化解焦躁的情緒

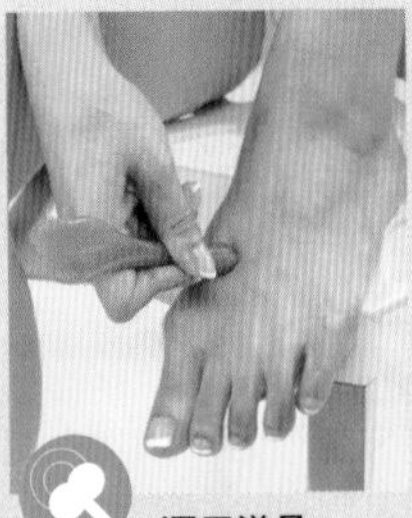

運用道具
將牛角棒的一端放在腳背上，往下按壓。

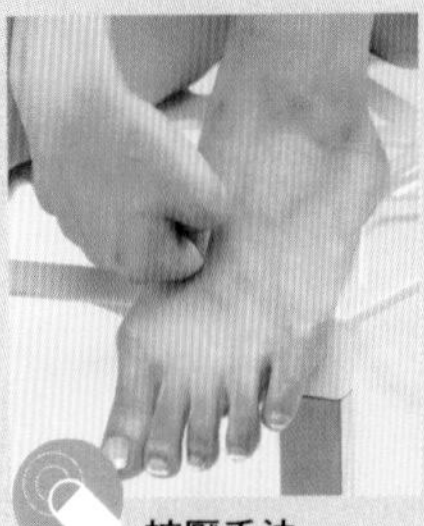

按壓手法
手握成拳頭狀，以食指的指關節往下按壓。

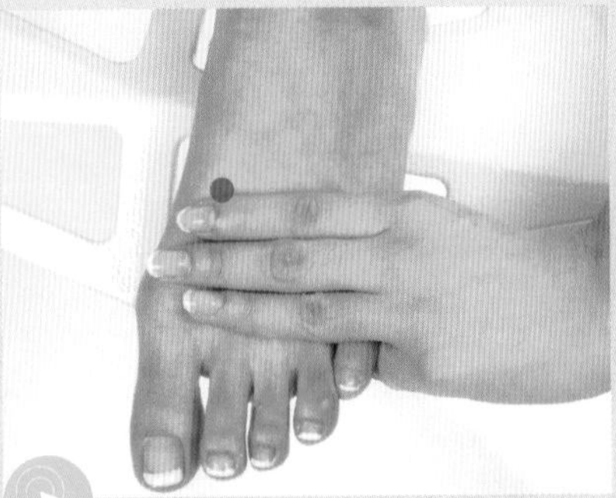

尋找位置的方法
足背第一、二指縫間，行間上三指凹陷處。

位在眼頭的**睛明**，是膀胱經的起穴。刺激後能改善眼部的血液循環，刺激眼部的周圍肌肉，紓緩不適，紓緩眼球充血的狀況。

若是熬夜造成的疲勞，使肝火氣太旺，會往上逆行，造成眼睛充血。可以選擇位於眉頭的**攢竹**，刺激後可以宣洩肝內動的風熱。還可以選擇屬於肝經原穴的**太衝**，在刺激後能平肝氣。

依照五行來論：腎主水，水生木，而肝屬木。因此，當肝內儲藏的氣血不足，多半也跟腎水不足有關。因此選擇屬於腎經原穴的**太溪**，能在刺激後充足肝血，使眼睛明亮。

太溪

為經過尾椎的腎經補氣

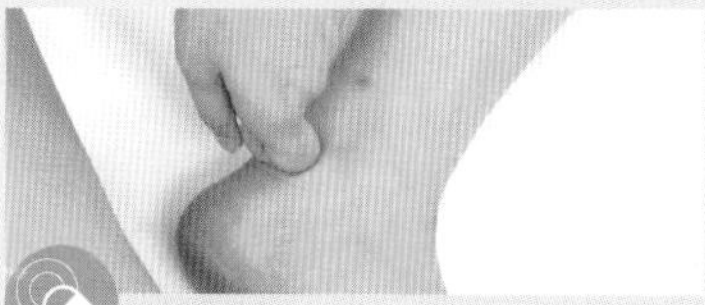

按壓手法
坐姿屈膝讓腳靠近身體。食指彎曲，用指節的尖端往下用力。

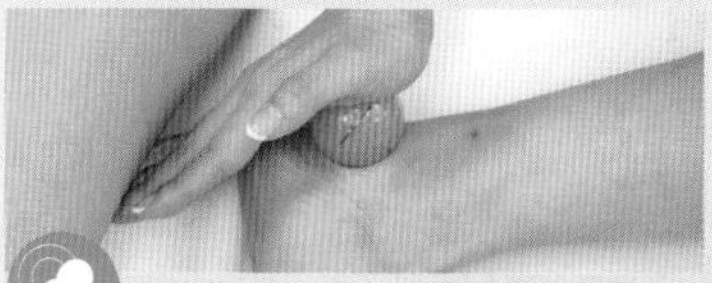

運用道具
坐姿屈膝讓腳靠近身體。在穴道位置放上乒乓球，以掌心按壓球身。

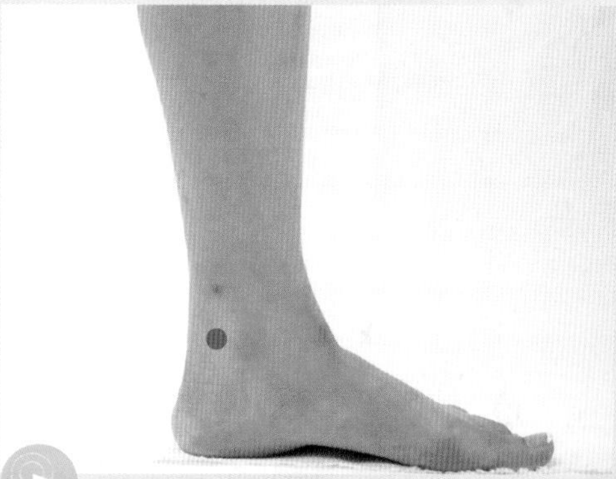

尋找位置的方法
足內踝後緣之凹陷處。

光明

有開光明目的功效

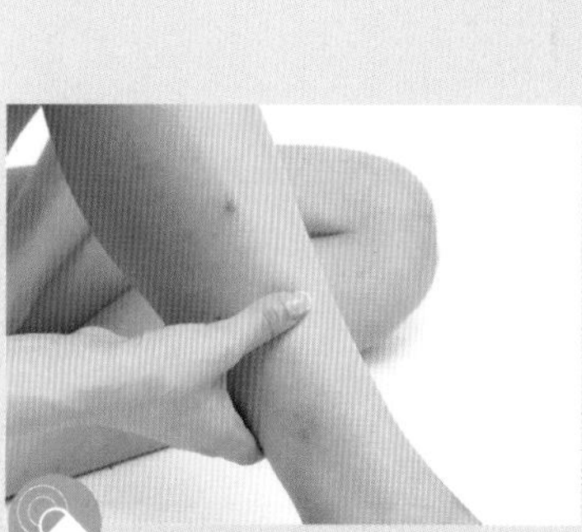

按壓手法
坐在地上，屈膝讓腳靠近身體，以大拇指往下按壓。

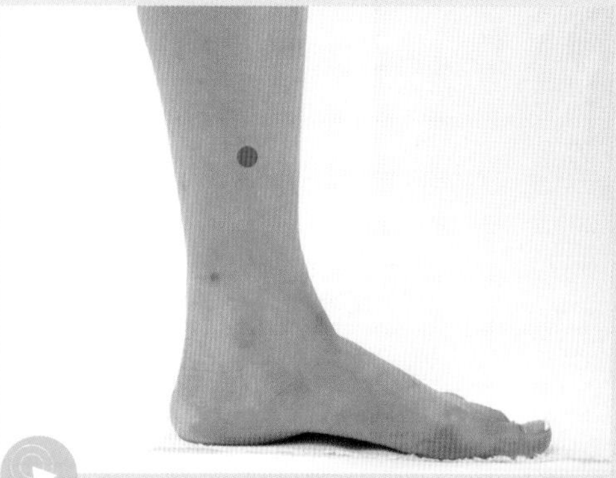

尋找位置的方法
以足外踝尖端為基準點，向上七指，位於腓骨前的骨邊處。

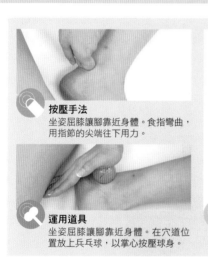

穴位取名代表可以重見光明的**光明**，是膽經的絡穴。按壓後可以一次調整兩個經絡，主治目昏不明。

眼睛會感受到不適，也可能因為長期過於疲勞，讓自律神經的交感神經過度緊張所導致。選擇位在頭部後方的**天柱**、**風池**、**玉枕**，在刺激後可以抑制交感神經的作用，能調節瞳孔，和改善淚腺分泌和頭部血液循環的狀況。

天柱

刺激後可有效醒腦除痛

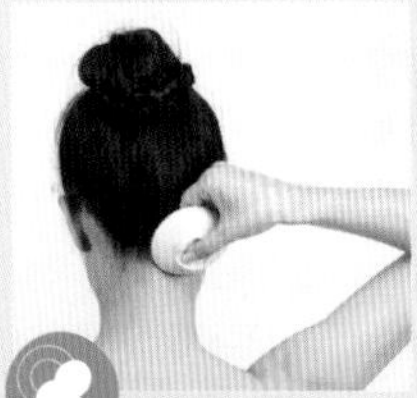

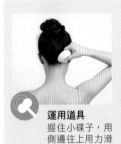

運用道具

握住小碟子，用側邊往上用力滑動。

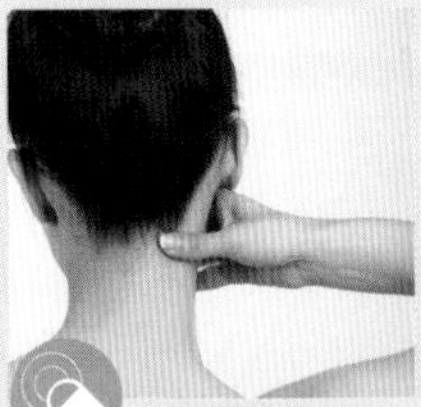

按壓手法

手抬高放在頭後，以大拇指往上用力。

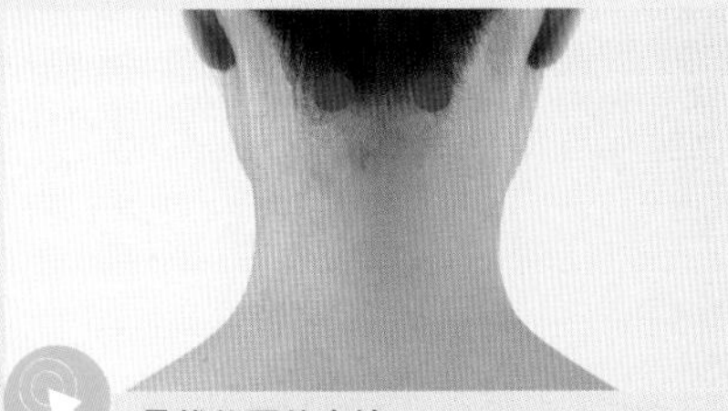

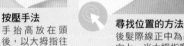

尋找位置的方法

後髮際線正中為基準點，旁開兩指，再向上一半大拇指寬處。

風池

紓緩過度緊張疲勞造成的痠痛

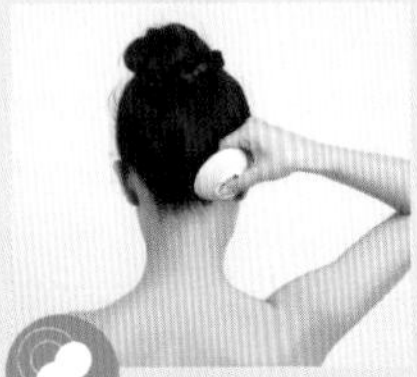

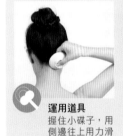

運用道具

握住小碟子，用側邊往上用力滑動。

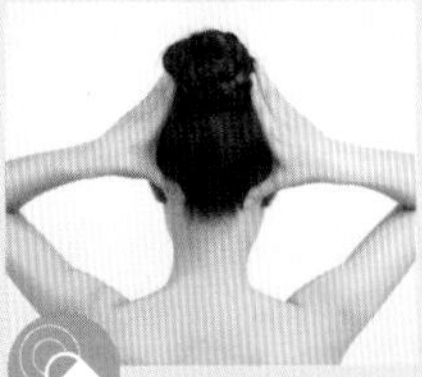

按壓手法

雙手放在頭後，以大拇指往上用力。

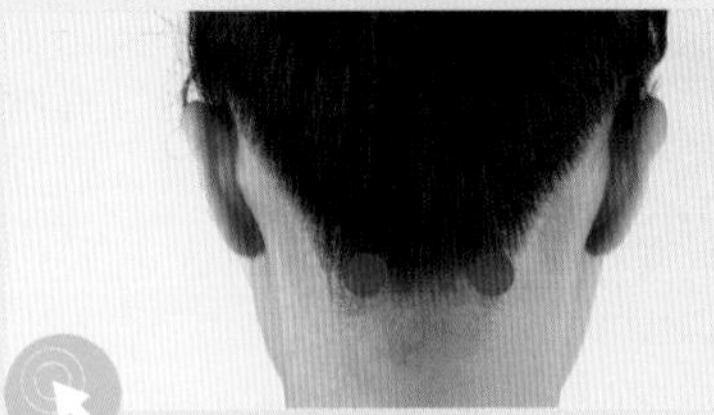

尋找位置的方法

以後髮際線正中為基準點，旁開兩指，再向上一大拇指寬處。

玉枕

活絡頭部的氣血

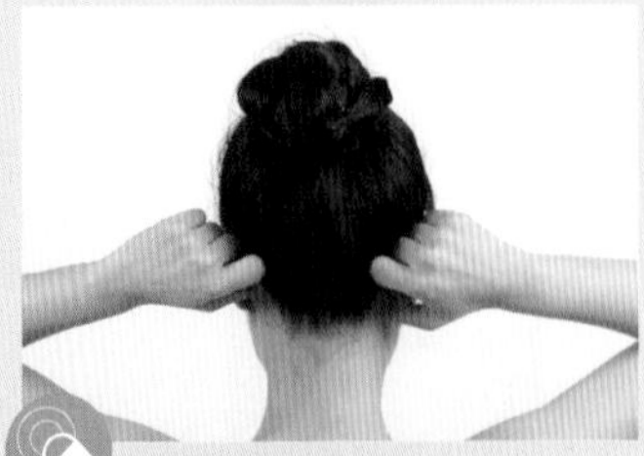

按壓手法

把手往上抬舉，手指握成拳頭狀，以大拇指的指節處往下按壓。

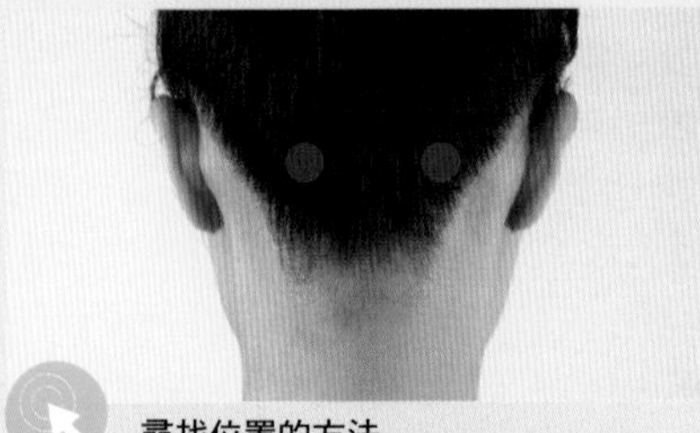

尋找位置的方法

以後髮際線正中為基準點，旁開兩指，再向上三指，再旁開兩指處。

眼睛浮腫（泡泡眼）、黑眼圈

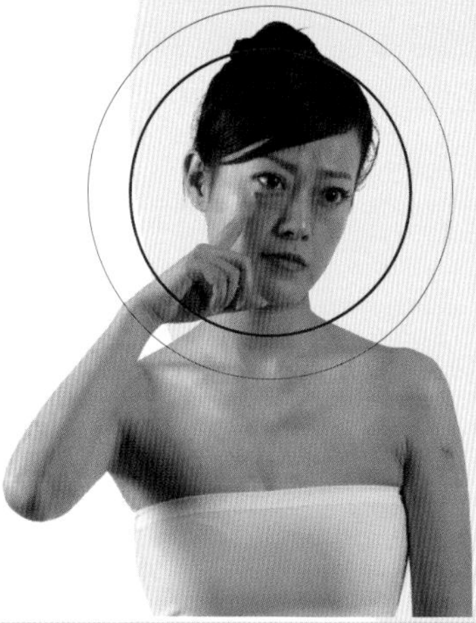

許多人會因為不良的生活習慣，像是作息不正常、習慣熬夜，或是長期用眼過度，都會讓眼睛過度使用，而讓眼皮顯得浮腫，或是在眼下形成黑

承泣

改善眼週循環不良的狀況

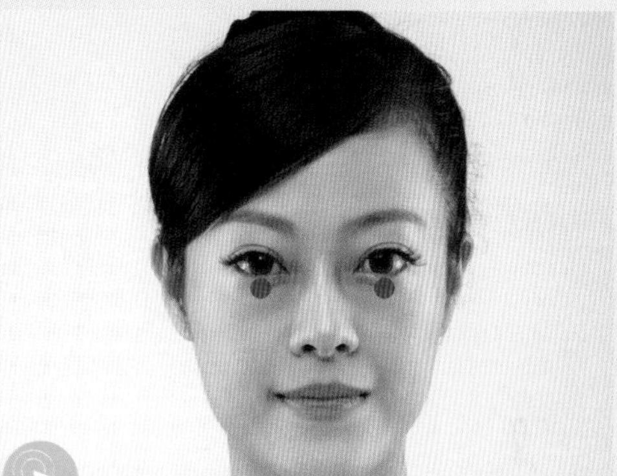

尋找位置的方法
瞳孔正下方，約三分之二大拇指寬處。

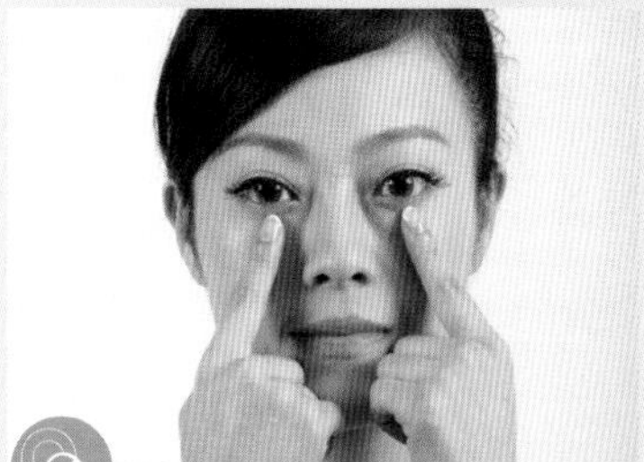

按壓手法
手指往上推舉，再以食指往下按壓。

睛明

按壓後會有眼睛一亮的感覺

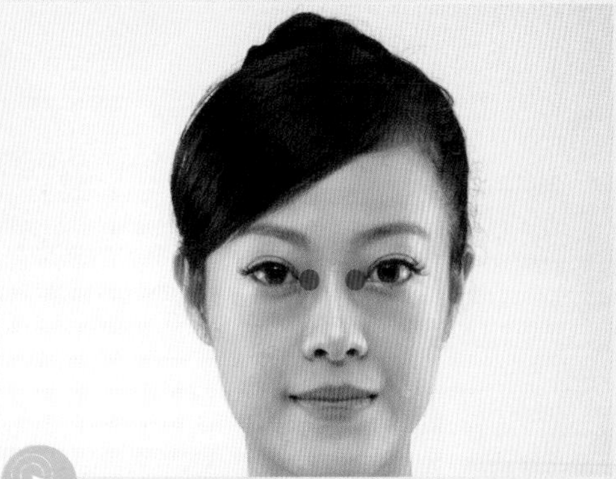

尋找位置的方法
眼頭，鼻骨邊之凹陷處。

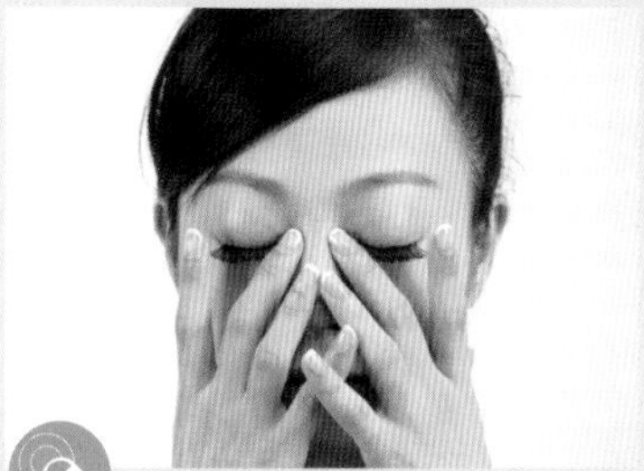

按壓手法
手指往上，放在臉部鼻梁兩側，以中指往下按壓。

眼圈。當俗稱的泡泡眼或熊貓眼出現時，還會讓人看起來很疲憊、沒精神，甚至顯老。

這是因為長期熬夜和疲累，導致眼睛周圍的代謝功能失調；或是因為鼻子過敏，讓鼻眼周的氣血不順，使眼窩或眼瞼處的靜脈曲張，造成眼瞼水腫，就會讓人看起來眼睛是腫的。並因為靜脈血管阻塞、滯留，使血管中的二氧化碳及代謝廢物蓄積，使色素沉積於眼圈，變成黑眼圈。

因此，也依照嚴重程度，黑眼圈的狀況可以分為三類。第一類是屬於鬆弛的黑眼圈，是因為年紀或是過度疲勞，讓眼睛因為浮腫而產生黑眼圈的陰影；第二類是血液循環差的

瞳子髎

增加眼周寒濕水汽的擴散

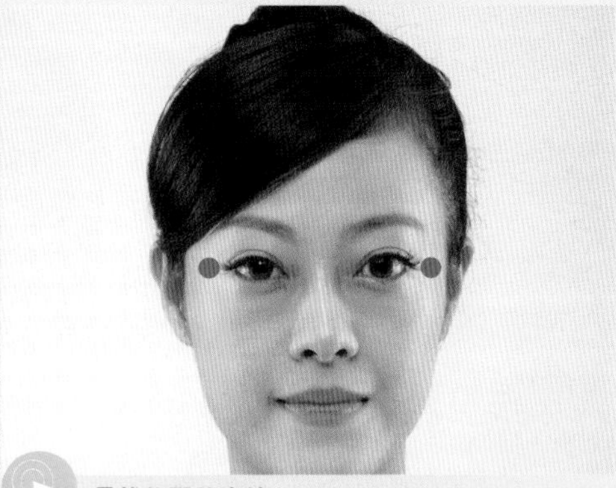

尋找位置的方法
眼尾骨邊凹陷處。

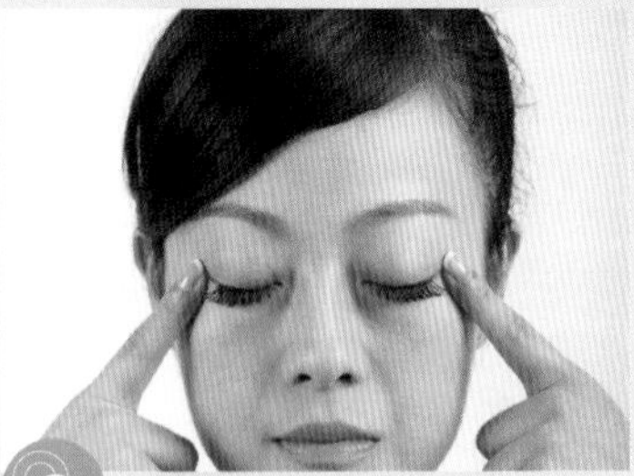

按壓手法
手指往上推，再以食指往下按壓。

絲竹空

按壓後會有痠麻脹的反應

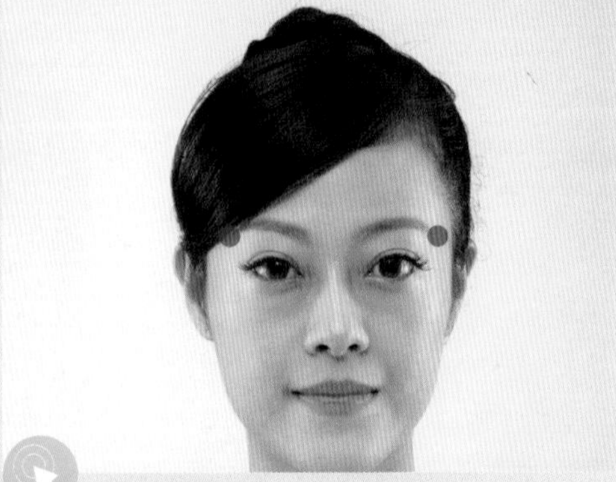

尋找位置的方法
眉尾骨邊凹陷處。

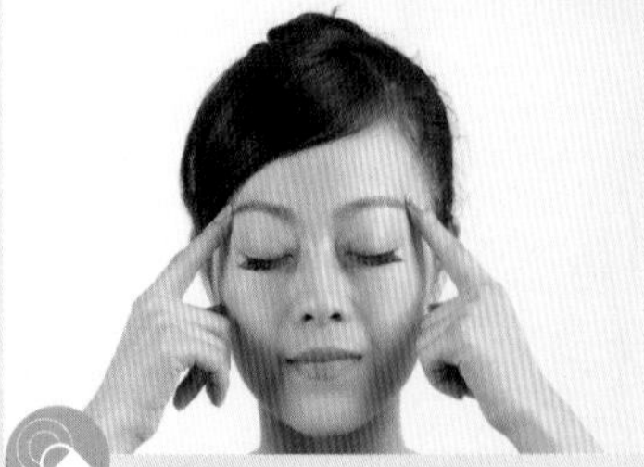

按壓手法
手指往上推，再以食指往下按壓。

黑眼圈，尤其在皮膚較薄或較白的臉上，很容易讓靜脈浮腫的狀況顯現；第三類是色素沉積的黑眼圈，因為代謝低下，使得眼周色素沉著而造成。

要改善眼週代謝、循環不良的狀況，著重在眼眶周圍的局部取穴，包括位在眼睛下方的**承泣**、眼頭的**睛明**、眼尾的**瞳子髎**、眉頭的**攢竹**、眉中的**魚腰**，以及眉尾的**絲竹空**。透過刺激，都可以改善眼部周圍靜脈的回流。

在中醫來說，色黑入腎，因此認為黑眼圈跟腎有關，是腎虛的一種表現。另外，當女性的生理不順，讓身體的廢物和毒素無法排出，算是血瘀，而黑眼圈也算是血瘀的一種表

魚腰

增加眼睛周圍的循環

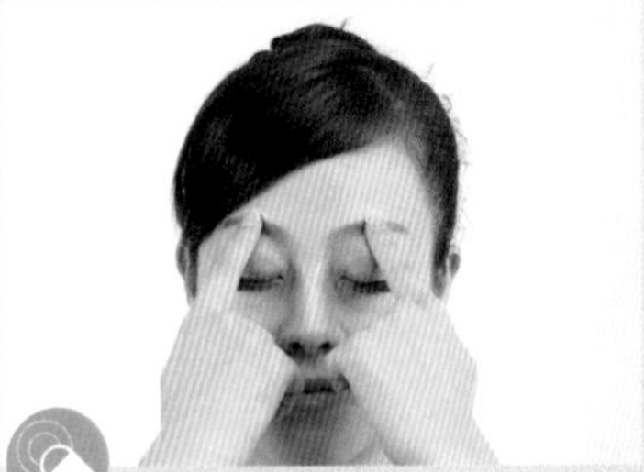

按壓手法
把手往上抬舉，以食指往下按壓。

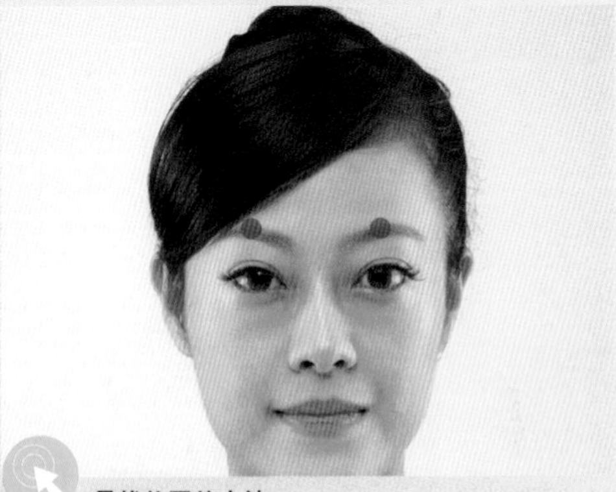

尋找位置的方法
瞳孔正上方，眉毛正中間。

攢竹

改善因頭痛造成的眼壓過高

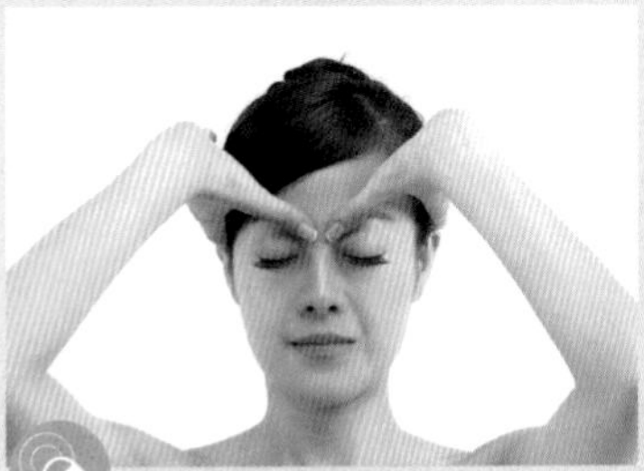

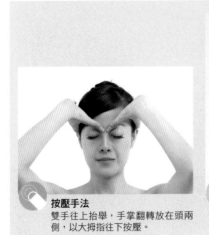

按壓手法
雙手往上抬舉，手掌翻轉放在頭兩側，以大拇指往下按壓。

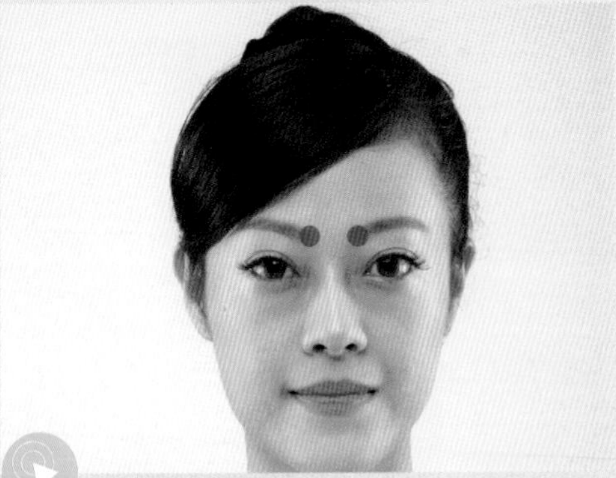

尋找位置的方法
眉毛頭之凹陷處。

現。因此還可以刺激位在遠處的**三陰交**。這個穴位是脾、肝、腎三條陰經的匯集處，刺激後可以改善情緒的問題，和睡眠不足的問題，進而提升脾肝腎的代謝。

三陰交

阻止鬱悶的肝氣往上衝

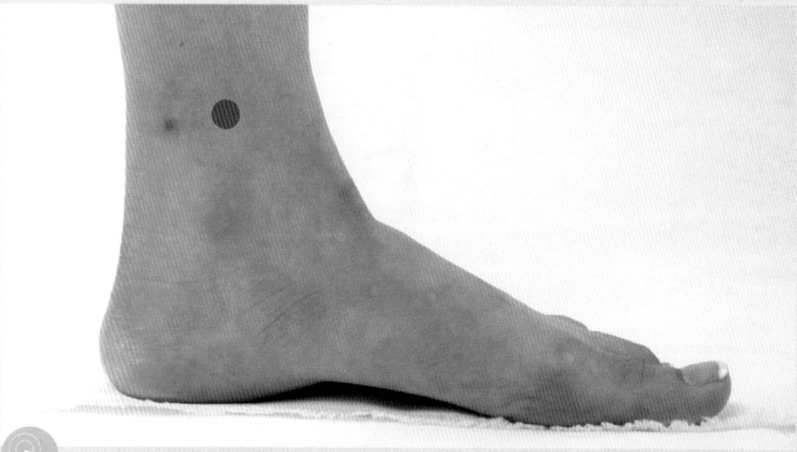

尋找位置的方法
足內踝上四指，脛骨後緣。

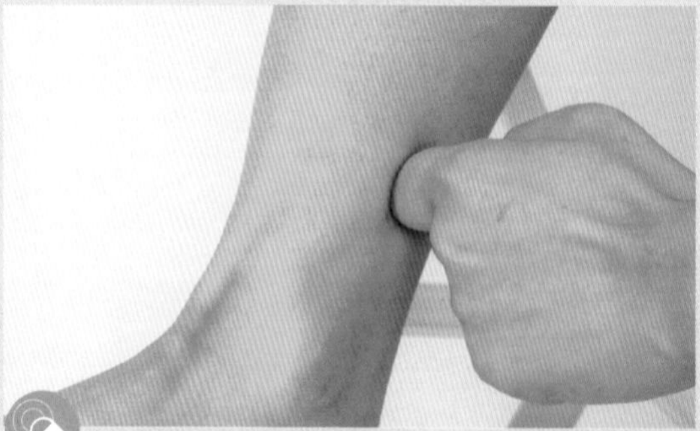

按壓手法
坐在椅子上，將腳屈起放在椅子上。食指彎曲，用指節的尖端往下用力。

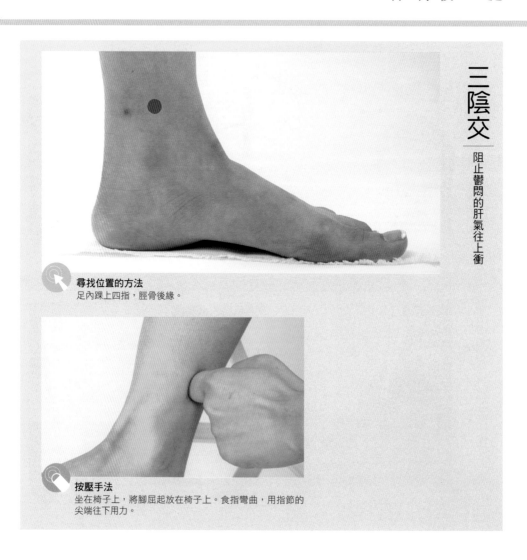

流鼻水

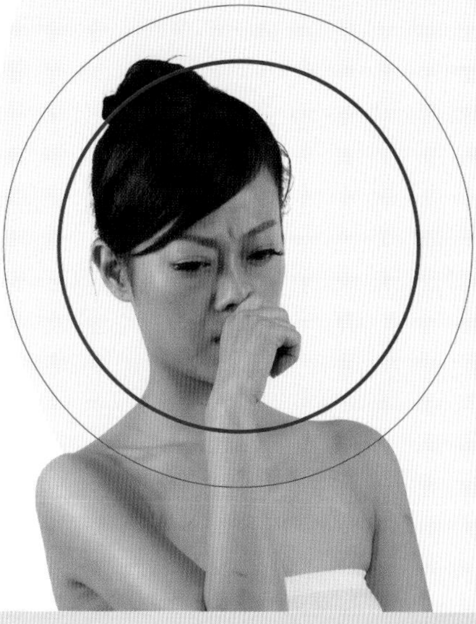

當流鼻水的時候，會影響注意力，影響睡眠品質，呼吸會不順暢，嗅覺會喪失，造成許多日常生活中的不便。會造成流鼻水的原因，大多是因為感冒、過敏、花粉症，或灰塵等刺激物所引起，使鼻黏膜

素髎

化解督脈的水濕之氣

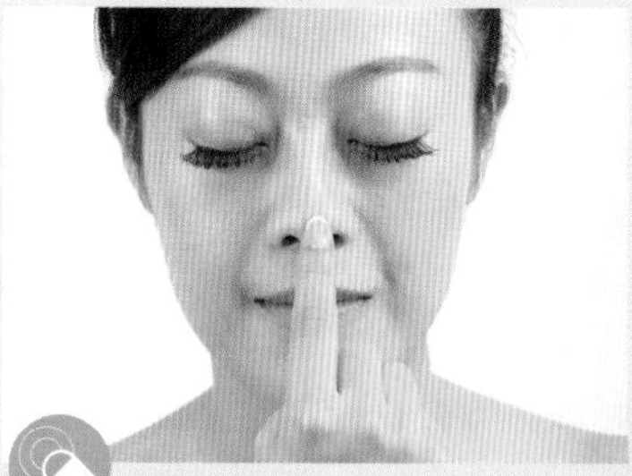

按壓手法
手指往上，以食指往下按壓。

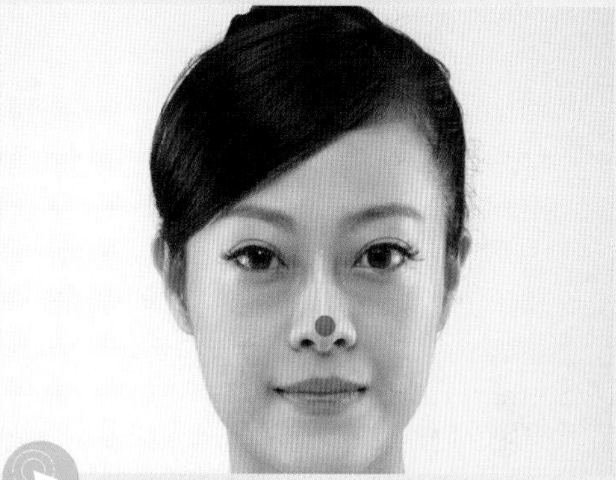

尋找位置的方法
鼻頭尖端凹陷處。

禾髎

解決口唇之上的鼻問題

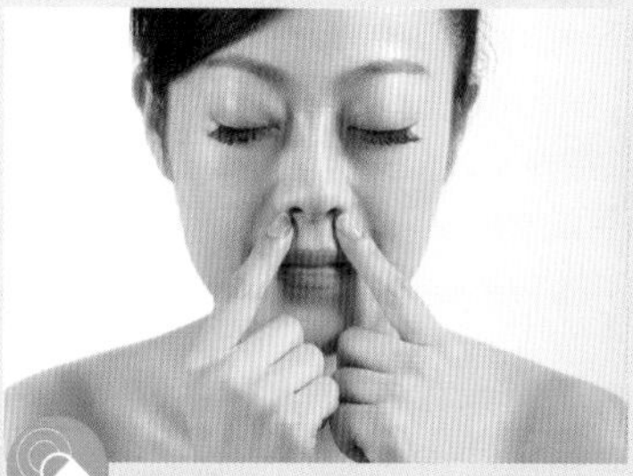

按壓手法
手指往上，以食指往下按壓。

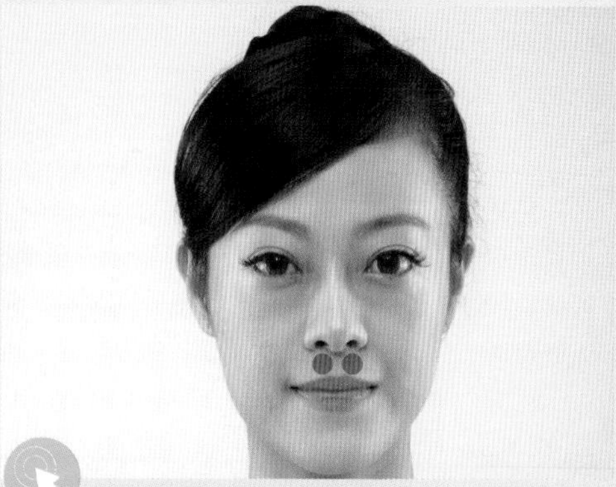

尋找位置的方法
鼻下溝為一直線，以上唇上緣為基準點，向上三分之一，往左右約一半大拇指寬處。

腫脹、充血，製造過多的分泌物。有的還會伴隨鼻子癢、打噴嚏、鼻塞等症狀，嚴重的話還可能轉變成慢性鼻炎或鼻竇炎。

尤其是鼻子過敏的問題，實在讓人難以忍受。鼻子容易過敏的體質，在中醫看來算是肺氣虛寒的表現，多發生在早晨剛起床、早晚溫差大、進出冷氣房，或長時間待在較低溫的冷氣房的時候。

在鼻周的重要穴位，都是很容易改善鼻周的循環的穴位，包括位在鼻尖的**素髎**、鼻孔下方的**禾髎**、鼻翼外側的**巨髎**，和臉頰上的**顴髎**。髎指的就是骨頭的縫隙，因此這些穴位都位在骨頭的縫隙上，按壓

巨髎

從臉部上頜骨和頭骨交接處的大骨隙刺激

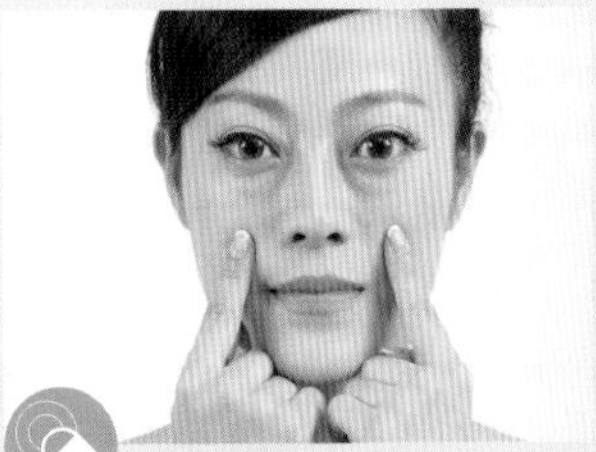

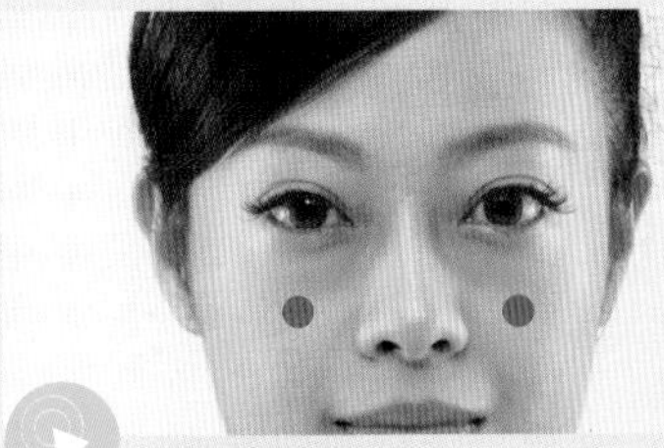

按壓手法
手指往上，以食指往下按壓。

尋找位置的方法
鼻翼旁約五分之四大拇指寬處，與鼻頭下緣同高。

顴髎

疏風止痛的重要穴位

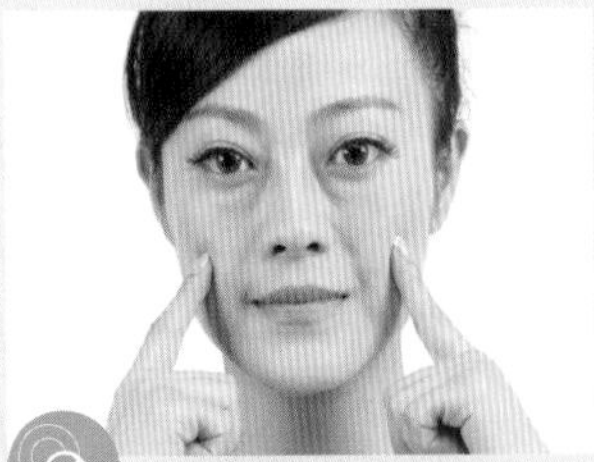

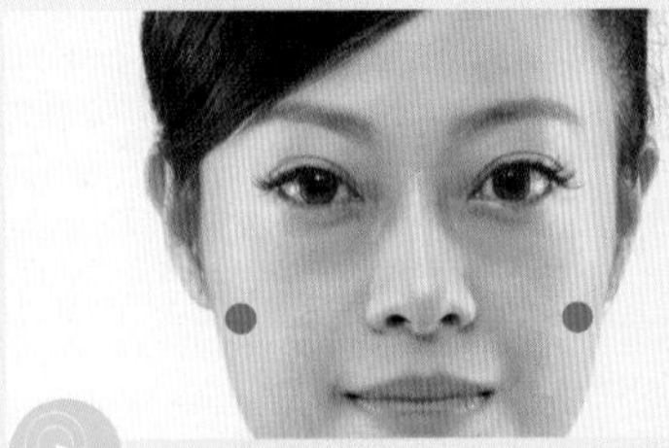

按壓手法
手指往上，以食指往下按壓。

尋找位置的方法
鼻翼旁約三指處，與鼻頭下緣同高。

迎香

改變鼻腔內的負壓

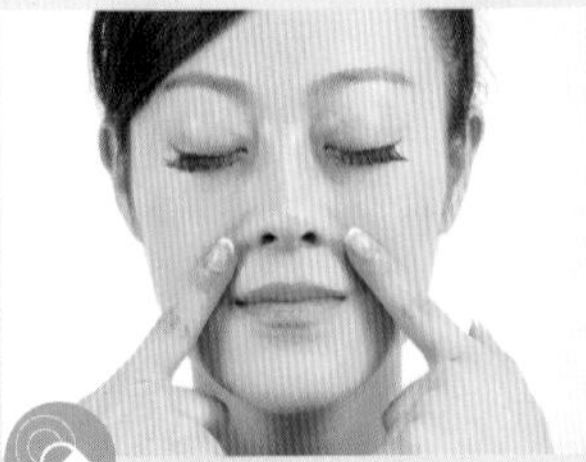

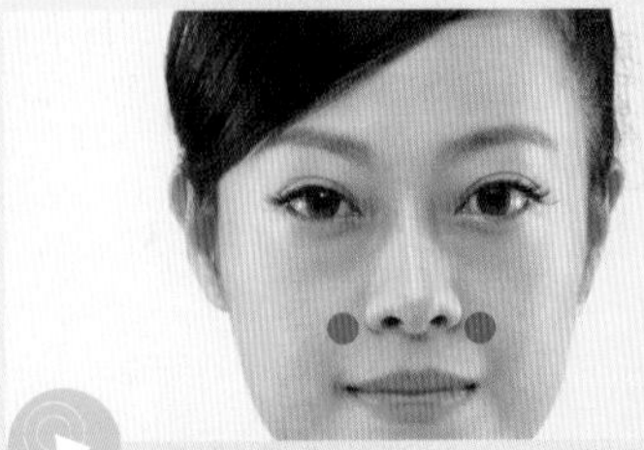

按壓手法
手指往上，以食指往下按壓。

尋找位置的方法
鼻翼旁約二分之一大拇指寬處，與鼻頭下緣同高。

時會有明顯的壓痛感。

同樣位在鼻翼旁的**迎香**，屬於大腸經，按壓後可緩解流鼻水、呼吸不順暢的狀況。

在鼻子和上嘴唇中間的**人中**，屬於督脈，按壓後可以加強督脈的氣血循環，舒通鼻竅。

位在眉心中間的**印堂**，屬於奇穴。因為位置靠近鼻根，按壓後可以改善鼻腔深部的氣血循環，算是針對鼻子保健很重要的穴位。

依照「前病後治」的概念，也可以在後頭部取穴。尤其當冷熱交替大的時候，頸部的肌肉容易緊繃，風邪容易入侵，因此選擇**風池**、**風府**、**玉**

印堂

改善鼻腔深部的氣血循環

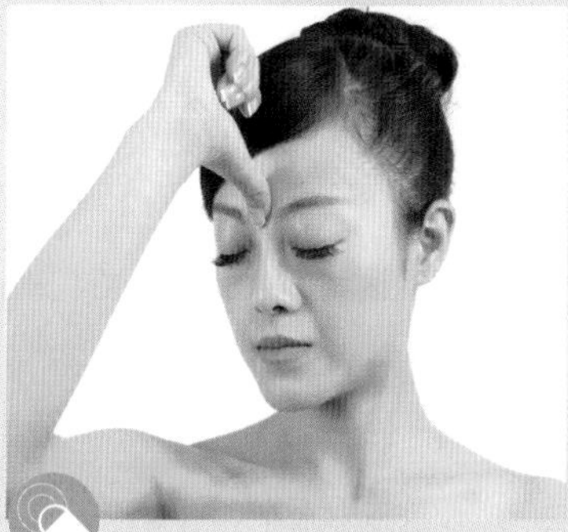

按壓手法
四指握拳，以大拇指往下按壓。

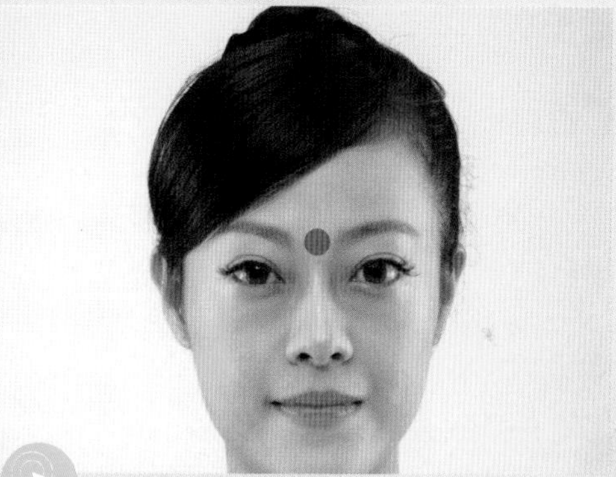

尋找位置的方法
兩眉頭之正中間。

人中

加強督脈的氣血循環

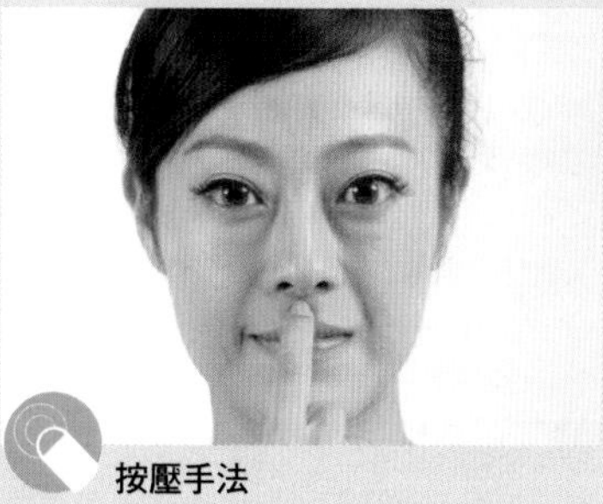

按壓手法
手指往上，以食指往下按壓。

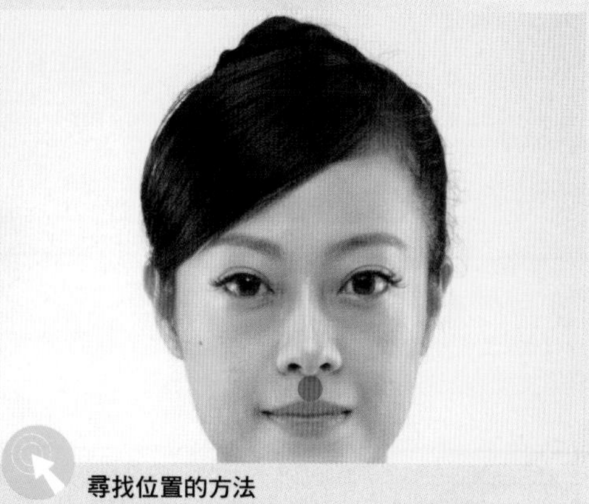

尋找位置的方法
鼻下溝為一直線，以上唇上緣為基準點，向上三分之一處。

枕，這三個對應鼻子的穴位來驅趕風寒。

風池

紓緩過度緊張疲勞造成的痠痛

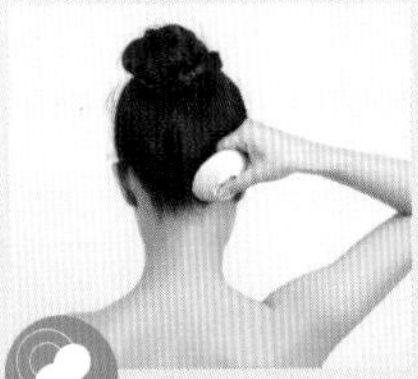

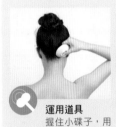

運用道具
握住小碟子，用側邊往上用力滑動。

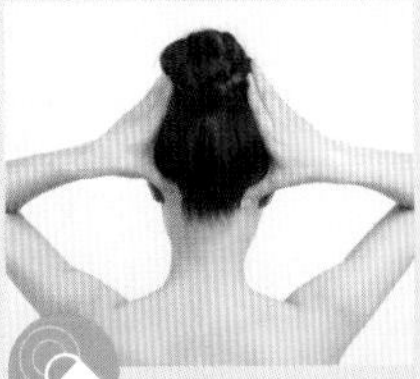

按壓手法
雙手放在頭後，以大拇指往上用力。

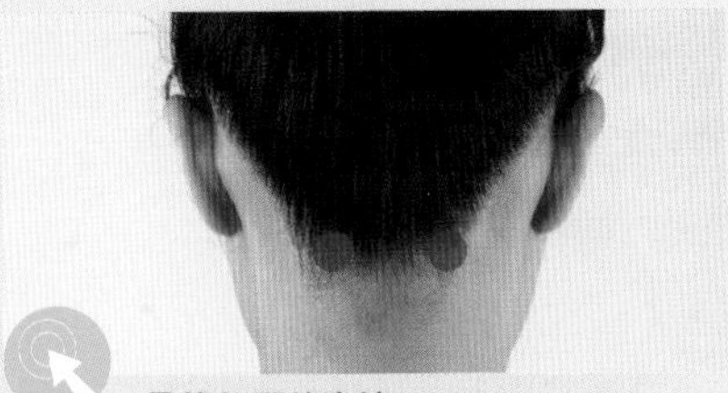

尋找位置的方法
以後髮際線正中為基準點，旁開兩指，再向上一大拇指寬處。

風府

驅趕風寒的取穴重點

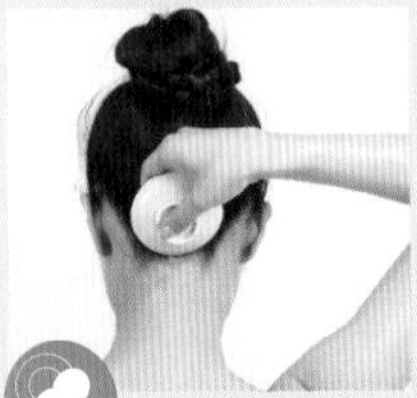

運用道具
握住小碟子，用側邊往上用力滑動。

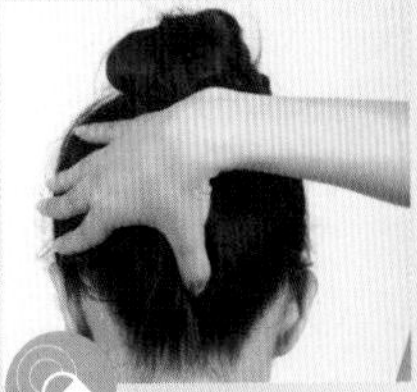

按壓手法
手抬高放在頭後，以大拇指往上用力。

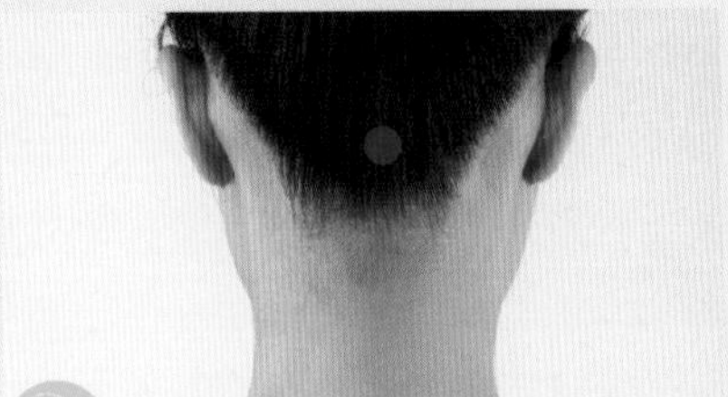

尋找位置的方法
以後髮際線正中為基準點，再向上一大拇指寬處。

玉枕

活絡頭部的氣血

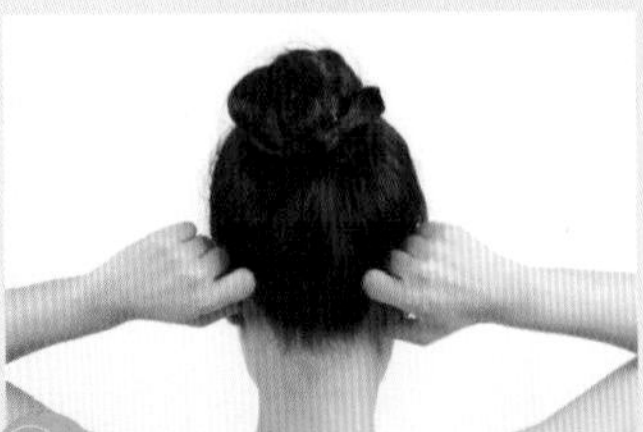

按壓手法
把手往上抬舉，手指握成拳頭狀，以大拇指的指節處往下按壓。

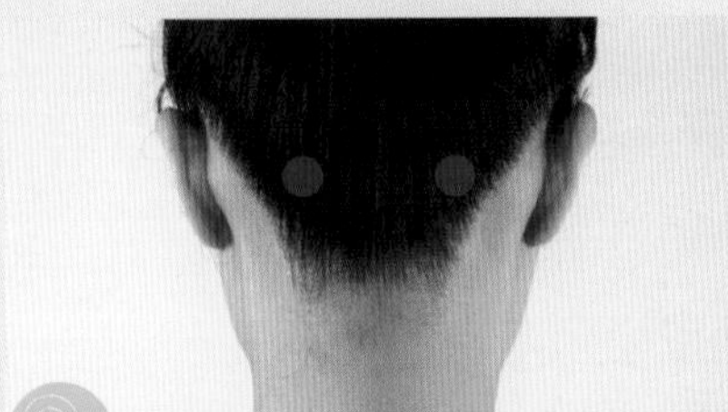

尋找位置的方法
以後髮際線正中為基準點，旁開兩指，再向上三指，再旁開兩指處。

臉水腫（豬頭臉）

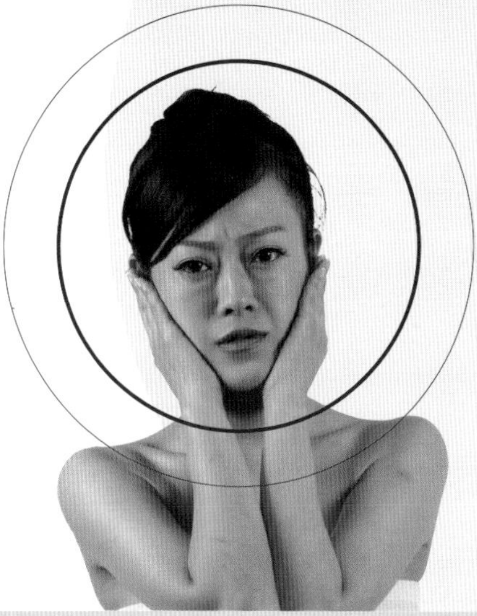

臉水腫的狀況，最常發生的時間在早晨起床後。主要的原因就是體內水分的代謝不好，若再加上吃得太鹹，尤其又在睡前吃宵夜，當食物中的鈉離子含量過多，細胞和肌肉

大迎

緩解咀嚼肌的痠痛

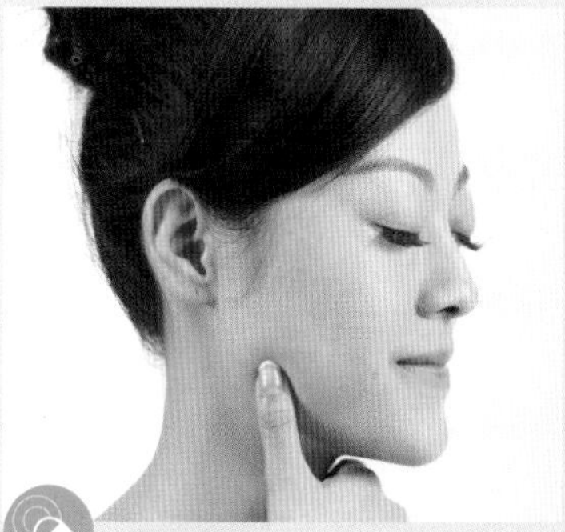

按壓手法
大拇指往上，四指彎起，以大拇指往下按壓。

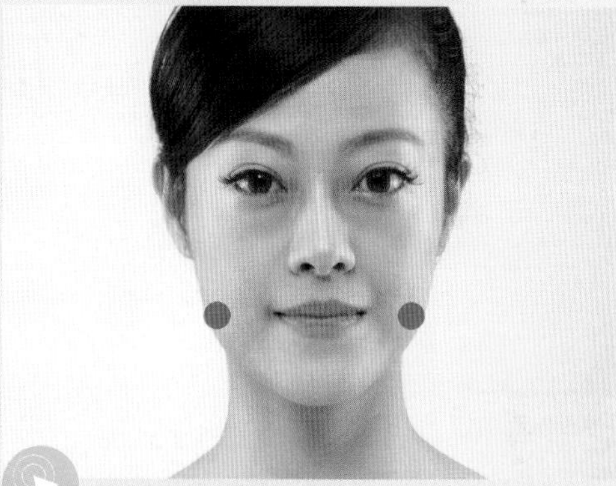

尋找位置的方法
鼓起臉頰，腮後最凹處。

頰車

緊實臉部的線條

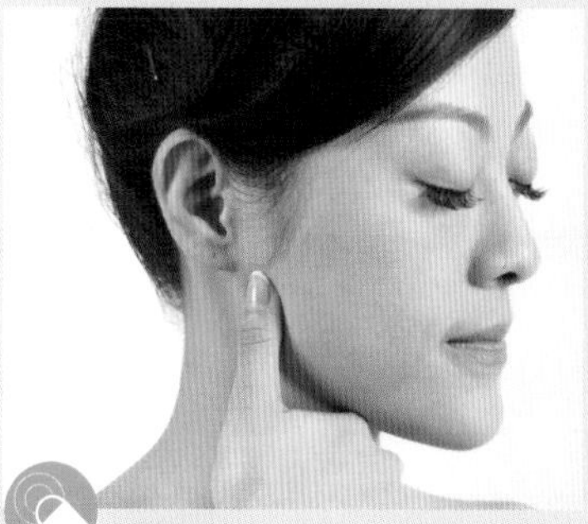

按壓手法
大拇指往上，以食指往下按壓。

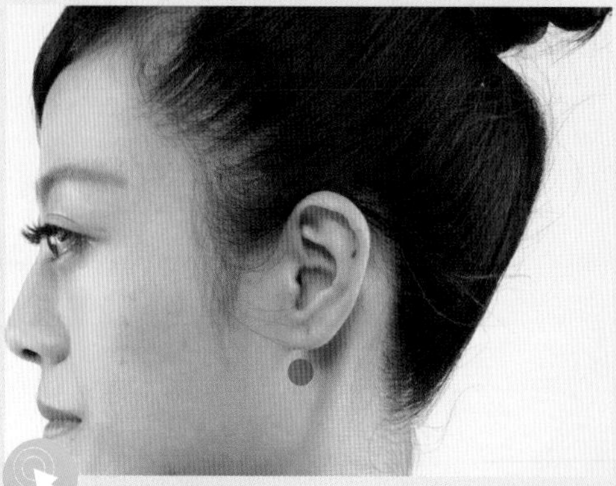

尋找位置的方法
以耳垂為基準點，斜下約一大拇指寬處，此處張口時會凹陷。

內的鈉含量也會跟著提高，就會讓身體吸收水分。若不能及時將水分排出，就會造成臉浮腫的狀況。

若是有過敏性鼻炎體質的人，在鼻周和眼周附近的循環較差，也會造成臉部浮腫的狀況。

從中醫的角度來說，「痰」指的是肺脾腎三個器官有水液代謝障礙而產生的產物。在肺部就被稱為痰；在身體上就是濕氣，就造成水腫；在臉部就是面浮腫。

再者，眉毛以下的臉部有胃經循行，眉毛以上的臉部則是膀胱經循行，而這兩條經絡都是跟代謝有關。經絡的循

下關

疏通面部的淋巴腺

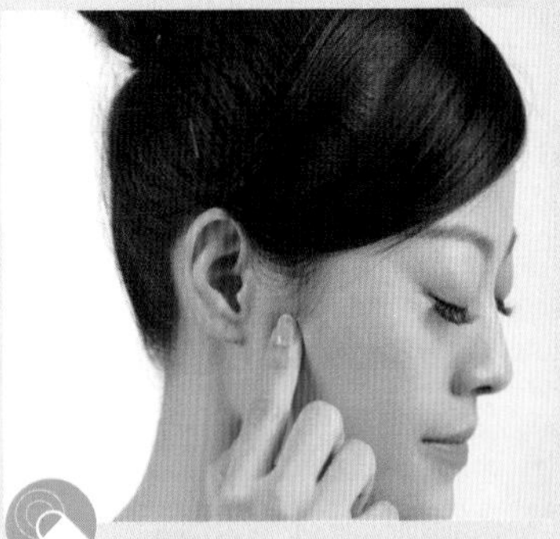

按壓手法
手指往上，以食指往下按壓。

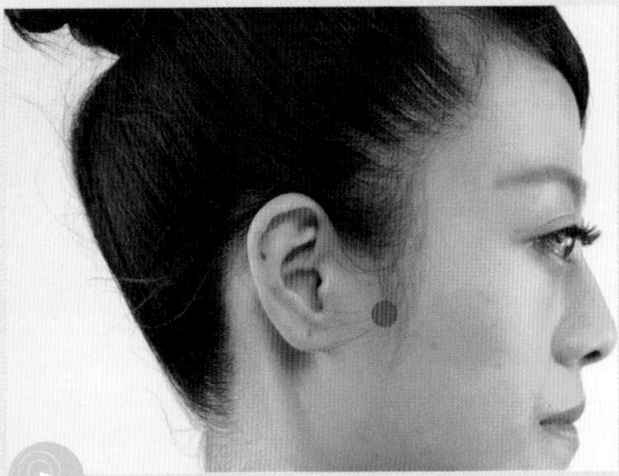

尋找位置的方法
從耳朵前方觸摸顴骨弓的下緣的骨頭最凹處。

巨髎

改善鼻子周圍的血液循環

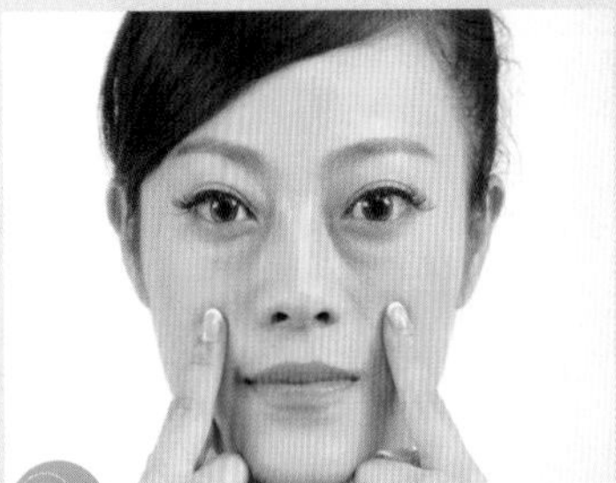

按壓手法
手指往上，以食指往下按壓。

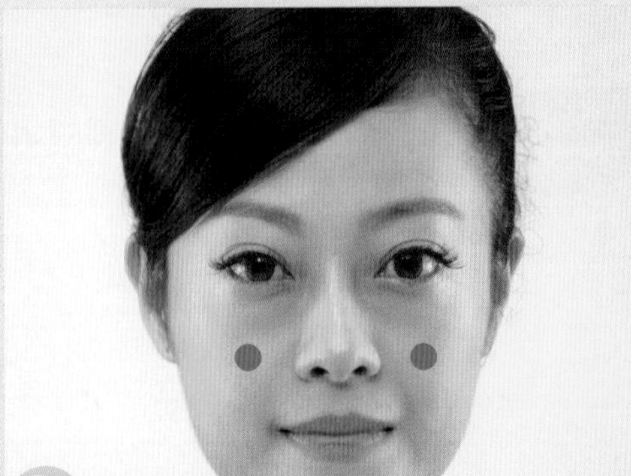

尋找位置的方法
鼻翼旁約五分之四大拇指寬處，與鼻頭下緣同高。

行由上往下走，所以要改善循環，就要讓氣血往下行。

要消除臉水腫，首選臉頰周圍，屬於胃經的穴位。臉頰凹陷處的**大迎**和**頰車**，和位在耳朵前的**下關**，都在咬肌上，經常按壓可以緩解咀嚼肌的痠痛，對於緊實臉部線條、疏通淋巴腺，也有非常好的功效。位在鼻翼外側的**巨髎**，刺激後可以疏通臉部經絡，改善因為鼻子周圍的血液循環。位在嘴角外側的**地倉**，在口輪匝肌上，多按壓可以消除肉肉下巴。若有吃宵夜的習慣，更可以多多按壓，來降低胃的溫度，抑制食欲。

選擇胃經位在腳部的穴位，像是**足三里**和**豐隆**，不僅

地倉

降低胃溫抑制食欲

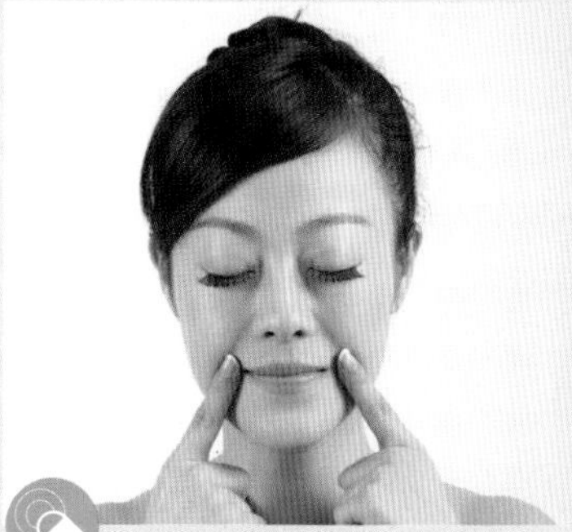

按壓手法
手指往上，以食指往下按壓。

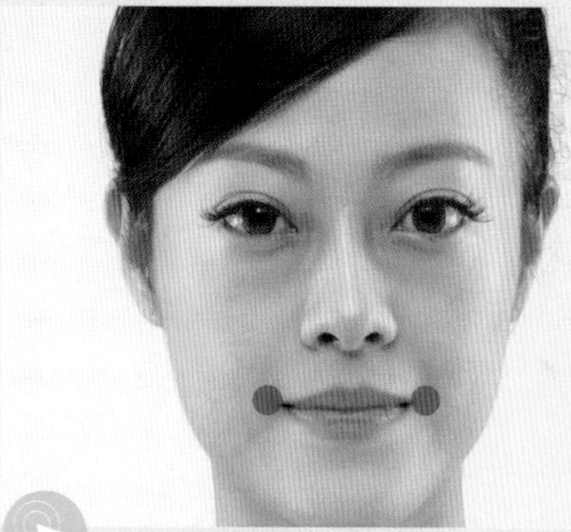

尋找位置的方法
瞳孔正下方，與嘴角同高處。

足三里

去濕化痰的重要穴道

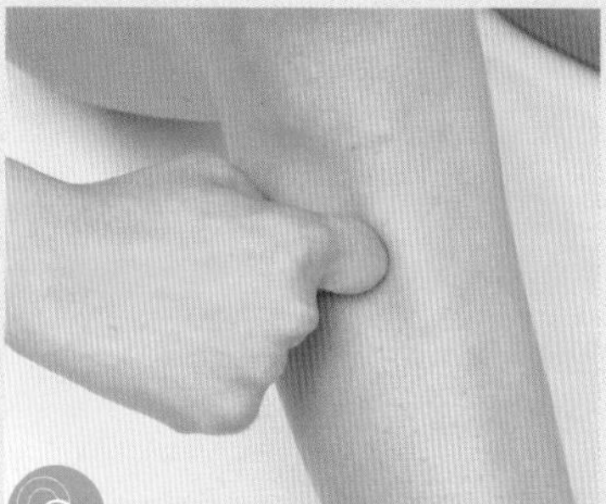

按壓手法
手握成拳頭狀，以食指的指關節往下按壓。

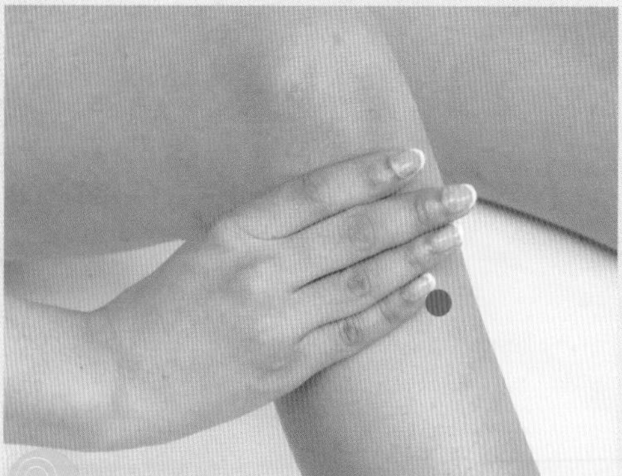

尋找位置的方法
以膝蓋韌帶外側凹陷處為基準點，向下四指，脛骨與脛前肌間之凹陷處。

是身體上去濕化痰的重要穴道，更可以讓胃經的氣往下降，不會聚集在臉部。

還可以選擇膀胱經的穴位，來讓水分排出，像是膝蓋後方的**委中**。在腳踝後方的**崑崙**，也是個容易按壓到又刺激性強的穴道，尤其在起床後按壓，更能達到迅速的效果。若再配合起床後多活動身體，當身體重心往下，水腫的狀況會更快改善。

豐隆

讓胃經的氣往下降

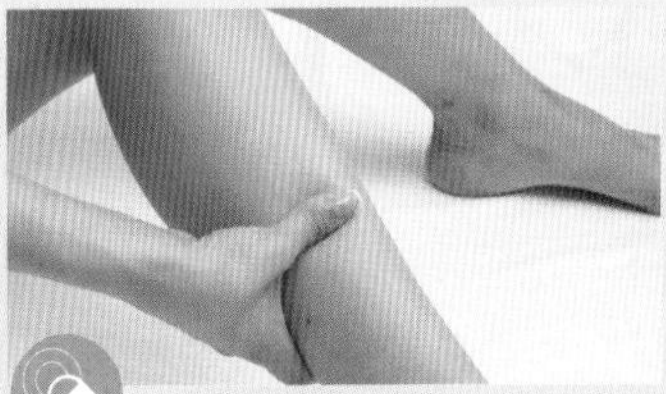

按壓手法

坐在地上，小腿彎曲，將手的四指放在小腿後側，以大拇指按壓。

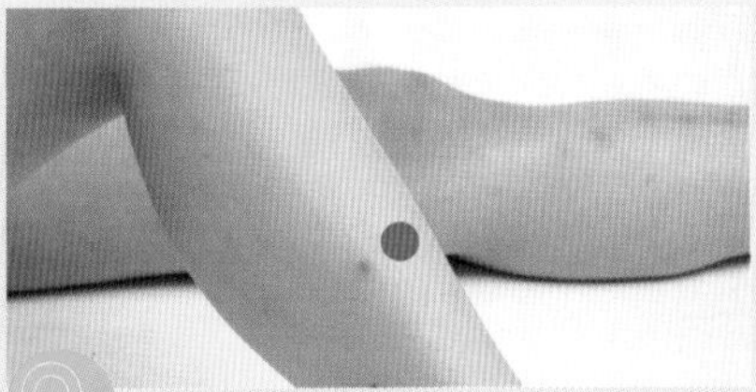

尋找位置的方法

以足三里為基準點，向下七指，再向外旁開三指。

委中

把滯留體內的水分排出體外

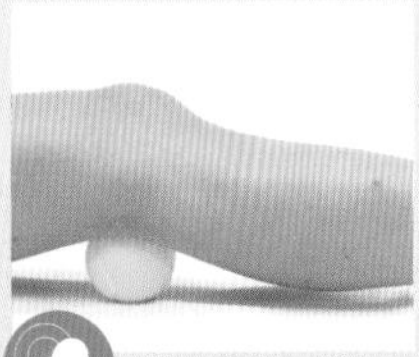

運用道具

坐在地上，將網球放在小腿後方，以小腿的重力來往上刺激穴位。

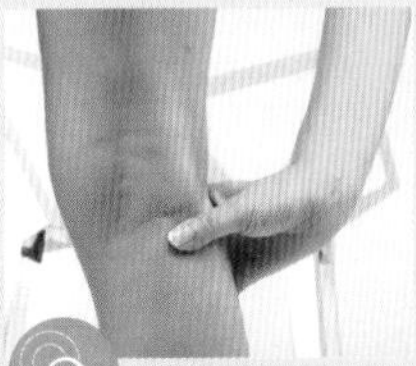

按壓手法

腳站直，彎腰，將手的四指放在膝蓋前側，以大拇指按壓。

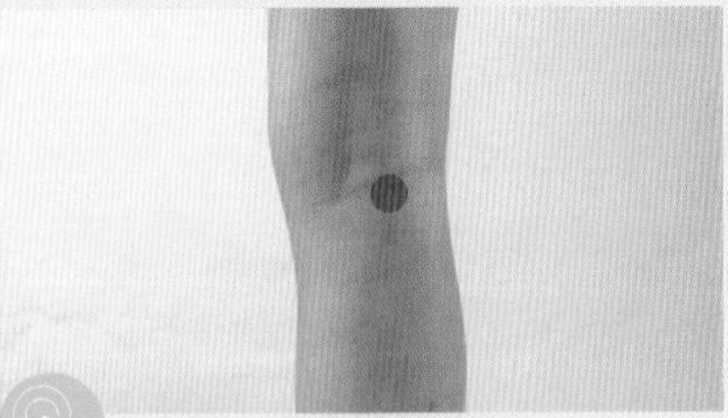

尋找位置的方法

膝蓋後方正中央。

崑崙

瞬間改善水份循環

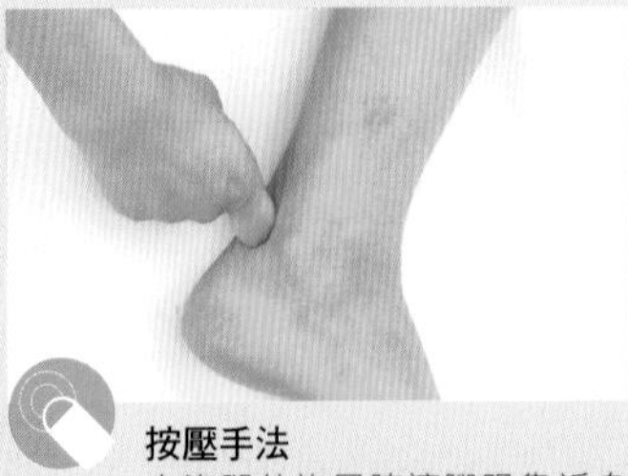

按壓手法

坐姿腿外旋屈膝讓腳跟靠近身體。食指彎曲，用指節的尖端往下用力。

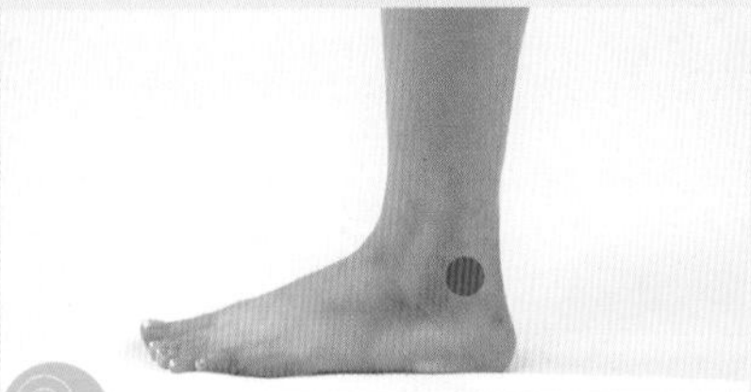

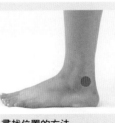

尋找位置的方法

足外踝後緣與足跟腱前緣間之凹陷處。

自律神經失調

（疲勞感、焦慮、情緒低落、注意力不集中）

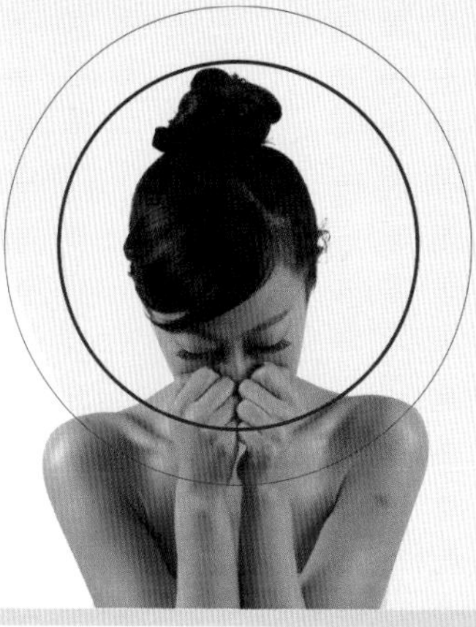

有人會覺得自己身體出現一些奇怪的狀況，像是：莫名的腸胃問題、呼吸困難、記憶力變差、注意力不集中、脾氣變壞、異常疲勞、全身無力、提不起勁、缺乏食慾等等。但是去醫院做檢查，數值顯示身體的生理一切正常，找不出問

風池

治療肩頸痠痛的要穴

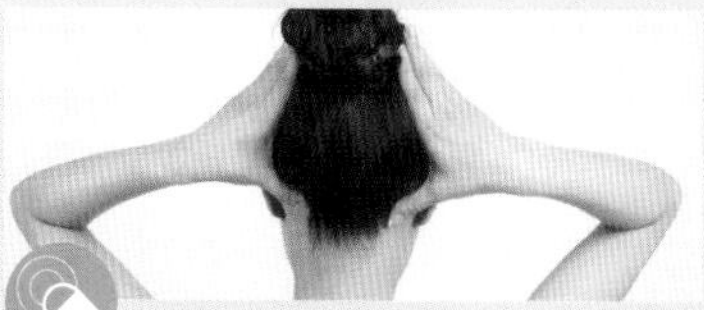

按壓手法

雙手放在頭後，以大拇指往上用力按壓。

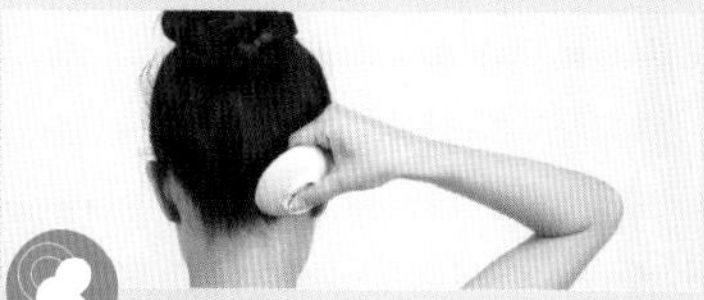

運用道具

握住小碟子，用側邊往上用力滑動。

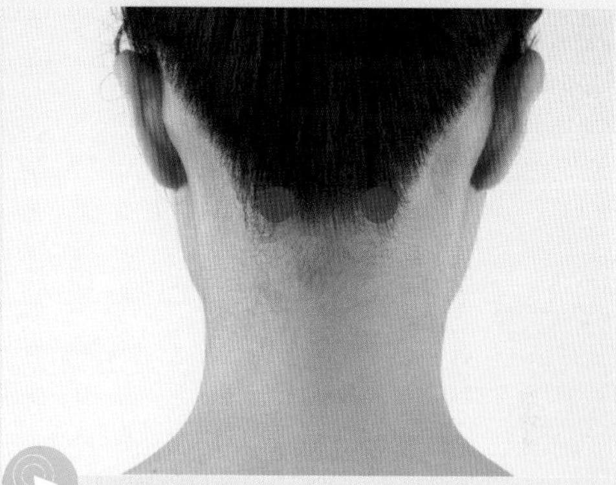

尋找位置的方法

以後髮際線正中為基準點，旁開兩指，再向上一大拇指寬處。

風府

專治頭痛的祛風重點

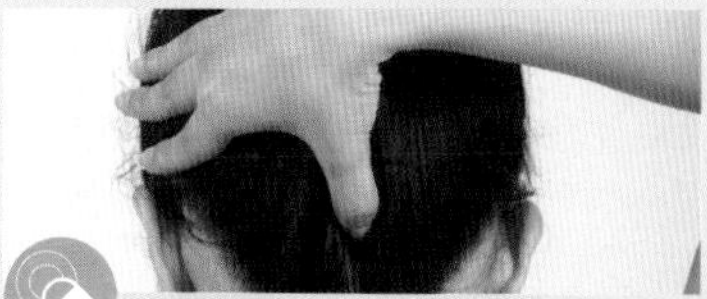

按壓手法

手抬高放在頭後，以大拇指往上用力。

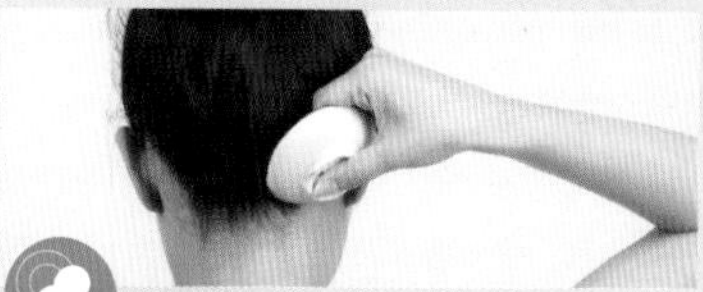

運用道具

握住小碟子，用側邊往上用力滑動。

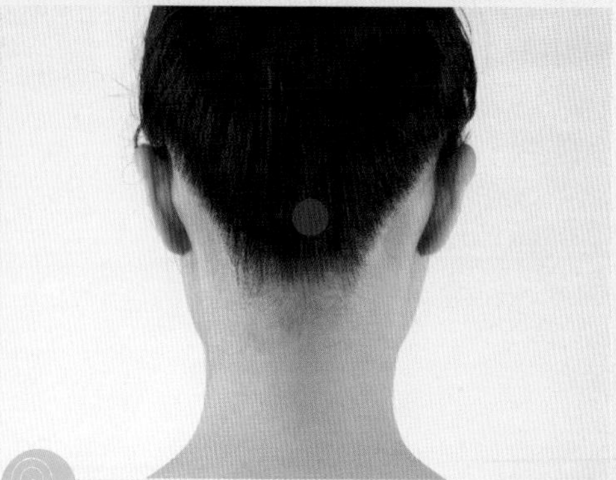

尋找位置的方法

以後髮際線正中為基準點，再向上一大拇指寬處。

題的所在。

現代人因為長期處於壓力大、過度亢奮的狀態，導致身心出現了失調的狀況，稱為「自律神經失調」。自律神經可分為交感神經和副交感神經：交感神經負責處理身體外來的緊急狀望，使身體系統的活動力增加；副交感神經則相反，作用在抑制心跳，使身體器官休養及修復。也就是說，交感神經和副交感神經必須相互協調制衡，才能使人體維持正常運作。

因此當人體長期處於高壓、緊張的環境下，就有可能會造成自律神經失衡，大多是交感神經過度旺盛，且副交感神經虛弱的狀況。接著，影響

天柱

治療頭部疾病的首選穴之一

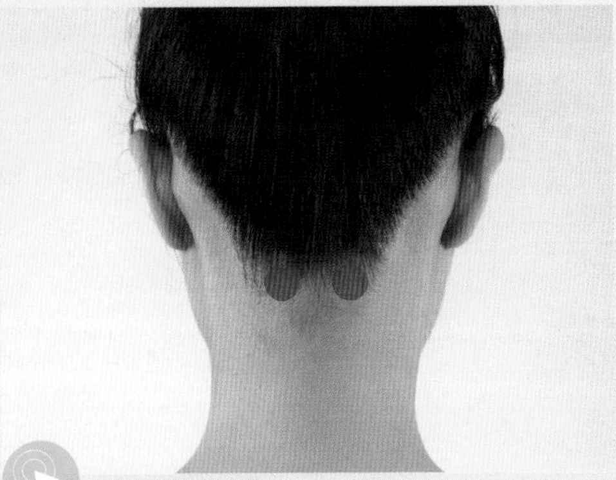

尋找位置的方法
後髮際線正中為基準點，旁開兩指，再向上一半大拇指寬處。

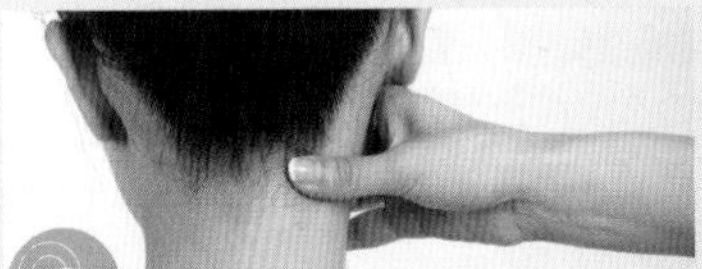

按壓手法
手移到頭側，四指放在耳下，以大拇指往上用力。

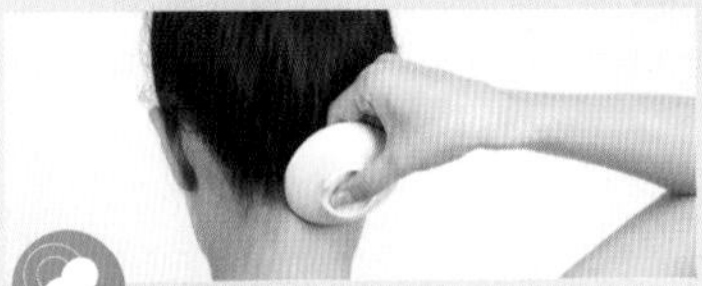

運用道具
握住小碟子，用側邊往上用力滑動。

百會

治療頭痛最快的穴位

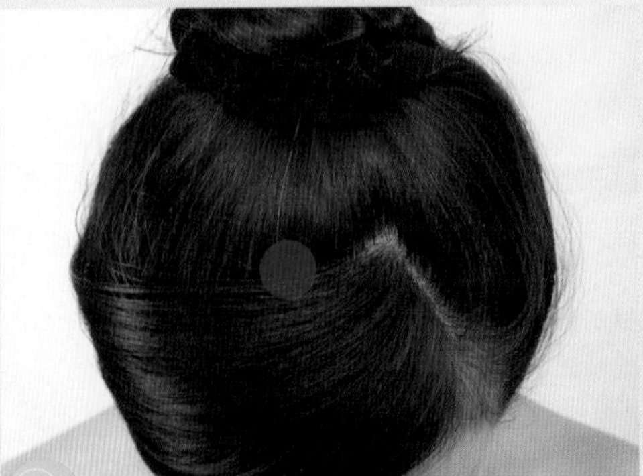

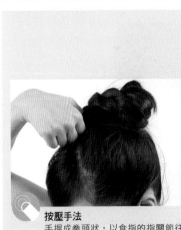

尋找位置的方法
兩耳尖直上至頭頂正中央處。

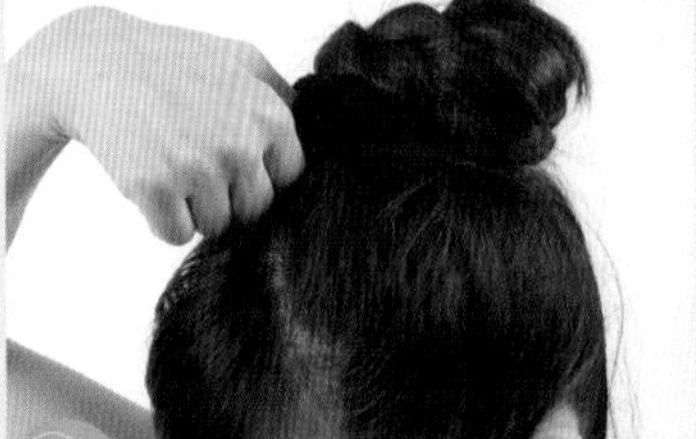

按壓手法
手握成拳頭狀，以食指的指關節往下按壓。

範圍就會慢慢地遍布全身，注意力無法集中、焦慮、疲勞、情緒低落等負面感受也就一一出現。

交感神經主要分布在脊椎兩側，因此可以刺激整個背部，尤其是脊椎兩側的的俞穴。背部的俞穴共12個，由上而下包括肺俞、厥陰俞、心俞、肝俞、膽俞、脾俞、胃俞、三焦俞、腎俞、大腸俞、小腸俞、膀胱俞。

副交感神經則是分布在顱骨、薦骨的周圍，因此選擇後腦的穴位，像是**風池**、**風府**、**天柱**，以及位在頭頂的**百會**、**四神聰**，在刺激後有安神定腦的作用。

四神聰

一穴四處的安神奇穴

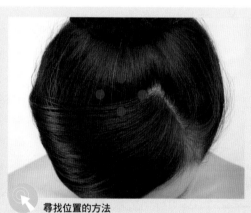

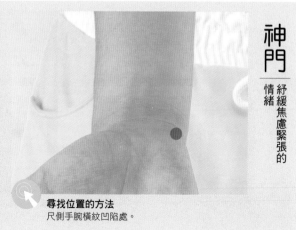

尋找位置的方法
共四穴，位於距百會前、後、左、右各一大拇指寬處。

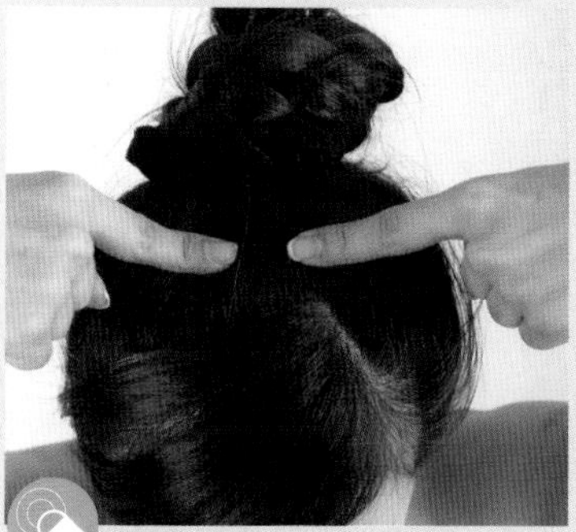

按壓手法
把左右手的食指放到頭頂上，往下按壓。

神門

紓緩焦慮緊張的情緒

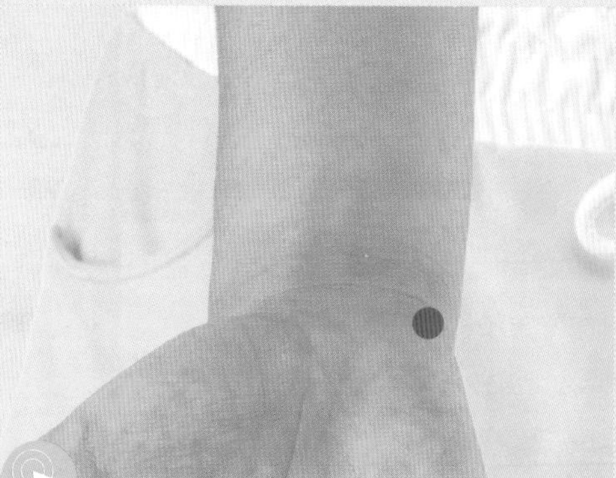

尋找位置的方法
尺側手腕橫紋凹陷處。

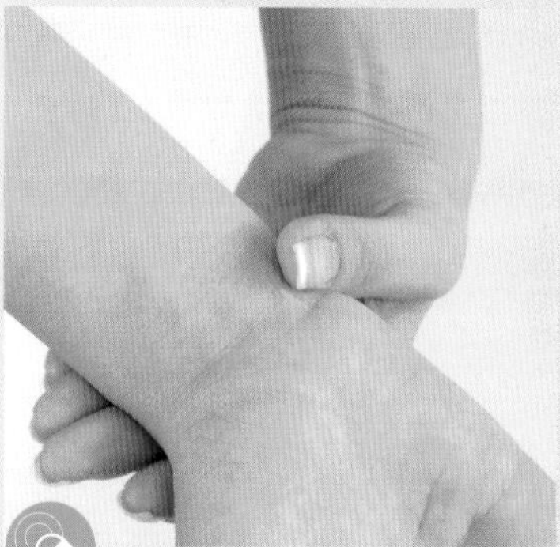

按壓手法
一手掌心朝上，另一手的四指放在手背為基點，以大拇指用力按壓。

另外再選擇幾個可以加強安神的穴道來輔助，位在手部的**神門**、**內關**，和位在腳部的**湧泉**，在刺激後能促進腦內血清素及多巴胺分泌，增長深睡期，尤其睡覺的品質對自律神經的調節很重要。

內關

放鬆有關手腕屈曲動作的肌肉

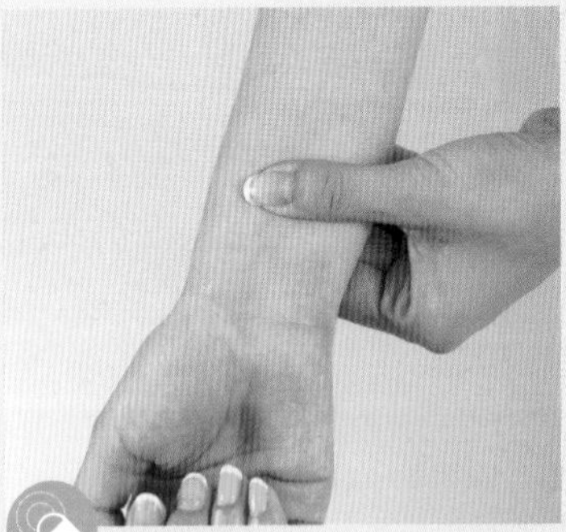

按壓手法

一手放在另一手上，四指放在前臂外側上作固定，大拇指往下按壓。

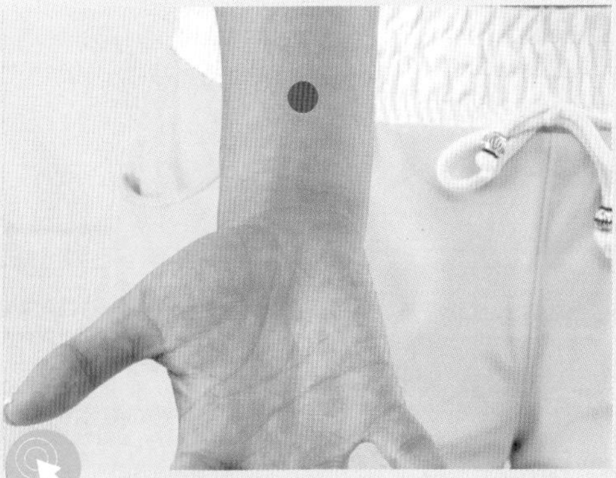

尋找位置的方法

手腕內側橫紋上三指。

湧泉

足心的養生之穴

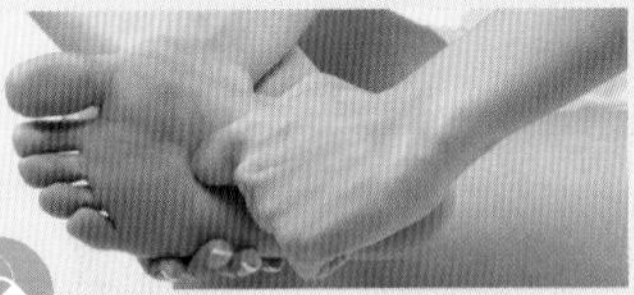

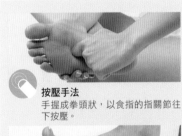

按壓手法

手握成拳頭狀，以食指的指關節往下按壓。

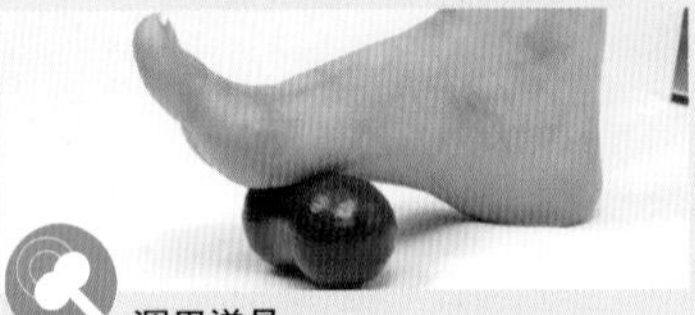

運用道具

坐在椅子上，在穴道位置下放上花生球，以小腿的重力來刺激穴位。

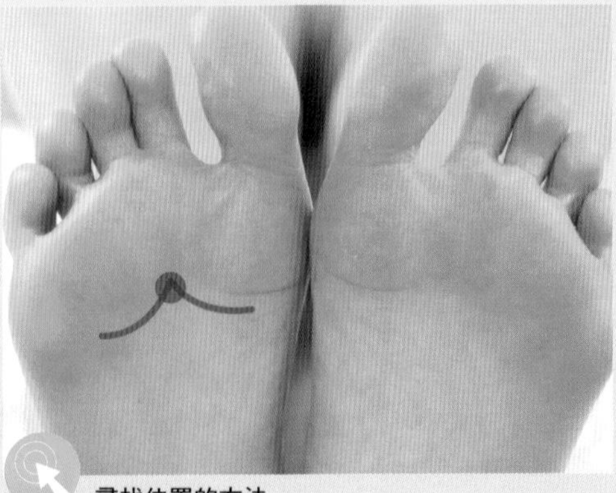

尋找位置的方法

腳指蜷曲時，腳底人字文正中最凹處。

睡眠品質差（失眠、多夢、淺眠）

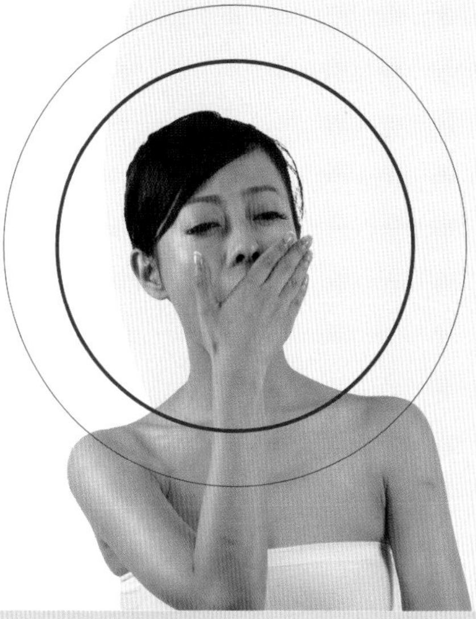

一般人常會認為要睡眠的時間要充足，就能元氣滿滿。其實，睡眠品質與身體系統的運作更是息息相關，因為睡得好才能真正讓身體放鬆，可以進行修復及提昇免疫功能。

勞宮

能夠清心火安心神

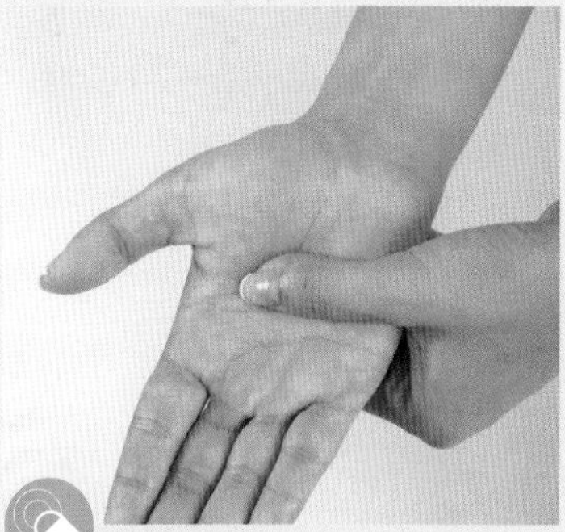

按壓手法
一手掌心朝上，另一手的四指放在手背為基點，以大拇指用力按壓。

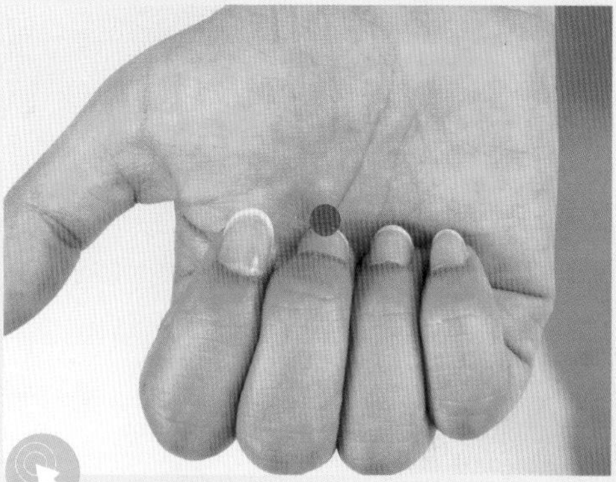

尋找位置的方法
握拳時，中指尖點到處。

內關

紓緩焦慮緊張的情緒

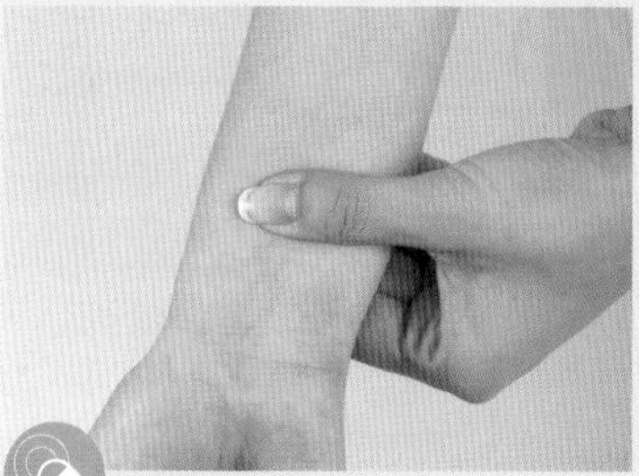

按壓手法
一手放在另一手上，四指放在前臂外側上作固定，大拇指往下按壓。

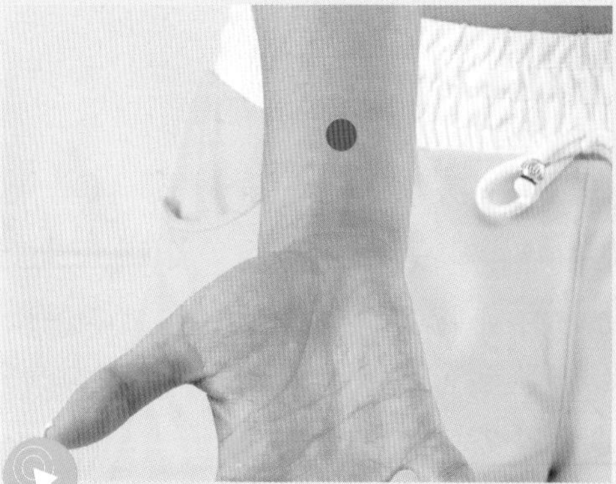

尋找位置的方法
手腕內側橫紋上三指。

相反的，當睡眠品質不佳，像是難以入睡、半夜容易醒來、多夢，或是醒來還是覺得睡不夠，會導致容易疲勞和脾氣暴躁，還會影響判斷力和記憶力，以及自律神經、免疫系統的穩定。

在睡前滑手機、打遊戲，喝茶、咖啡、酒類等刺激性飲料，或是在睡前想東想西的，都會影響睡眠品質。這個時候用腦過度，腦神經亢奮，旺盛的心火、肝火、膽火會氣積在腦部，尤其膽火旺會造成多夢的現象。因此可以選取可以安神定腦、改善腦部氣血循環的穴位，將氣導下四肢。

手部的**勞宮**、**內關**屬於心包經，**神門**屬於心經，刺激後

神門

治療失眠最有效的穴道之一

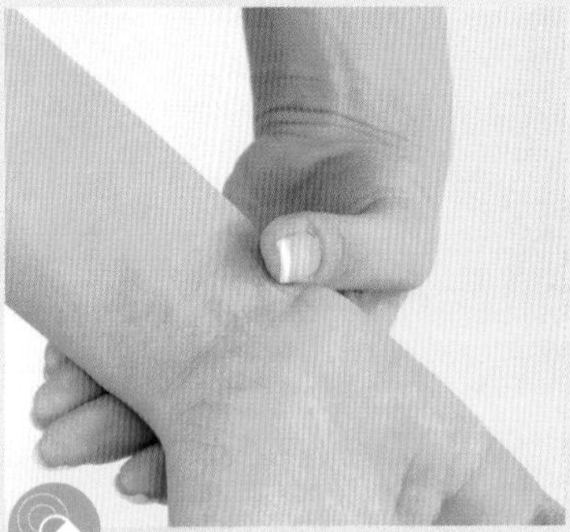

按壓手法
一手掌心朝上，另一手的四指放在手背為基點，以大拇指用力按壓。

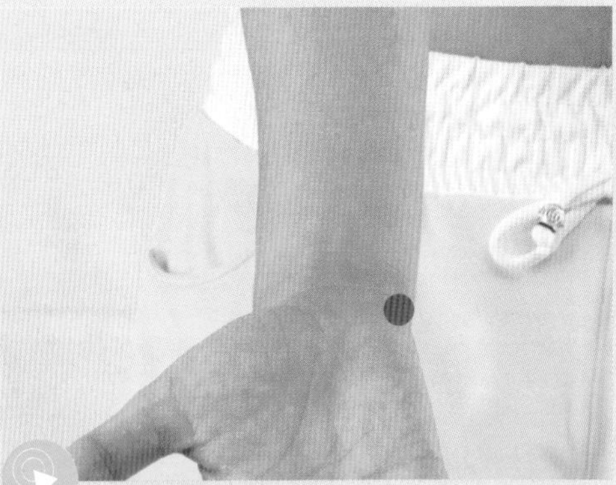

尋找位置的方法
尺側手腕橫紋凹陷處。

風池

治療肩頸痠痛的要穴

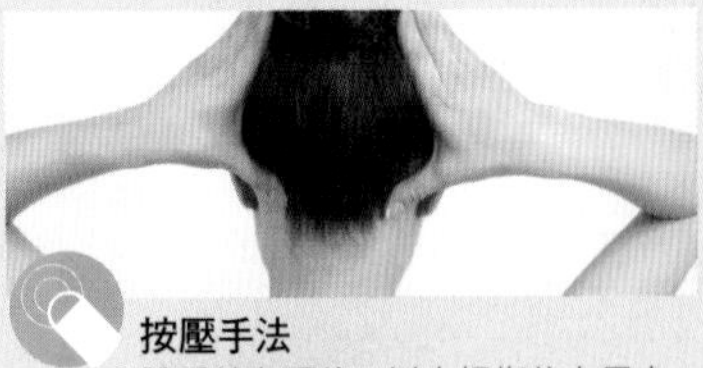

按壓手法
雙手放在頭後，以大拇指往上用力。

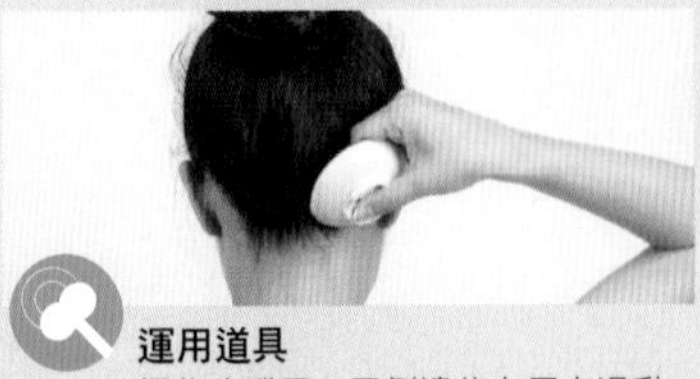

運用道具
握住小碟子，用側邊往上用力滑動。

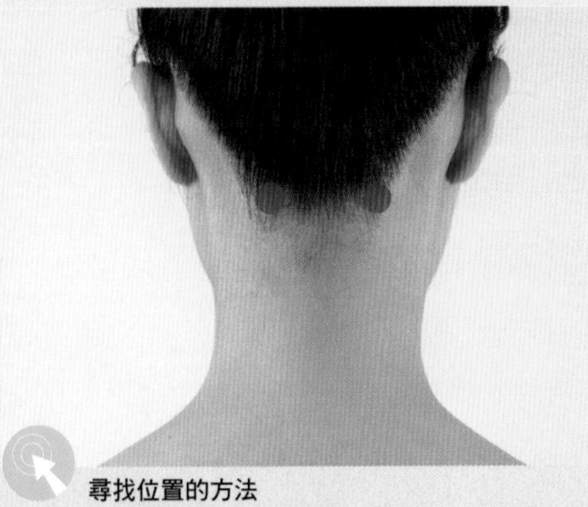

尋找位置的方法
以後髮際線正中為基準點，旁開兩指，再向上一大拇指寬處。

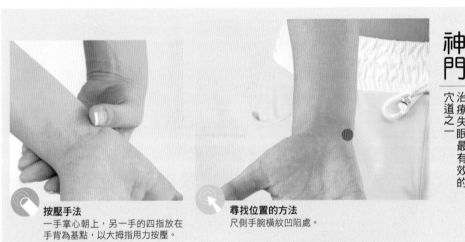

都有寧心、降心火的功效。尤其神門是心經的原穴，等同位在手部的湧泉穴，是治療失眠最有效的穴道之一。

如果頸部過於僵硬，也會讓氣血不能下行，聚積在頭部。可以選擇**風池**、**天柱**、**風府**來調氣，放鬆頸部的肌肉，促進腦部的血液循環。

依循「病在頭，取之足」的說法，也可以從一些腳部的穴位來達到理氣的作用。屬於肝經原穴的**太衝**，刺激後能降肝火，清肝養血，因為睡眠時肝會發揮藏血的功能，若血液停滯腦，將導致腦無法休息。

屬於腎經的**湧泉**位在腳

天柱

治療頸部疾病的首選穴之一

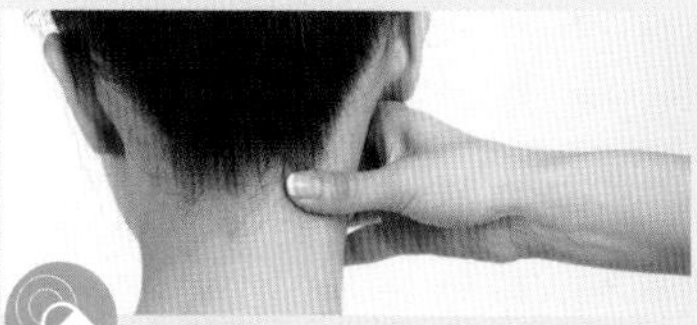

按壓手法

手移到頭側，四指放在耳下，以大拇指往上用力。

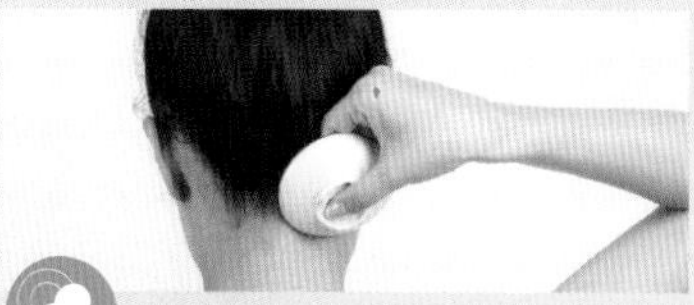

運用道具

握住小碟子，用側邊往上用力滑動。

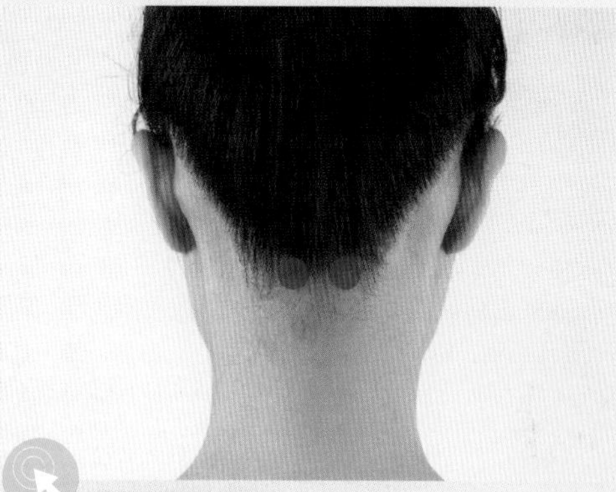

尋找位置的方法

後髮際線正中為基準點，旁開兩指，再向上一半大拇指寬處。

風府

專治頭痛的祛風重點

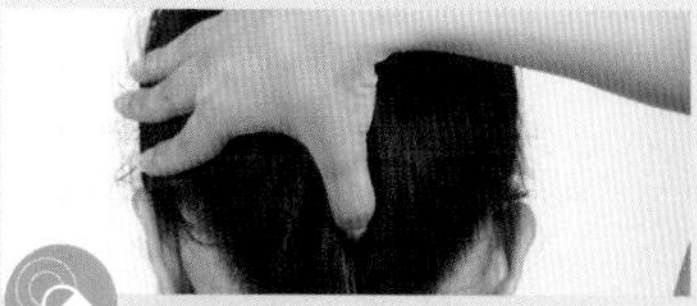

按壓手法

手抬高放在頭後，以大拇指往上用力。

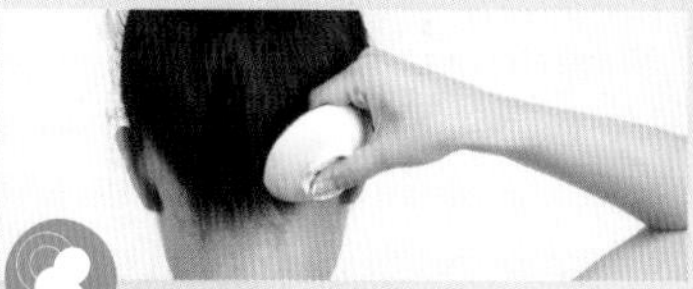

運用道具

握住小碟子，用側邊往上用力滑動。

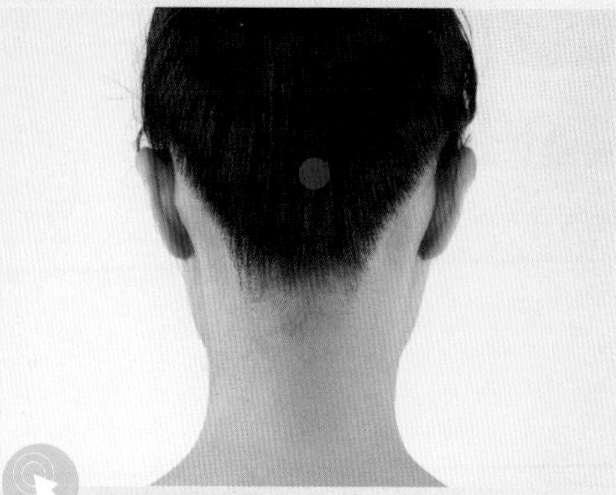

尋找位置的方法

以後髮際線正中為基準點，再向上一大拇指寬處。

底，在刺激後能引火下行，安心凝神。也可以用敷藥療法來提升睡眠品質，使用涼性的朱砂粉，塗在布上濕敷在湧泉的位置，就能降心火，解決煩躁失眠的狀況。

另外，選擇足部三條陰經交會的**三陰交**，以及與足部三條陽經連繫的懸鐘，能降膽火，改善腦神經衰弱的症狀。若在睡前泡泡腳，將氣血往下導，對於睡眠品質的提升更有幫助。

睡前可以做點簡易的腹式吸呼練習，可使氣血下行、安神定腦，把雙掌搓熱，一掌放在肚臍下，一掌放在肚臍正後方，想像肚臍下有顆氣球吸氣

太衝

平肝氣以化解焦躁的情緒

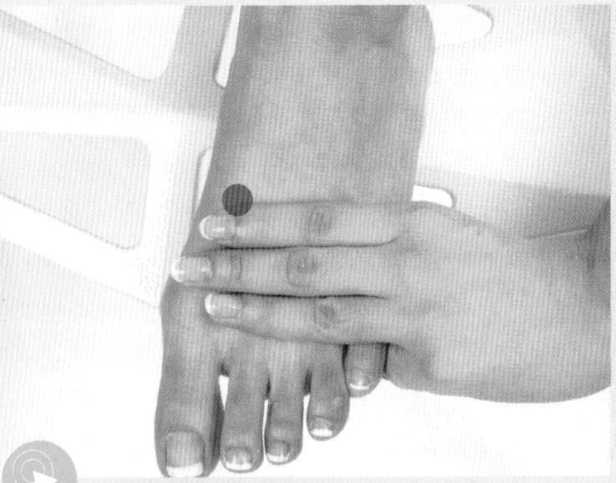

尋找位置的方法
足背第一、二指縫間，行間上三指凹陷處。

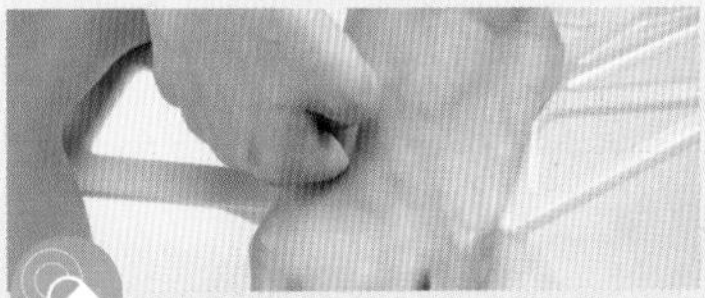

按壓手法
手握成拳頭狀，以食指的指關節往下按壓。

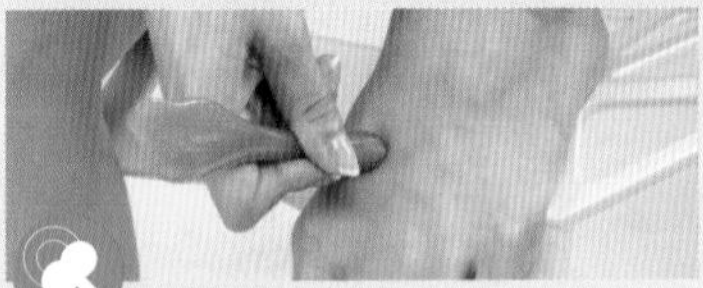

運用道具
將牛角棒的一端放在腳背上，往下按壓。

湧泉

足心的養生之穴

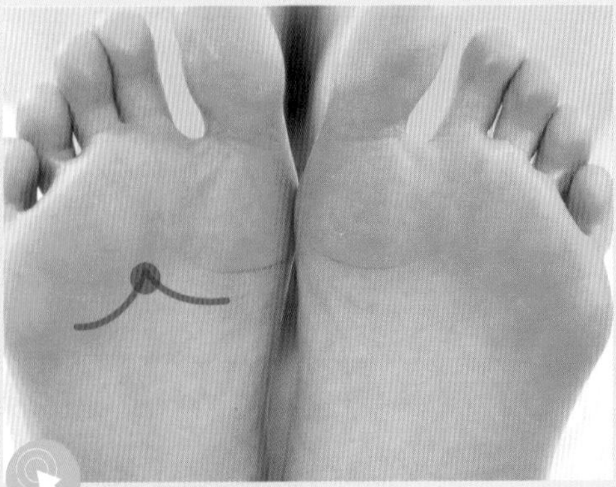

尋找位置的方法
腳指蜷曲時，腳底人字文正中最凹處。

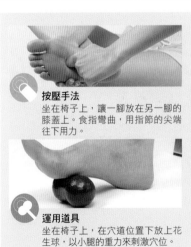

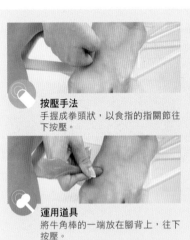

按壓手法
坐在椅子上，讓一腳放在另一腳的膝蓋上。食指彎曲，用指節的尖端往下用力。

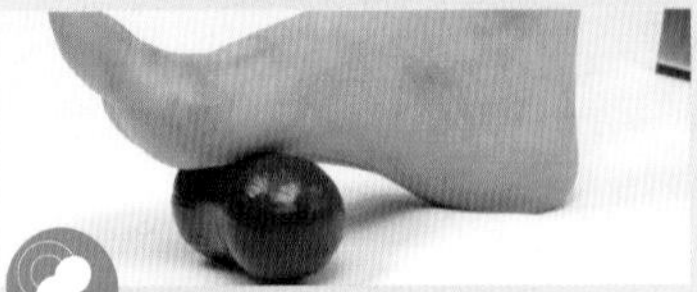

運用道具
坐在椅子上，在穴道位置下放上花生球，以小腿的重力來刺激穴位。

的時候，氣球逐漸脹大撐開雙手，吐氣時候，氣球逐漸縮小，雙掌越來越接近，十分鐘的練習，保證你一夜好眠。

三陰交

有神智安寧的效果

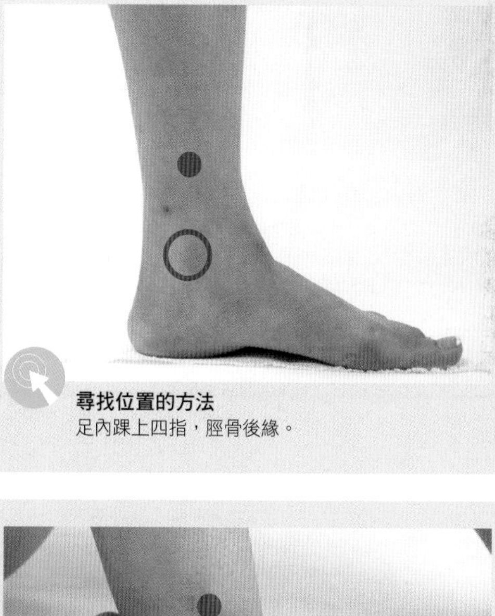

尋找位置的方法
足內踝上四指，脛骨後緣。

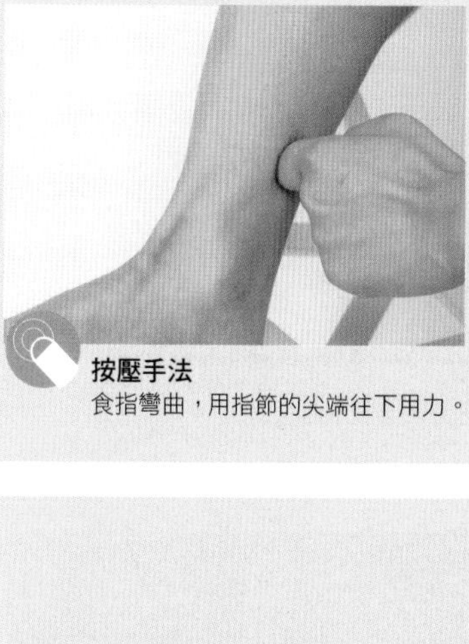

按壓手法
食指彎曲，用指節的尖端往下用力。

懸鐘

改善腦神經衰弱的症狀

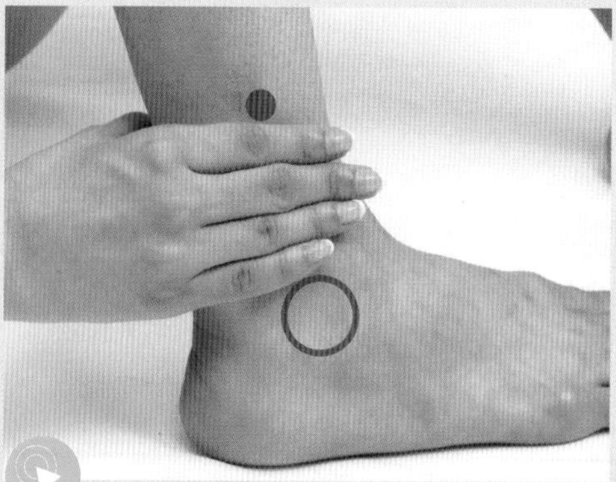

尋找位置的方法
外踝尖向上四指。

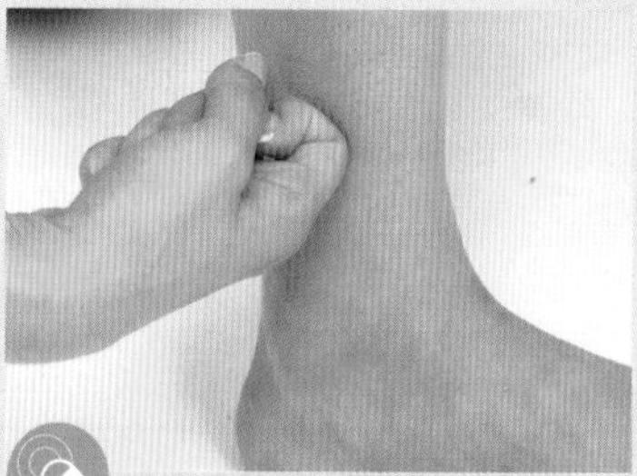

按壓手法
坐在地上，屈膝讓腳靠近身體。食指彎曲，用指節的尖端往下用力。

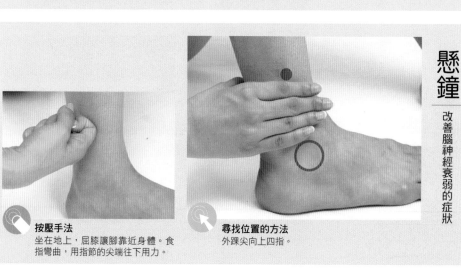

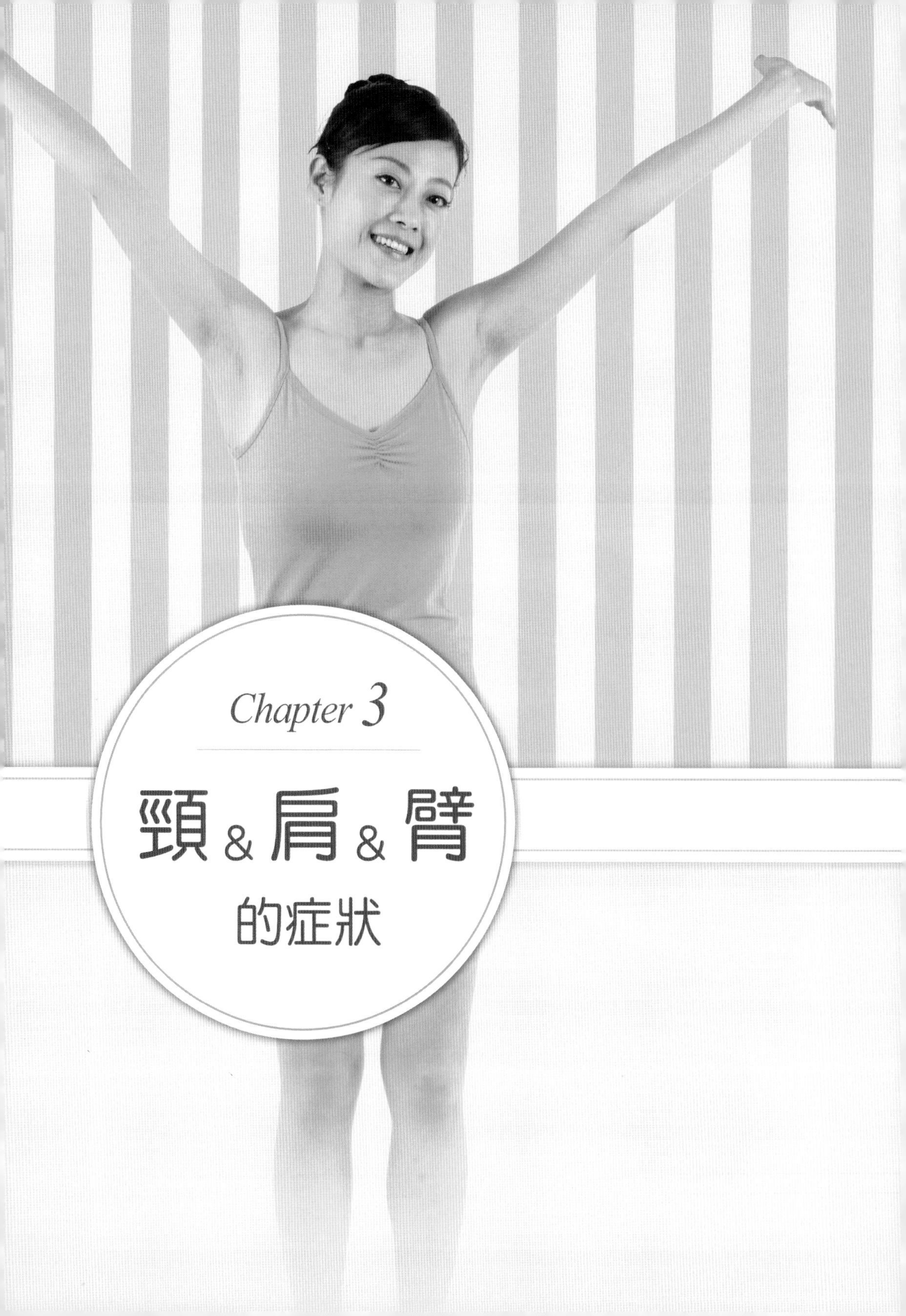

Chapter 3

頸&肩&臂的症狀

肩頸僵硬、痠痛

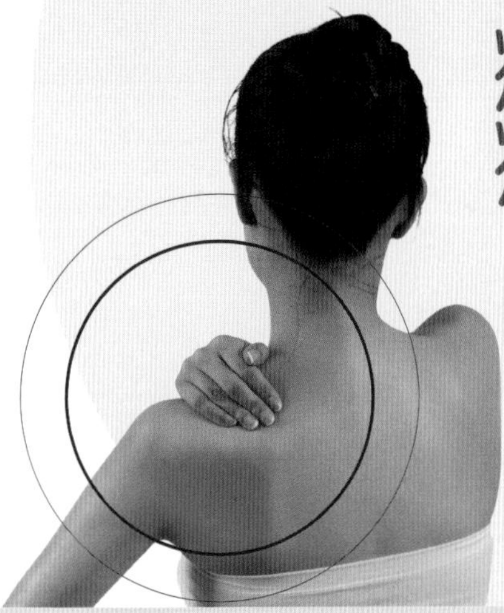

肩頸僵硬痠痛的問題，絕對和姿勢不良脫不了干係。一個成年人的頭部重量約有4～5公斤。若是當頭頸向前伸，臉朝前，頸部的生理曲線變得過直。因此當同一個姿勢過久，造成頸部後方肌肉，包括淺層的斜方肌，和較深層的頭

風池

治療肩頸痠痛的要穴

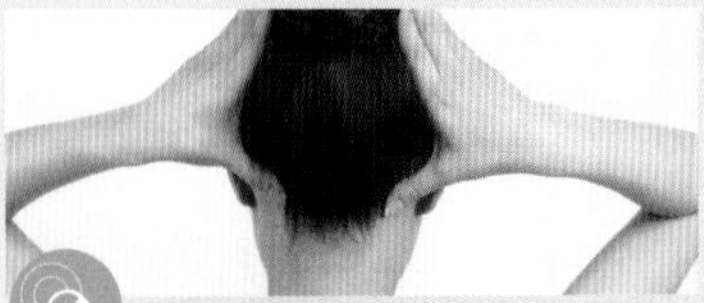

按壓手法

雙手放在頭後，以大拇指往上用力。

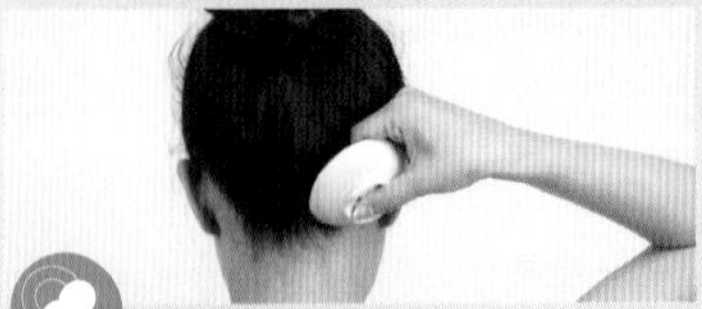

運用道具

握住小碟子，用側邊往上用力滑動。

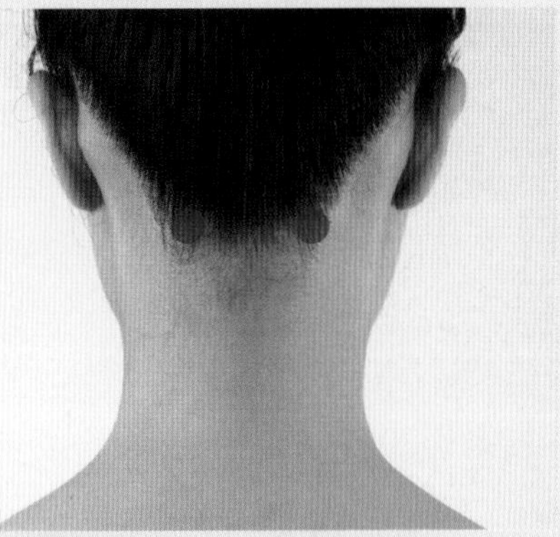

尋找位置的方法

以後髮際線正中為基準點，旁開兩指，再向上一大拇指寬處。

天柱

治療頸部疾病的首選穴之一

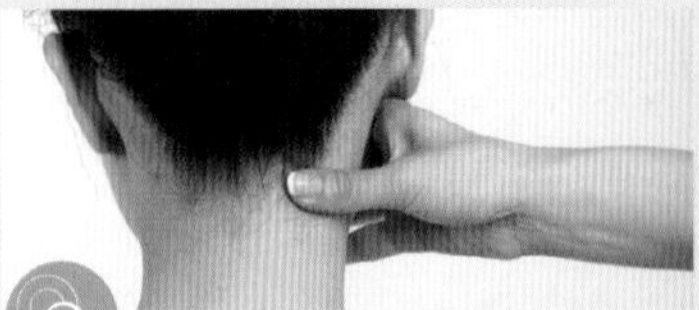

按壓手法

手移到頭側，四指放在耳下，以大拇指往上用力。

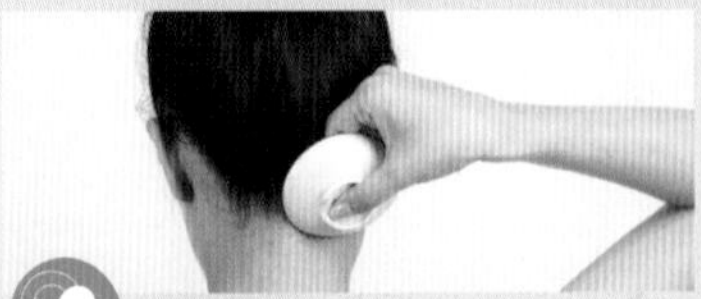

運用道具

握住小碟子，用側邊往上用力滑動。

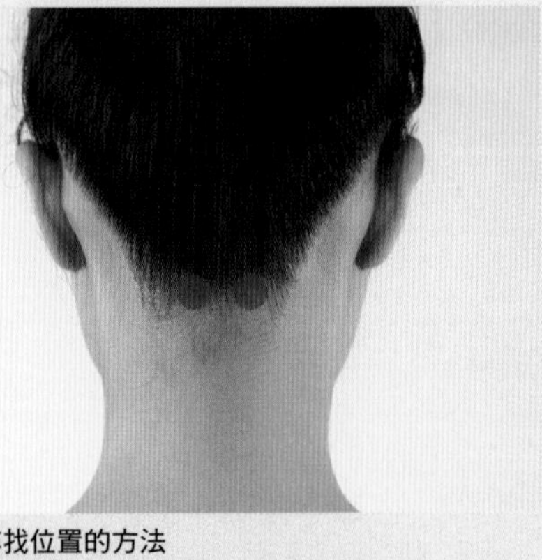

尋找位置的方法

後髮際線正中為基準點，旁開兩指，再向上一半大拇指寬處。

夾肌、頸夾肌，來額外負擔支撐頭部向前伸的重量，避免頭部往下垂。如此就會使得肌肉一直處於緊繃、過度攣縮的狀況，然後缺氧、缺血而僵硬。

會出現肩頸僵硬、痠痛問題的人，往往也是維持長時間姿勢不良的人，像是打鍵盤的電腦族、需要握方向盤的開車族、念書的學生族等等，都容易在不自知的狀況下使肩部往上抬，因持續聳肩而造成過度疲勞。

當肩頸的肌肉過於僵硬，還會導致上行頭部的供血變少，引發睡不好覺、疲勞倦怠的連帶影響。嚴重時還會引發肌肉收縮性頭痛、頭暈、手背疼痛、手指末梢麻木等症狀，

天容

緩解頸項痠痛

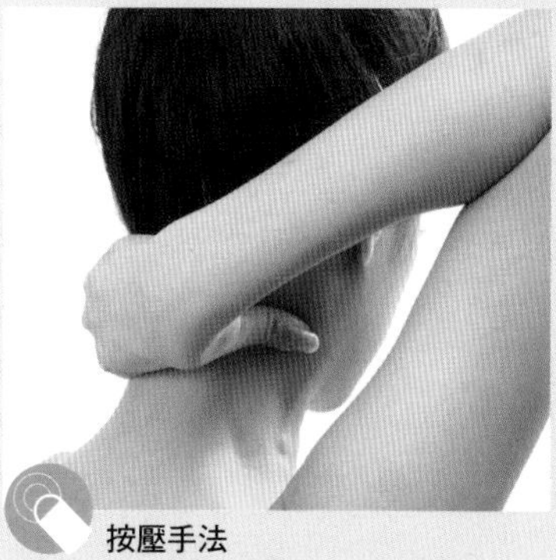

按壓手法
將手移到後頸處，手掌朝內，以大拇指和食指同時按壓。

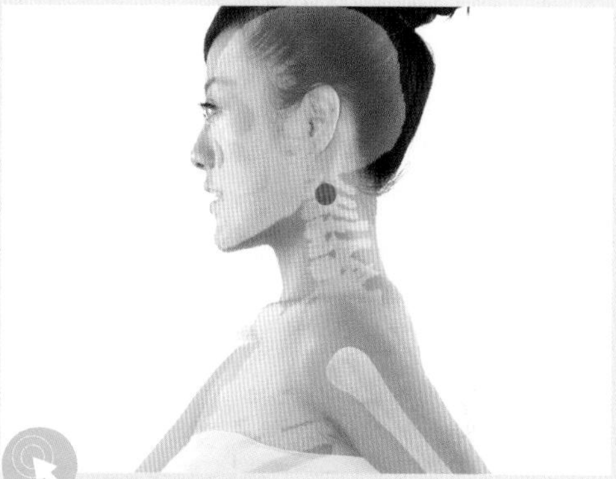

尋找位置的方法
耳垂下，下顎骨角正後方與胸鎖乳突肌間之凹陷處。

天窗

刺激胸鎖乳突肌來放鬆

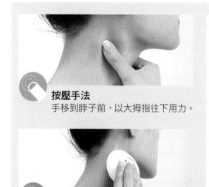

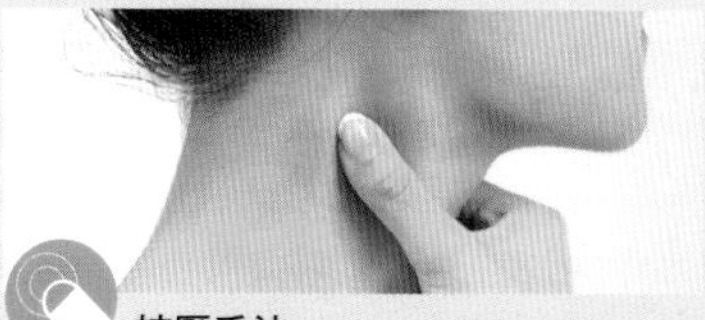

按壓手法
手移到脖子前，以大拇指往下用力。

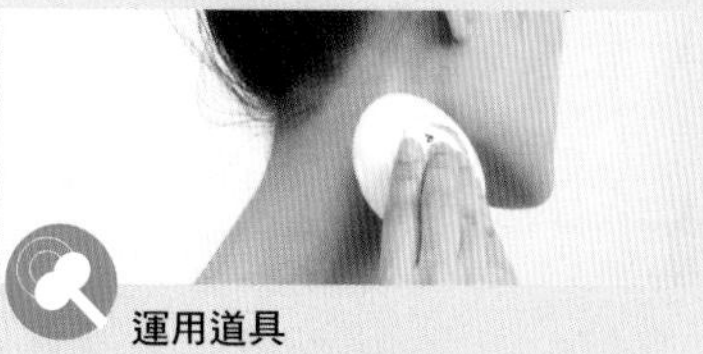

運用道具
握住小碟子，用側邊往下用力滑動。

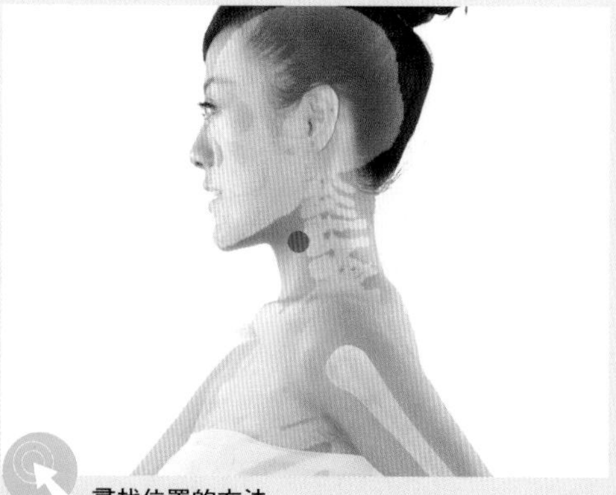

尋找位置的方法
以喉結為基準點，向外旁開四指及一半大拇指寬之肌肉凹陷處。

或是壓迫到頸動脈，引發高血壓的問題。

要紓緩脖子僵硬的問題，首選**風池**和四天穴。屬於膽經的風池，靠近頭夾肌和頸後的肌群，是治療肩頸痠痛的要穴，特別能調理因為頸部僵硬而造成的高血壓症狀。四天穴包括頸部後面的**天柱**，和頸前的**天容**、**天窗**、**天牖**這四個穴位。天柱靠近頭半棘肌，天容和天窗靠近胸鎖乳突肌，天牖則靠近頭、頸夾肌，刺激後可以放鬆頸前的肌肉群。

肩膀上的**肩井**，屬於膽經，位在斜方肌上，而斜方肌是涵蓋整個肩頸背的肌肉，刺激後可以解除緊繃狀態。

天牖

放鬆頸前的肌肉群

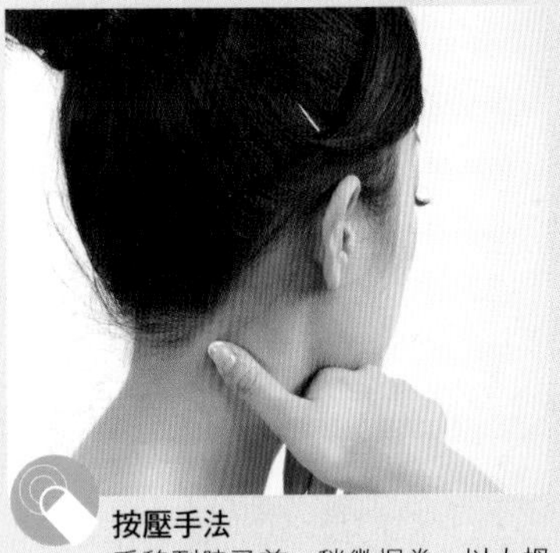

按壓手法
手移到脖子前，稍微握拳，以大拇指往下用力。

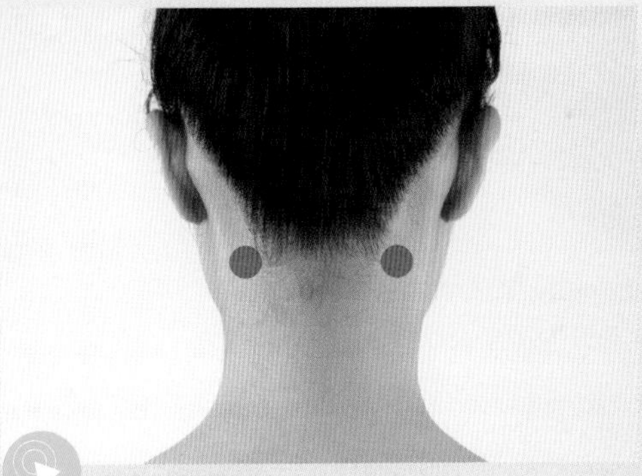

尋找位置的方法
後髮際線正中為基準點，旁開兩指，再向上一半大拇指寬，與耳垂下，下顎骨角正後方與胸鎖乳突肌間之凹陷，兩處連線的中點處。

秉風

消除感冒時造成的肩頸痠痛

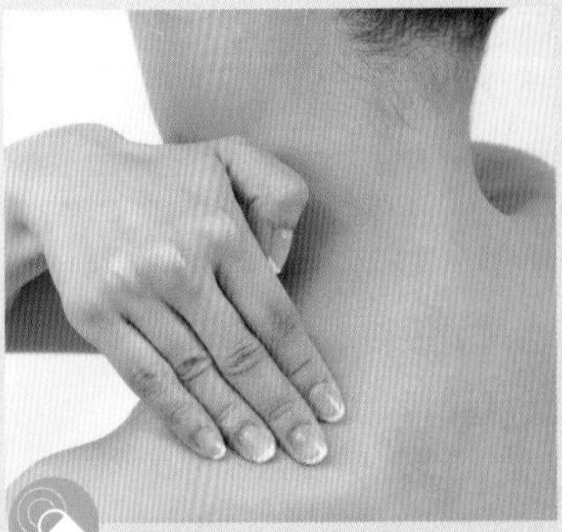

按壓手法
手移到對側的肩膀上，以四指往下按壓。

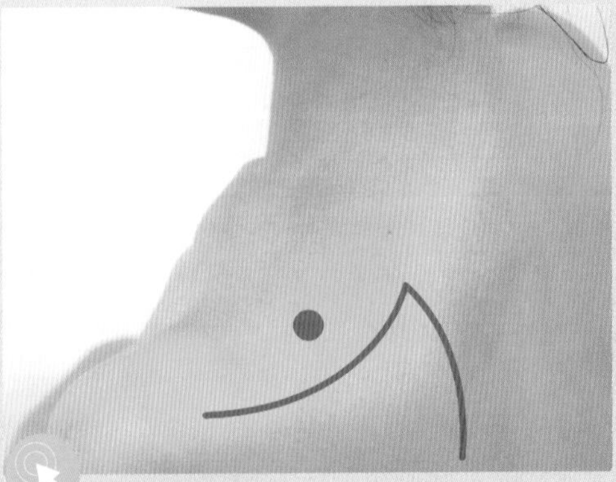

尋找位置的方法
天宗穴向上至肩胛骨棘，以此為基準點，再向上約一拇指寬處。

當身體受到風寒侵犯時，肩頸的肌肉會持續收縮來保持體表溫度。但也因為如此地持續緊繃，而造成肩頸痠痛的發生，這也是為什麼有些人感冒時會感到肩頸痠痛的原因。位於肩膀深層棘上肌的**秉風**和**曲桓**，都是屬於小腸經，刺激後能夠調理因為外感風寒而造成的肩頸痠痛。

大腸經會通過胸鎖乳突肌，因此在大腸經上的**手三里**，在刺激後可以放鬆頸部肌肉。

在中醫古書裡有提到「頭項列缺求」，因此提到肩膀僵硬痠痛的問題，就一定不能少了這個在手腕附近的**列缺**。列缺這個穴位屬於肺經，而肺經

手三里

放鬆牽扯肩頸肌肉的胸鎖乳突肌

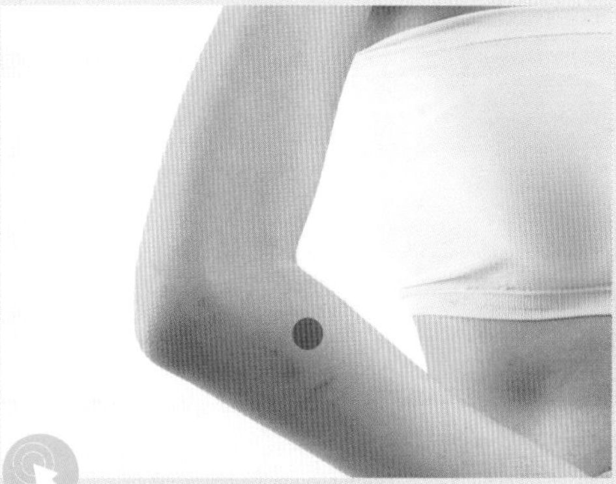

尋找位置的方法

手肘彎曲，外側橫紋末端，往下三指處。

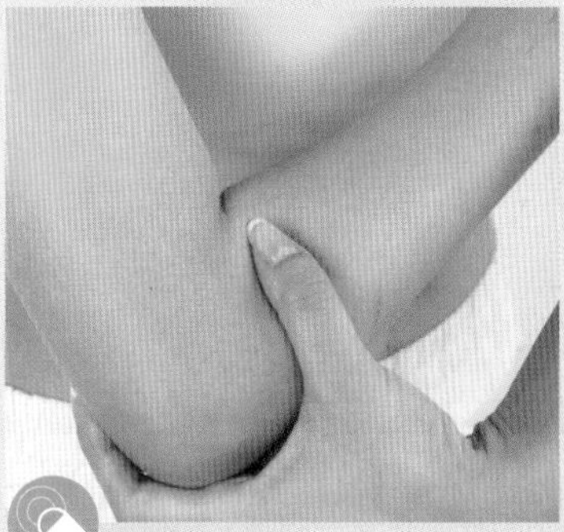

按壓手法

手肘彎曲，以另一手的大拇指往下按壓。

曲桓

紓緩肩頸肌肉的勞損

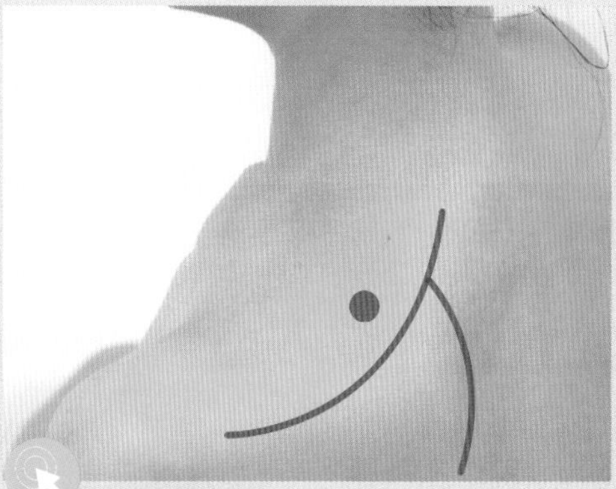

尋找位置的方法

肩胛骨棘的起始點，上方之肌肉凹陷處。

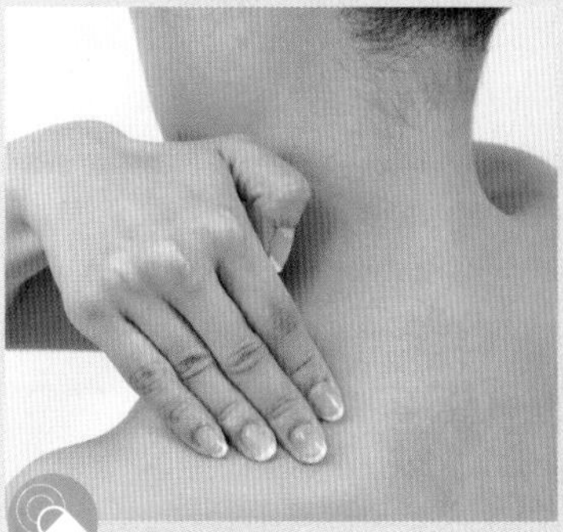

按壓手法

手移到對側的肩膀上，以四指往下按壓。

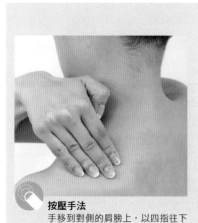

會經過胸小肌。胸小肌則是連接到肩胛骨的喙突，若胸小肌過於緊繃，會造成肩部往上提造成肩膀緊繃。因此刺激列缺，可放鬆胸小肌。

三焦經會通過肩膀很大部分的面積，包括脊上肌和斜方肌，因此可選擇屬於三焦經上的**中渚**。並且中渚位在手背上，是非常容易按壓的位置，刺激感重，只要輕按就很痛，可以立即達到放鬆的作用。

肩井

解除斜方肌的緊繃狀態

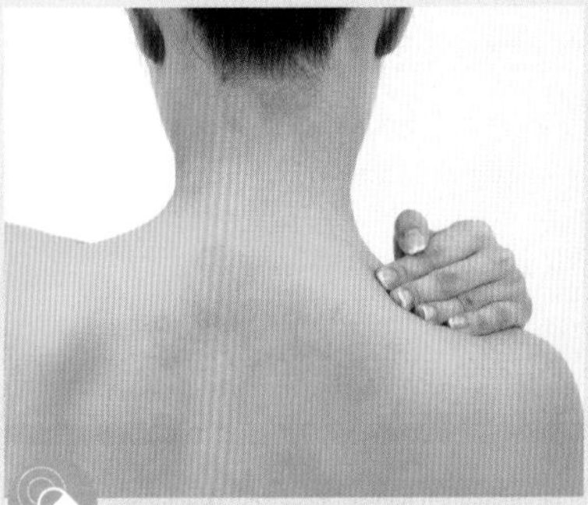

按壓手法
手移到對側的肩膀上，以四指往下按壓。

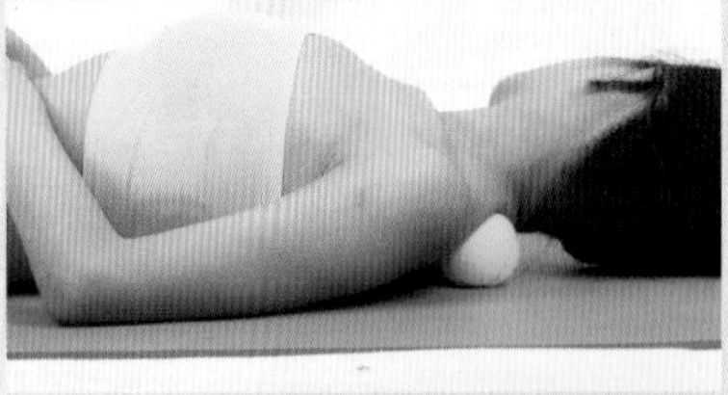

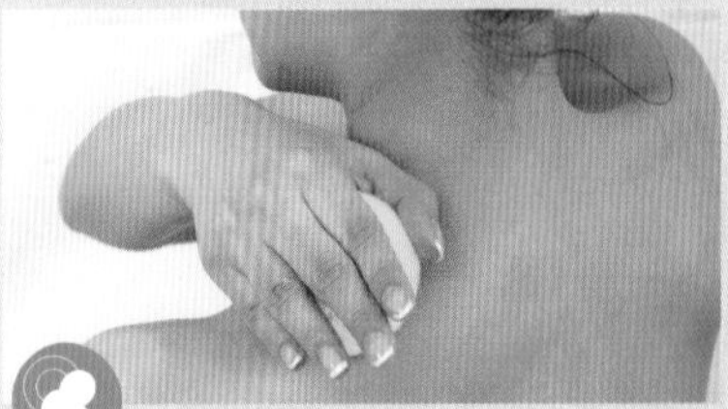

運用道具
躺在地上，在肩膀和地板間夾入網球後，以身體的重量往下壓。

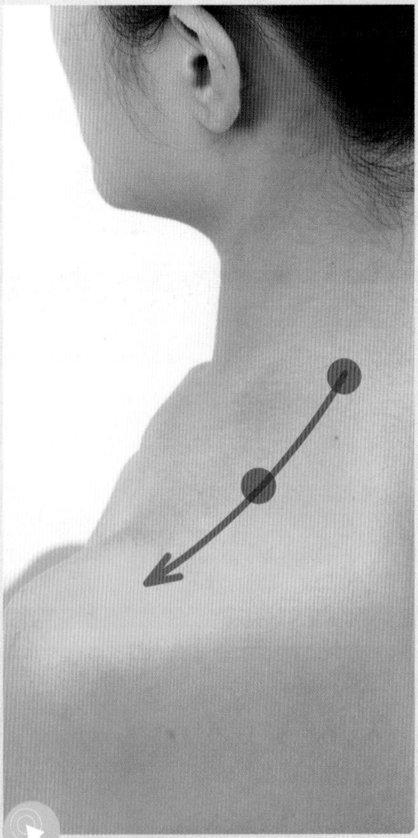

尋找位置的方法
以第七頸椎與第一胸椎為基準點，與肩峰連線，連線之中點。

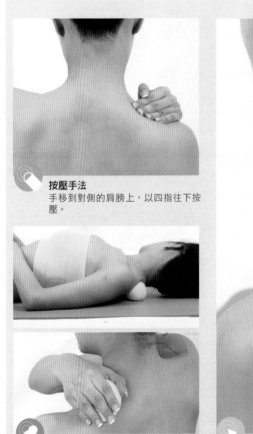

中渚
輕按就有明顯疼痛感

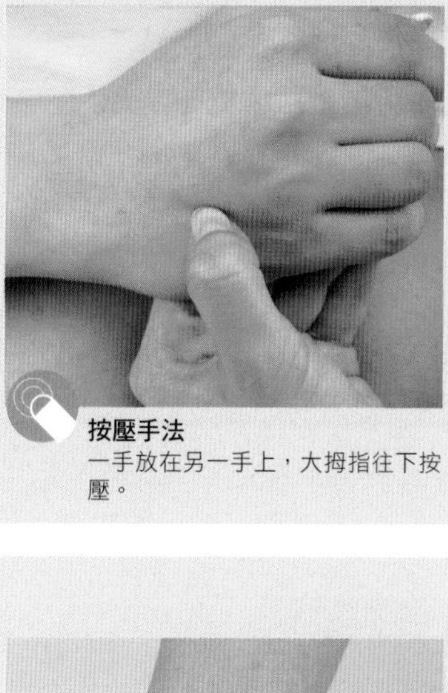

按壓手法
一手放在另一手上，大拇指往下按壓。

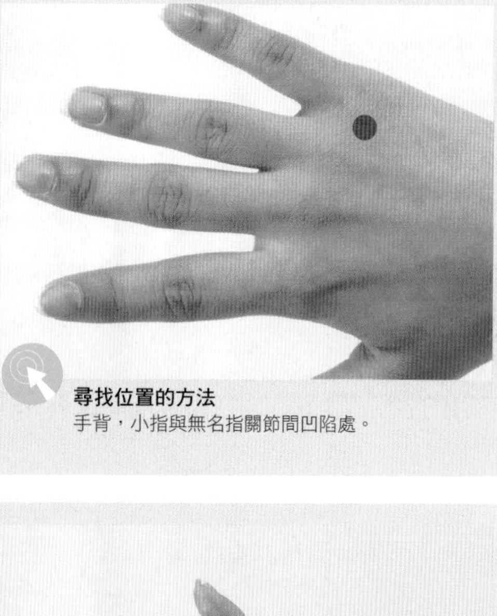

尋找位置的方法
手背，小指與無名指關節間凹陷處。

列缺
放鬆因為壓力造成的肩膀緊繃

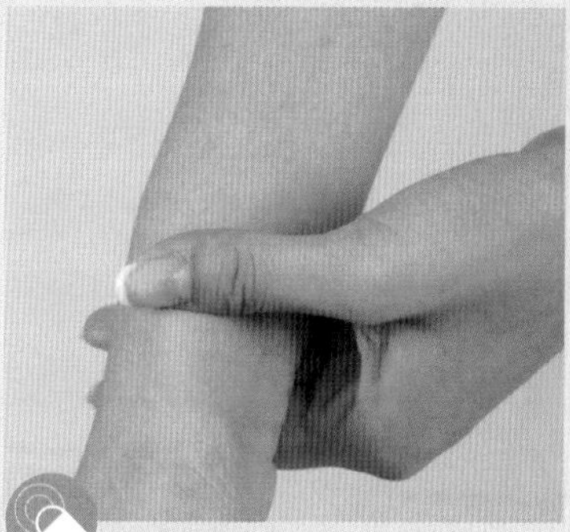

按壓手法
一手放在另一手的手腕上，四指放在外側作固定，大拇指往下按壓。

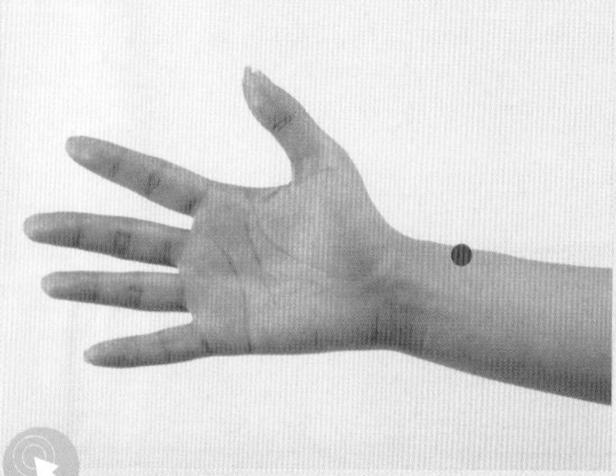

尋找位置的方法
兩虎口交扣，食指尖所碰觸之處。

落枕

在早上起床之後，頸部變得僵硬，在旋轉或側彎時會疼痛，使得活動受限的症狀，俗稱「落枕」。落枕其實是頸部的斜方肌、胸鎖乳突肌與提肩胛肌出現急性攣縮與發炎的現象。

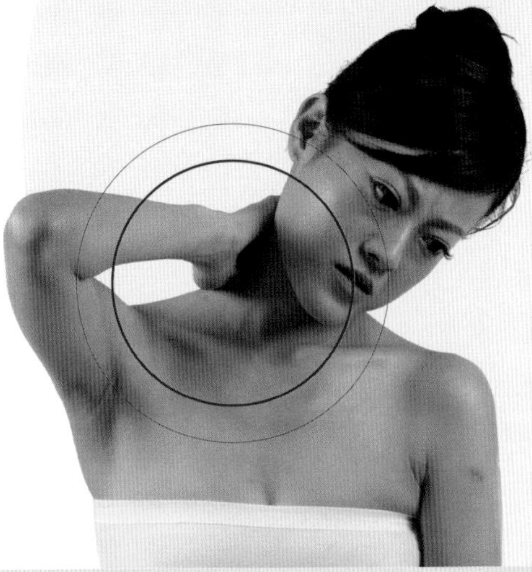

肩中俞

治療頸部迴轉的重要穴道

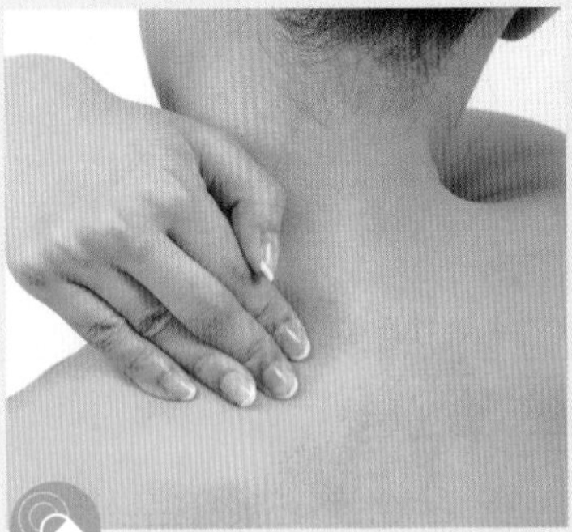

按壓手法
手移到對側的肩膀上，以四指往下按壓。

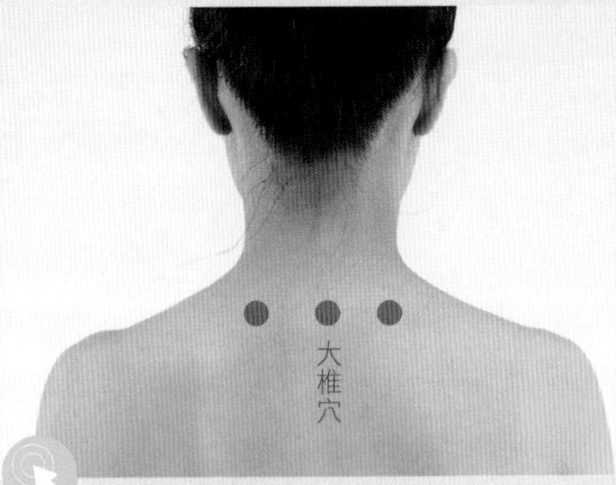

尋找位置的方法
以第七頸椎與第一胸椎之大椎穴間為基準點，旁開兩指處。

肩外俞

紓緩頸部後側的提肩胛肌

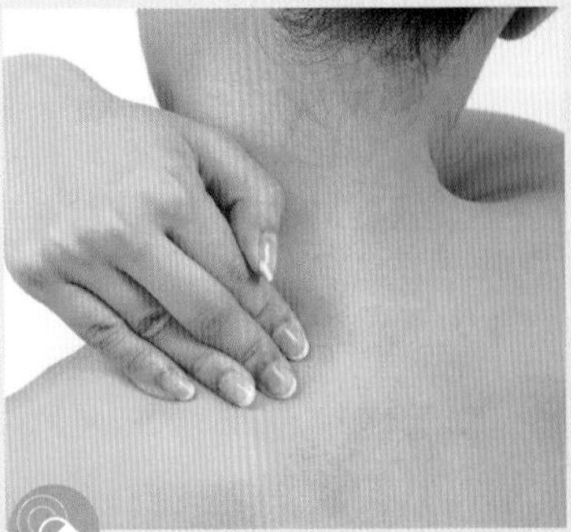

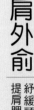

按壓手法
手移到對側的肩膀上，以四指往下按壓。

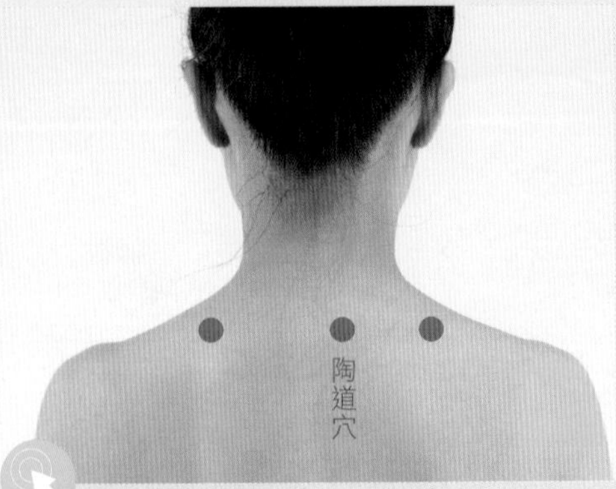

尋找位置的方法
以第一胸椎與第二胸椎之間為基準點，旁開四指處。

發生落枕的原因，跟姿勢有很大的關係。因為肩膀若是長時間的高聳，像是躺在床上或窩在沙發上玩手機、看平板電腦，使得肌肉攣縮緊繃且僵硬，若加上枕頭的位置不對，支撐力不夠，就會壓迫肩頸。另外在睡眠時的睡姿不變，讓頸部的單側肌肉長時間過度伸展，以致發炎疼痛。或者在睡覺時受寒，有的則是在睡覺時讓冷氣、風扇對著吹，使頸部的氣血凝滯不暢而引發落枕。

要紓緩頸部後側的提肩胛肌，可以選擇正好位在這條肌肉上的**肩中俞**和**肩外俞**。並且這兩個穴位都屬於小腸經，而小腸經會通過頸前後方，因此是治療「不能轉頭」重要的經

中府

刺激胸小肌連帶放鬆肩胛骨

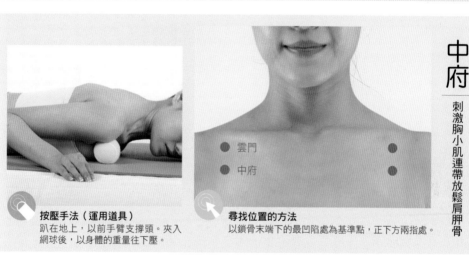

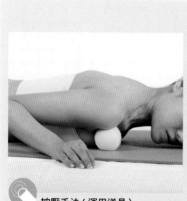

按壓手法（運用道具）
趴在地上，以前手臂支撐頭。夾入網球後，以身體的重量往下壓。

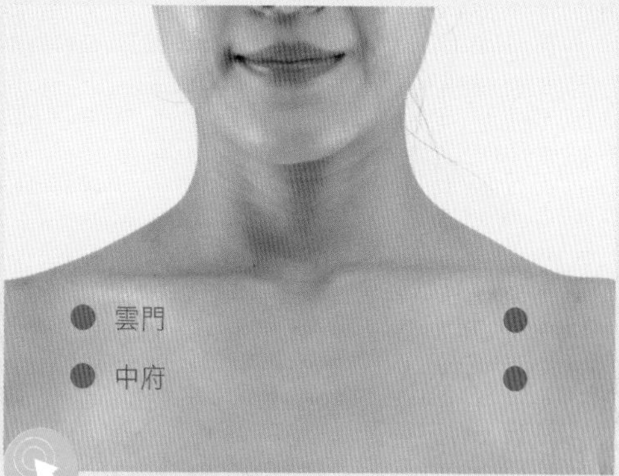

尋找位置的方法
以鎖骨末端下的最凹陷處為基準點，正下方兩指處。

雲門

調整肩胛骨過度外展的狀況

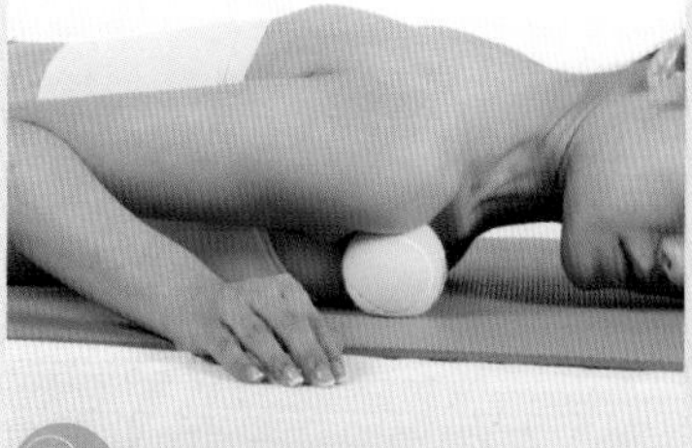

按壓手法（運用道具）
趴在地上，以前手臂支撐頭。夾入網球後，以身體的重量往下壓。

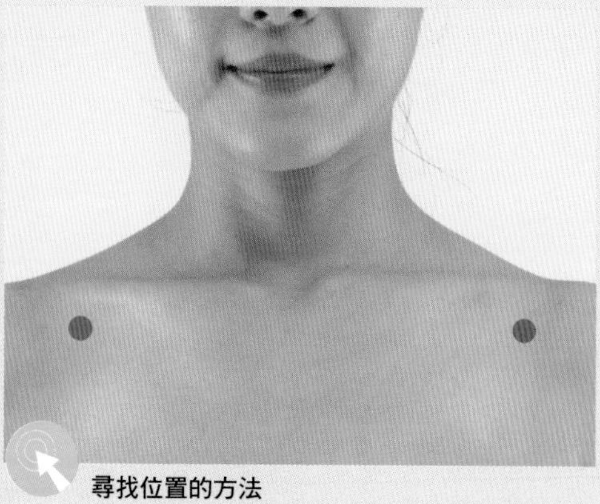

尋找位置的方法
鎖骨末端下最凹陷處。

絡。

提肩胛肌緊繃常常伴隨著胸小肌緊繃的問題。屬於肺經的**中府**和**雲門**，正好位在胸小肌上，在刺激後胸小肌會下拉肩胛骨，連帶改善提肩胛肌的緊繃僵硬，達到強烈緩解落枕的效果。

當發生落枕時，頸前的肌肉區塊會緊繃，鎖骨會上提。選擇胃經的**氣戶**，位在鎖骨下肌，刺激後可以下拉鎖骨。

屬於經外奇穴的**落枕**穴，是治療睡覺時落枕的特效穴道，位置靠近大腸經。大腸經會經過頸部前側的胸鎖乳突肌，按壓時刺激感重，可以立即有紓緩的效果。

氣戶

刺激後可以下拉鎖骨

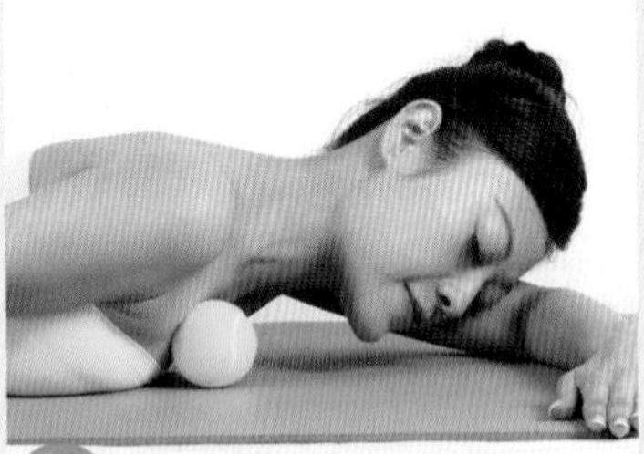

按壓手法

趴在地上，以前手臂支撐頭。夾入網球後，以身體的重量往下壓。

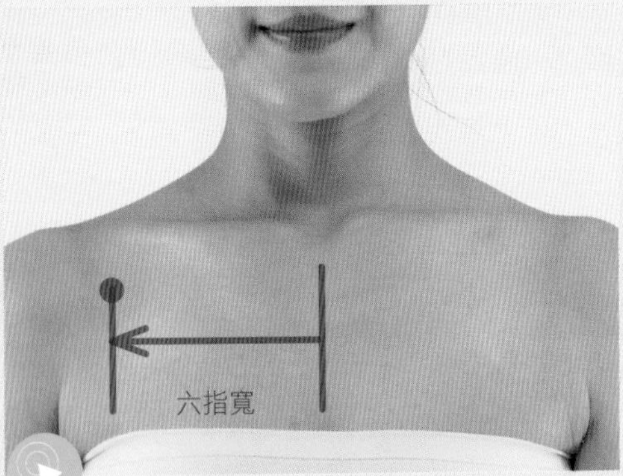

尋找位置的方法

鎖骨與第一肋骨之間，約距離人體正中線六指處。

落枕

治療睡覺時落枕的特效穴道

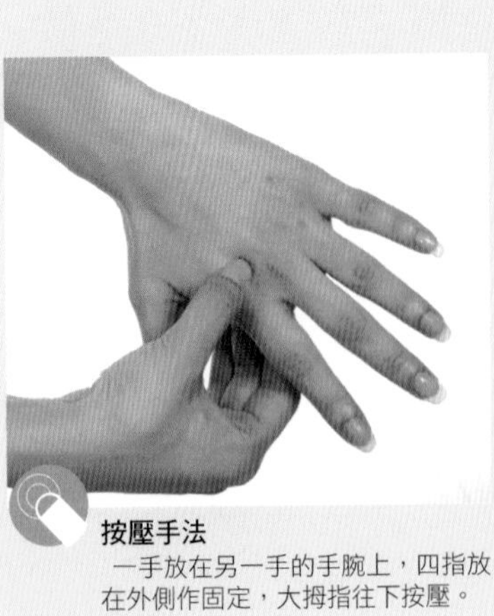

按壓手法

一手放在另一手的手腕上，四指放在外側作固定，大拇指往下按壓。

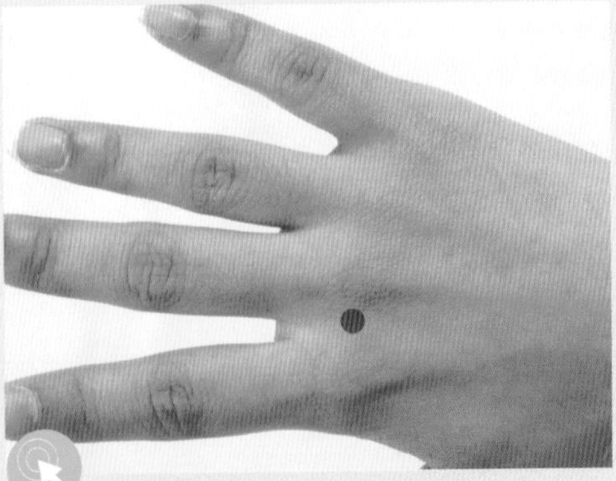

尋找位置的方法

手背，食指與中指指縫橫紋末端向上，拇指一半寬處。

位在手指根部附近的**後溪**，屬於小腸經。因為小腸經會循行到提肩胛肌，因此刺激後溪可以治療頸部的問題。

後溪

解決脊椎的問題

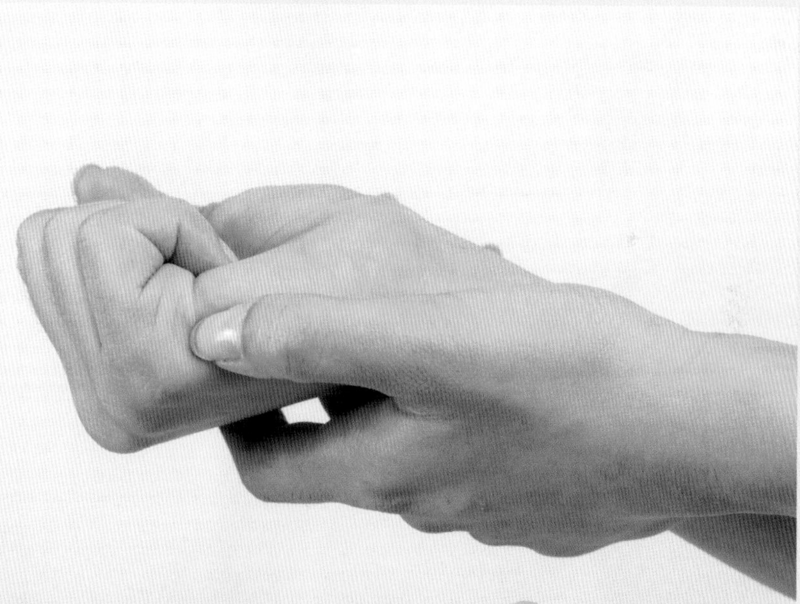

按壓手法
一手掌心朝上，握拳，以另一手的大拇指用力按壓。

尋找位置的方法
握拳時，手掌尺側橫紋末端。

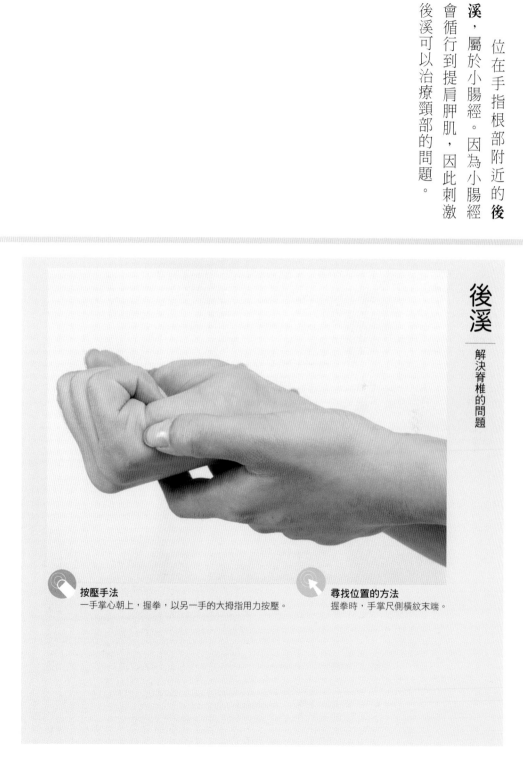

五十肩

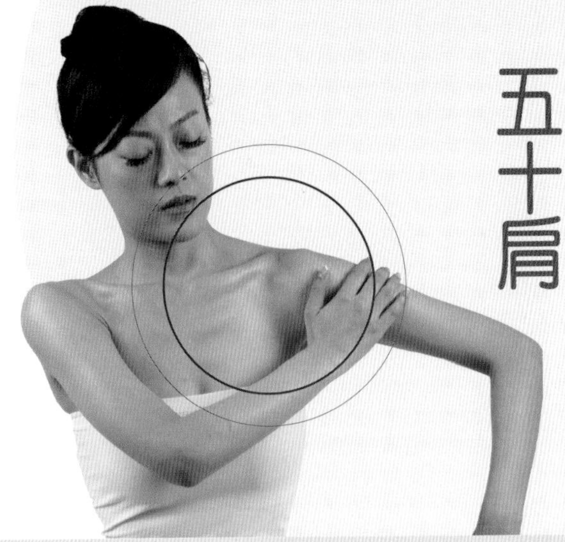

五十肩又稱為「冰凍肩」，是肩部軟組織和關節囊受損沾粘的通稱，正式的醫學名稱為「慢性沾粘性肩關節炎」。

肩關節可以說是全身活動度最大的關節，因此在構造上

天宗

肩後脊下肌和小圓肌的要穴

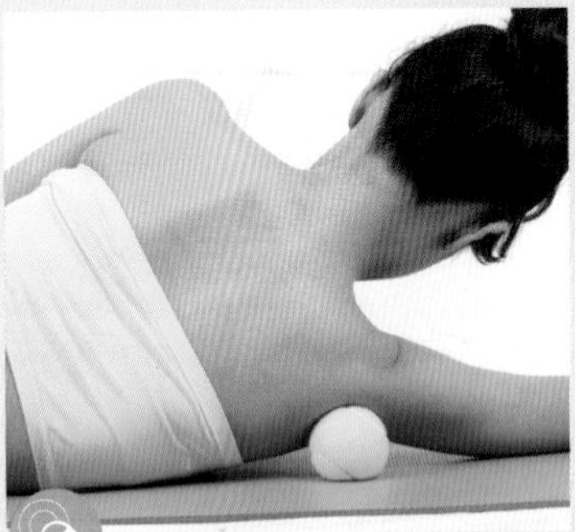

按壓手法

側躺在地上，手臂往前伸直。夾入網球後，以身體的重量往下壓。

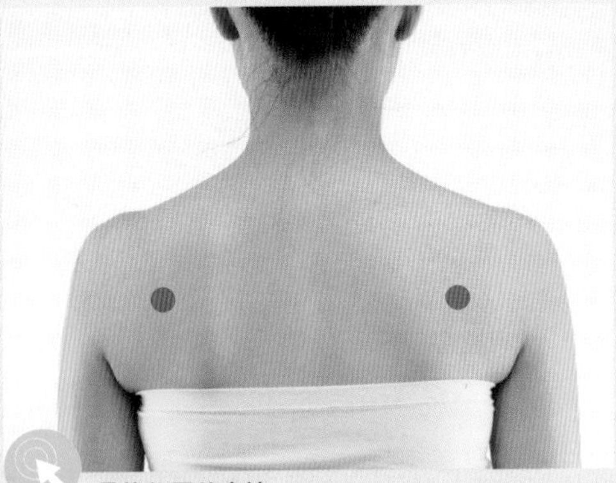

尋找位置的方法

肩胛骨正中間肌肉凹陷處。

肩貞

鬆解肩後區疼痛

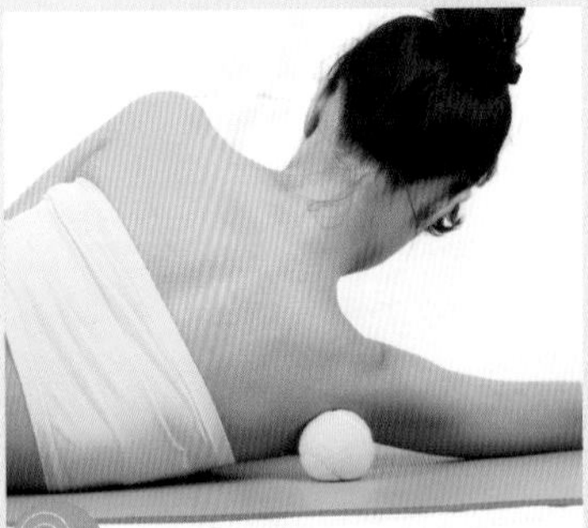

按壓手法

側躺在地上，手臂往前伸直。夾入網球後，以身體的重量往下壓。

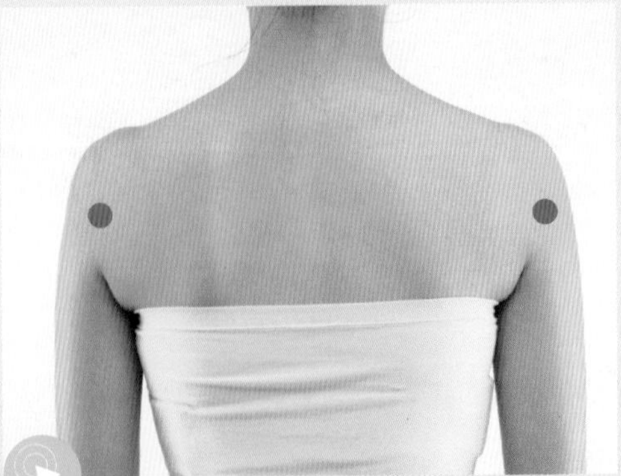

尋找位置的方法

雙手自然下垂，背後腋窩橫紋正上方兩指處。

是非常複雜的三度空間的球窩關節，由骨頭、神經，和五塊肌肉（三角肌、肩胛下肌、棘上肌、棘下肌和小圓肌）來帶動肩關節的動作。

因為肩關節的活動度最大，相對地穩定度也最差。之所以稱為五十肩，是因為過去多是中老年人退化性肩關節病變。但其實現在有越來越年輕化的跡象，像是肩關節若受到外力撞擊，用力過猛，讓軟組織因為受傷而粘結。

另外，若肩關節因長期重覆某個動作，使軟組織長期累積了勞損，進而導致肩關節沾粘攣縮。這些個時候，手臂就會無法隨心所欲的活動，尤其是無法進行往前、往後、往上

肩髃

緩解無法上舉的手臂

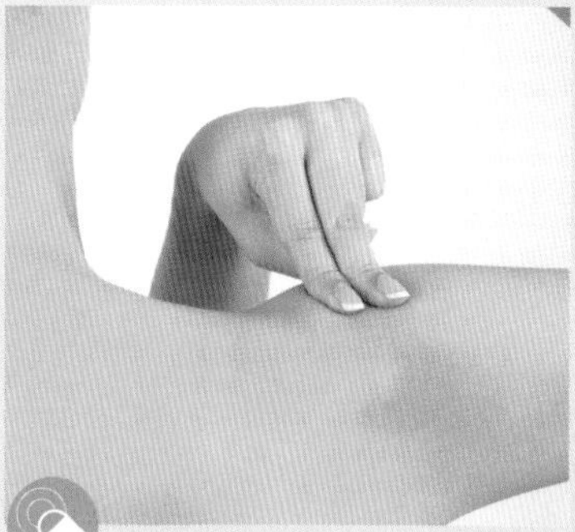

按壓手法
把手移到對側的肩膀上，以食指和中指同時往下按壓。

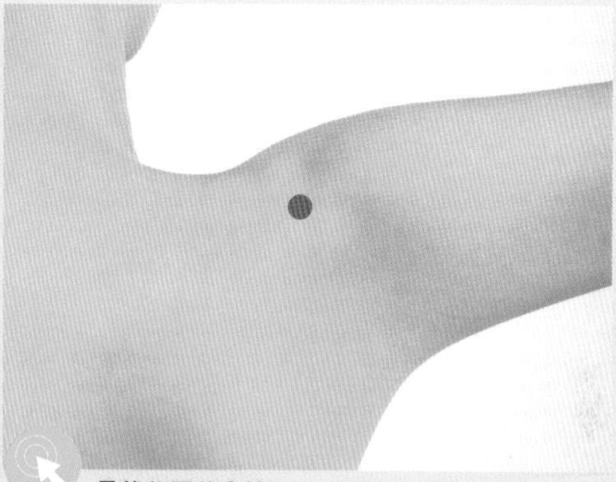

尋找位置的方法
手臂平舉，肩峰前下方之凹處。

巨骨

按壓會異常疼痛但有效

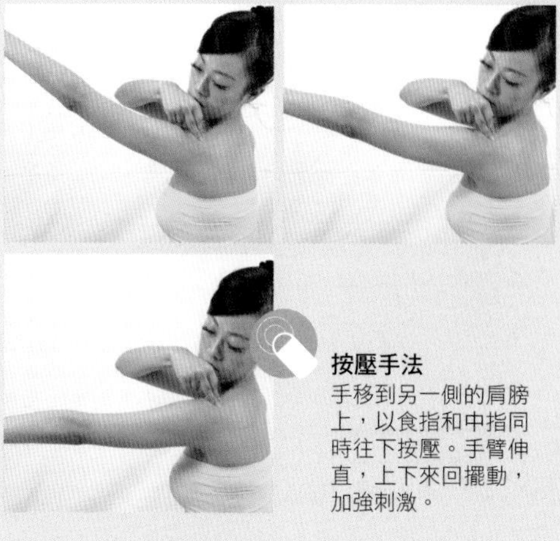

按壓手法
手移到另一側的肩膀上，以食指和中指同時往下按壓。手臂伸直，上下來回擺動，加強刺激。

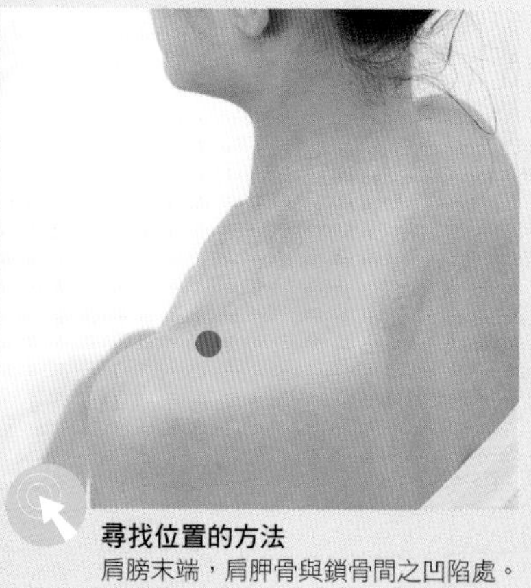

尋找位置的方法
肩膀末端，肩胛骨與鎖骨間之凹陷處。

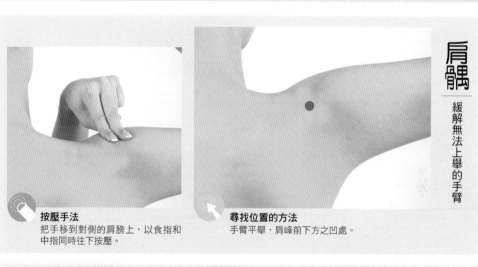

的動作，像是梳頭、穿衣服等等。

屬於小腸經的**天宗**和**肩貞**，位在肩胛骨區域，是肩後區兩條肌肉，脊下肌和小圓肌的要穴，能鬆解肩後區疼痛。

在肩上部位的**肩髃**和**巨骨**，屬於大腸經，位於脊上肌和三角肌的區塊，可以紓緩手臂無法上舉的問題。在肩後區的**肩髎**，屬於三焦經，位於三角肌的後側肌肉，可以紓緩五十肩無法外旋的狀況。而在鎖骨下方的**中府**和**雲門**，位於胸小肌和胸大肌的區塊，刺激後可以緩解肩膀無法內旋的動作。

在中醫來看，發生五十

肩髎

紓緩五十肩無法外旋的狀況

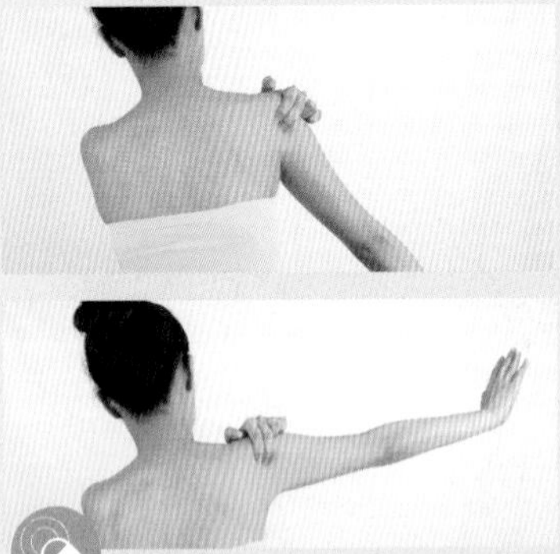

按壓手法
把手移到另一側的肩膀上，以食指和中指同時往下按壓。手臂伸直，上下來回移動，增加刺激感。

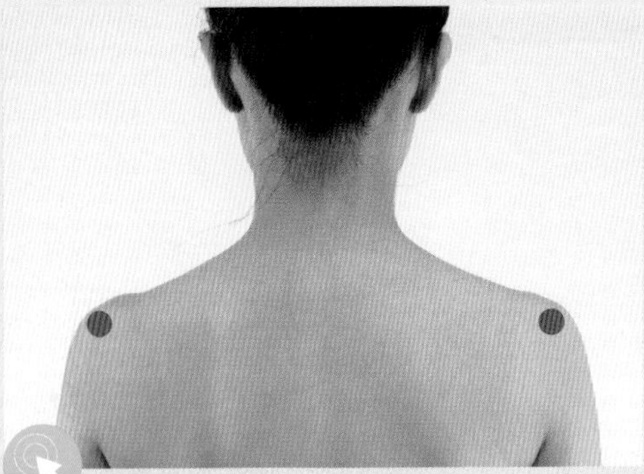

尋找位置的方法
肩峰後端下兩指，骨邊肌肉凹陷處。

中府

刺激胸小肌連帶放鬆肩胛骨

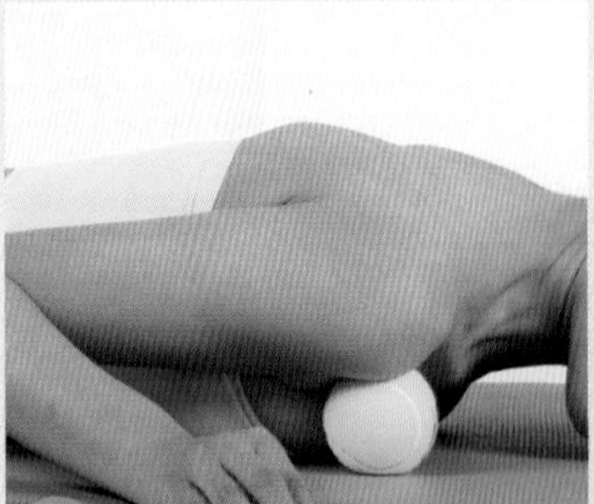

按壓手法
趴在地上，以前手臂支撐頭。夾入網球後，以身體的重量往下壓。

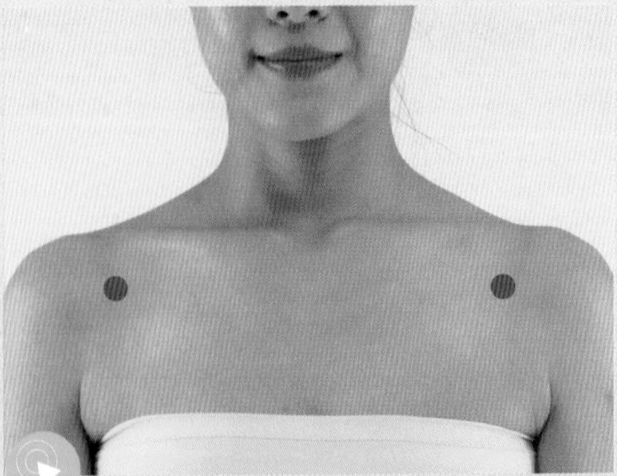

尋找位置的方法
以鎖骨末端下的最凹陷處為基準點，正下方兩指處。

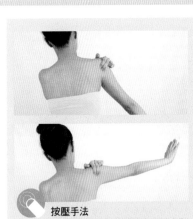

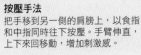

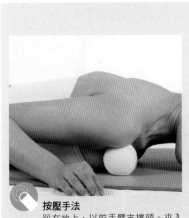

肩是因為氣血不足，讓筋脈肌肉失濡養而沾粘。而心包經主血，三焦經主氣，並且這兩條經脈都有通過肩膀的區塊。因此選擇心包經的**內關**，和三焦經的**外關**，能在刺激後調理氣血不足而引發的五十肩症狀。

雲門

調整肩胛骨過度外展的狀況

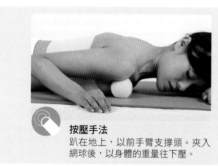

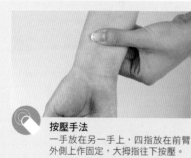

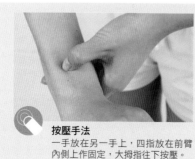

按壓手法
趴在地上，以前手臂支撐頭。夾入網球後，以身體的重量往下壓。

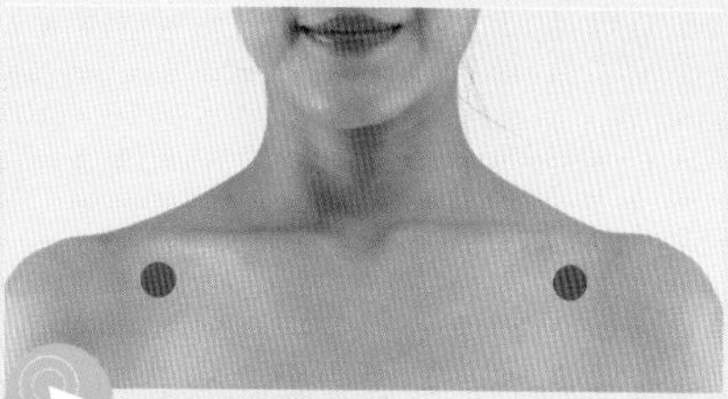

尋找位置的方法
鎖骨末端下最凹陷處。

內關

調理氣血不足而引發的症狀

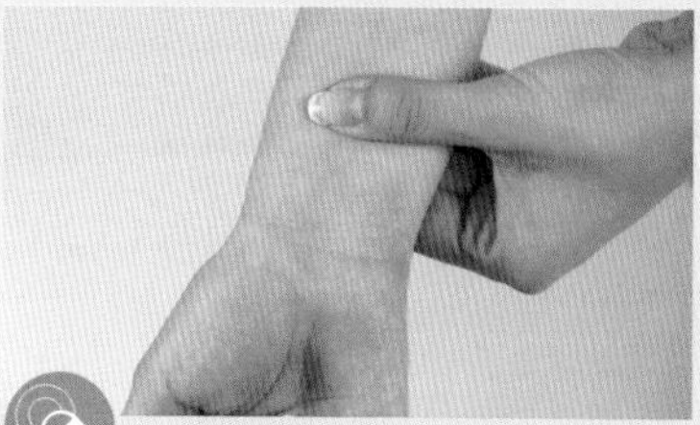

按壓手法
一手放在另一手上，四指放在前臂外側上作固定，大拇指往下按壓。

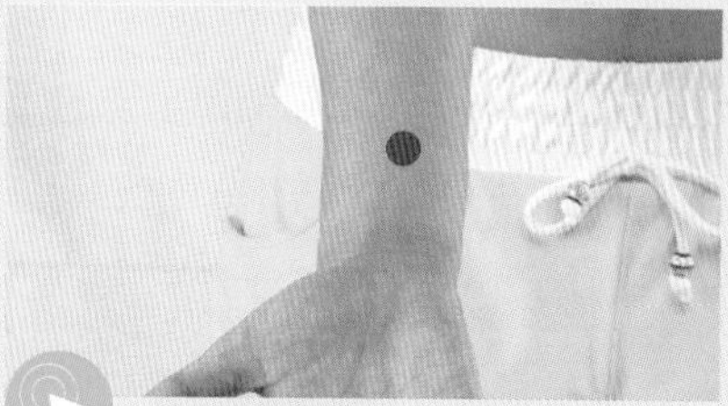

尋找位置的方法
手腕內側橫紋上三指。

外關

和內關一起調理兩條經絡

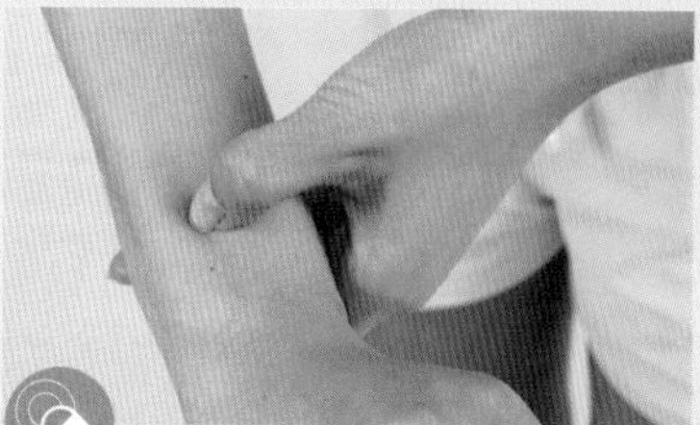

按壓手法
一手放在另一手上，四指放在前臂內側上作固定，大拇指往下按壓。

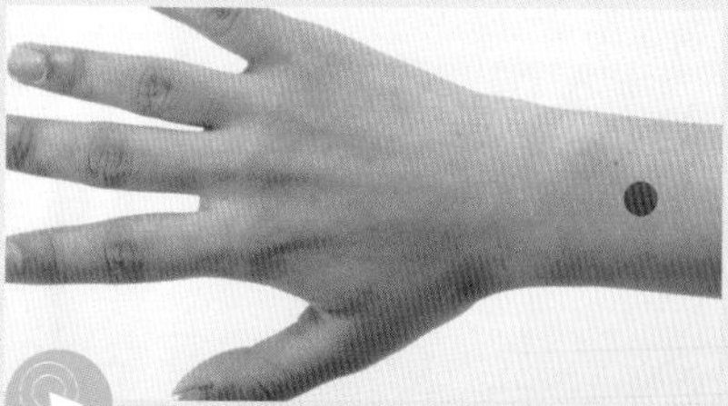

尋找位置的方法
手腕外側橫紋上三指。

手肘疼痛（網球肘）

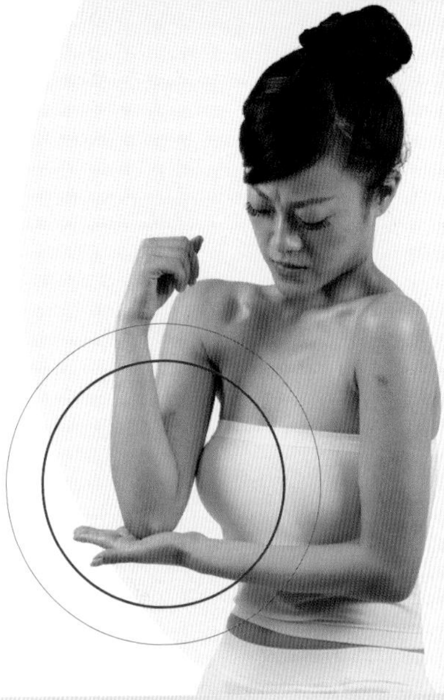

俗稱「網球肘」的問題，是在進行網球運動時經常會使用到「反拍擊球」的動作，而造成肘關節內側或外側的疼痛，但因為疼痛感是在手肘附近，所以會讓人有手肘出了問題的錯覺。其實真正的原因，是在進行手肘旋前、旋後、屈

手五里

緩解手肘長時間屈曲所造成的疼痛

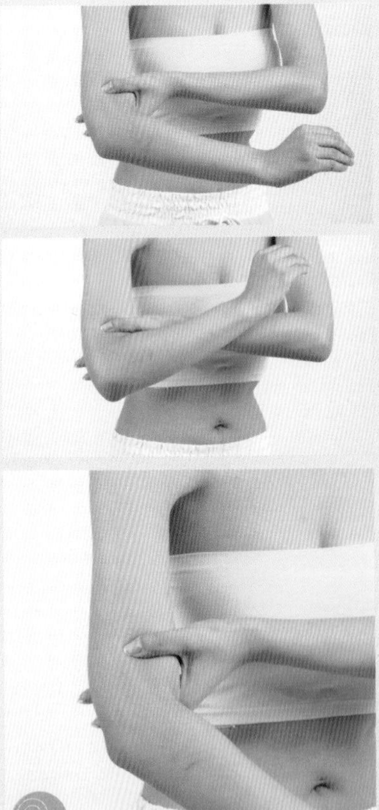

按壓手法

手放到另一手的手肘上，用大拇指往下按壓。手臂彎曲，前臂上下來回擺動，加強刺激。

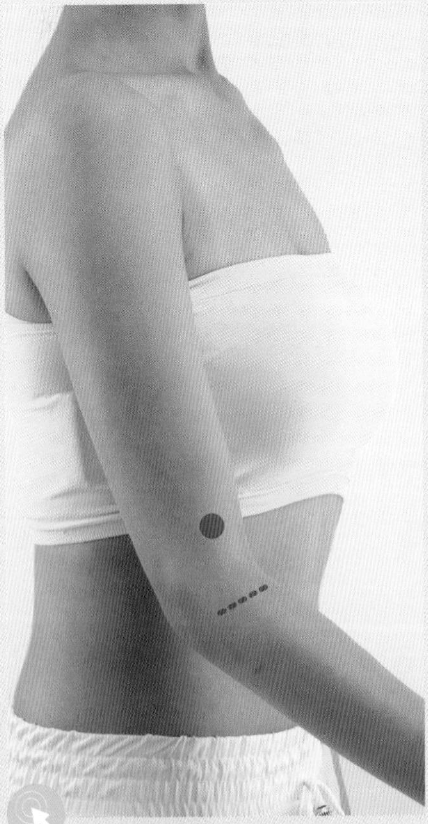

尋找位置的方法

手肘彎曲，外側橫紋末端上四指處。

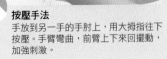

曲的狀況下，讓伸腕肌群發生急性的拉挫傷，或是慢性的過度使用，造成肘、腕關節的肌肉疲勞，而導致緊繃發炎的現象。

因此若經常用前臂用力旋轉、反覆敲打或搬重物的人，也容易因不斷使用這群肌肉，而使得手腕在伸展使力、提重物時，而感受到疼痛。在初始時，在手肘外側會有疼痛感，若未加以注意，痛感便會擴散，並且在手肘外側會有個明顯的肌肉硬塊，當用力按壓時會感受到強烈的刺痛。嚴重時甚至會連帶使手臂痠痛無力，無法進行扭轉、緊握等動作，或使手肘的活動受限。

肘髎

直接放鬆緊繃造成的疼痛

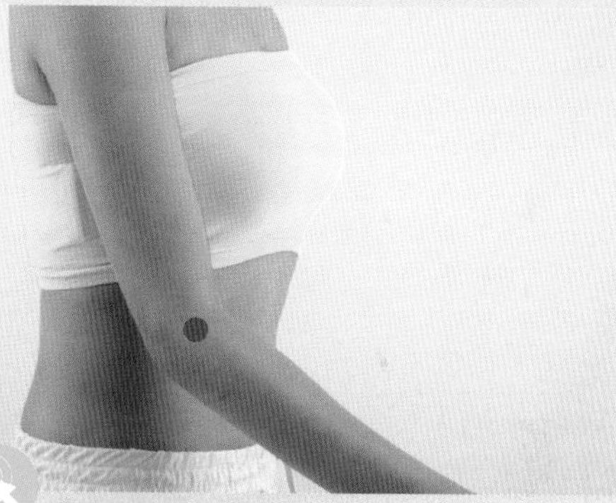

尋找位置的方法
手肘彎曲，外側橫紋末端上斜外兩指。

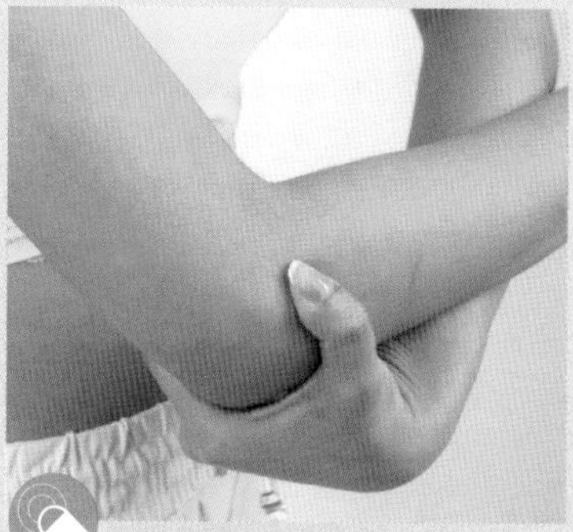

按壓手法
一手放在另一手的手肘上，手肘彎曲。四指放在手肘內側作固定，大拇指往下按壓。

曲池

紓緩前臂的伸腕肌群

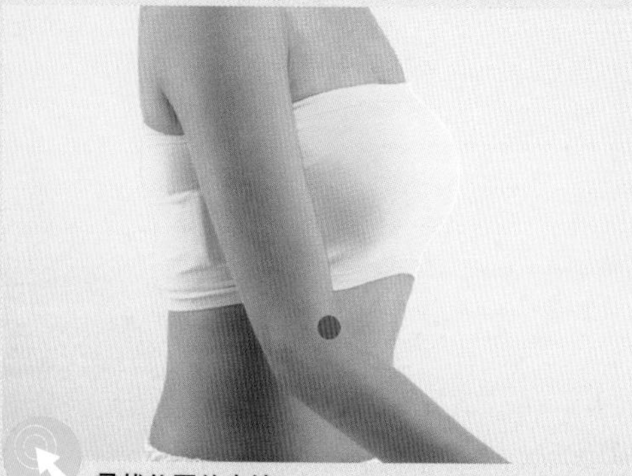

尋找位置的方法
手肘彎曲，外側橫紋末端。

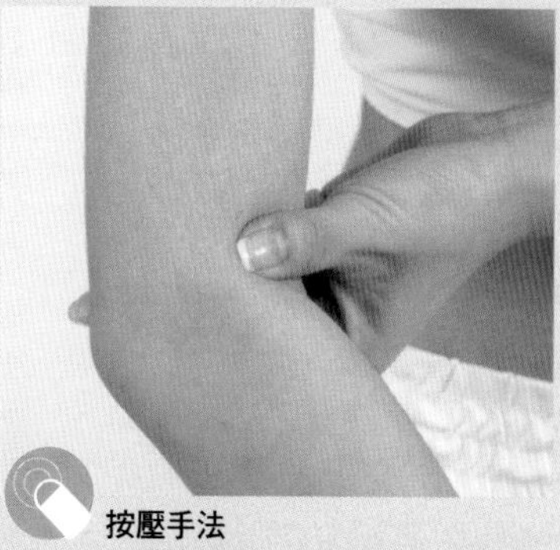

按壓手法
一手放在另一手的手肘上，手肘彎曲。四指放在手肘內側作固定，大拇指按壓。

一般測試的方法，是將手腕往下彎曲到最大角度，並將手肘伸直時，手肘外側會感受到拉扯的疼痛，那就有可能是網球肘的問題。在手肘外側，從上而下的**手五里**、**肘髎**、**曲池**、**手三里**這四個穴位，皆屬於大腸經。手五里位在肱肌上，而肱肌的作用是屈曲手肘，因此刺激後可以緩解手肘長時間屈曲所造成的疼痛。而肘髎、曲池和手三里，都是位在伸腕肌群上，可以直接放鬆緊繃造成的疼痛。

而在手肘內側的**尺澤**和**曲澤**，分別屬於肺經和心包經，也分別位在肱二頭肌的兩側。肱二頭肌是使手臂彎曲的肌肉，刺激後可以放鬆因為長期

手三里

解除肘臂問題的特效穴

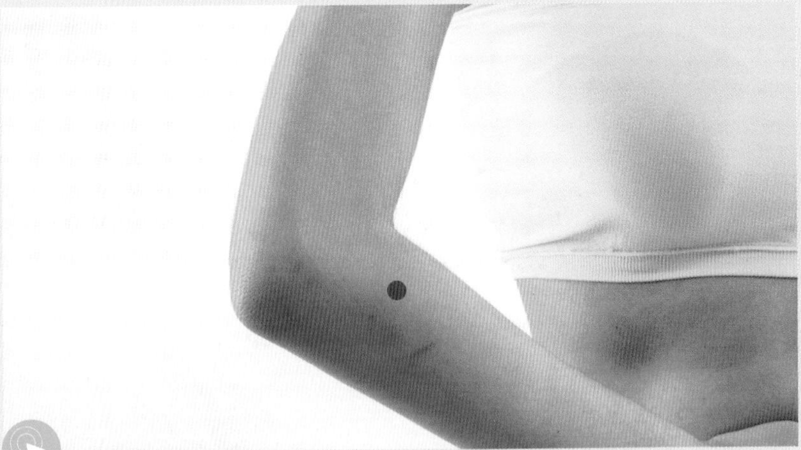

尋找位置的方法
曲池下三指處。

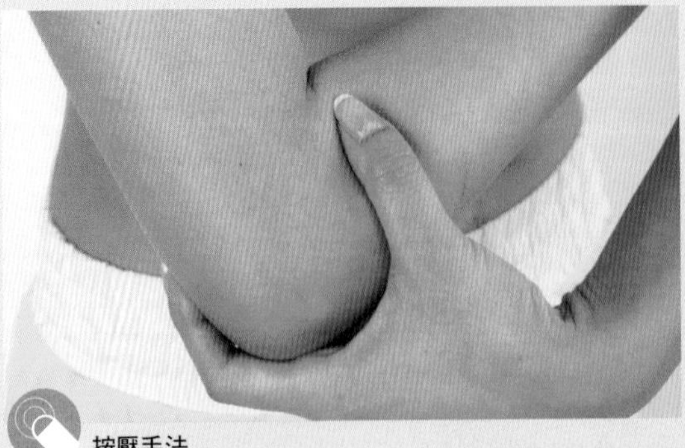

按壓手法
一手放在另一手的手肘上，手肘彎曲。四指放在手肘內側作固定，大拇指往下按壓。

壓迫而造成的緊繃。

尺澤

放鬆因為長期壓迫而造成的緊繃

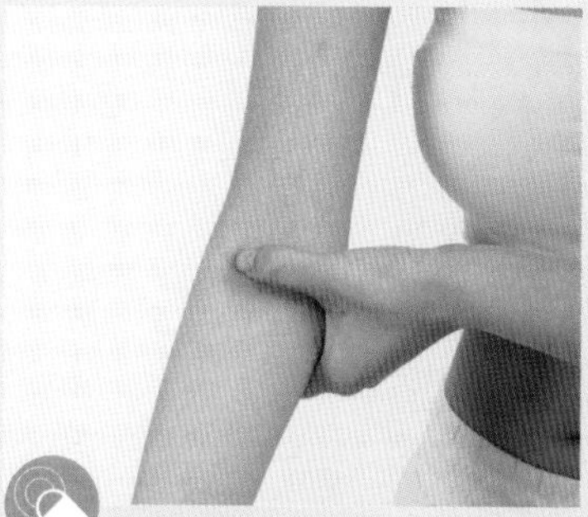

按壓手法

一手放在另一手的手肘上，手臂伸直。四指放在手肘內側作固定，大拇指按壓。

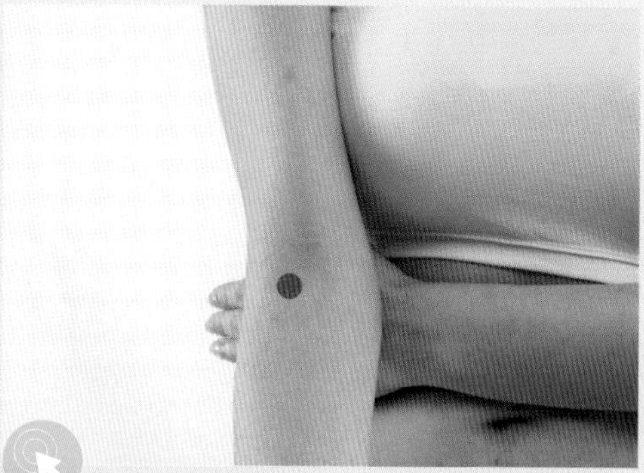

尋找位置的方法

手肘內側橫紋正中間凹陷處。

曲澤

從端點放鬆屈腕肌群

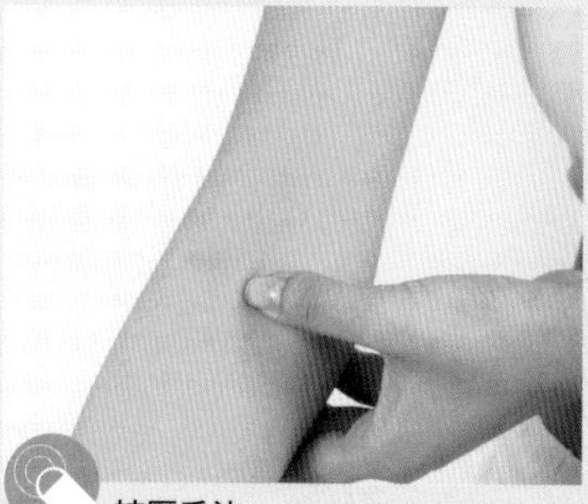

按壓手法

一手放在另一手的手肘上，手臂伸直。四指放在手肘內側作固定，大拇指按壓。

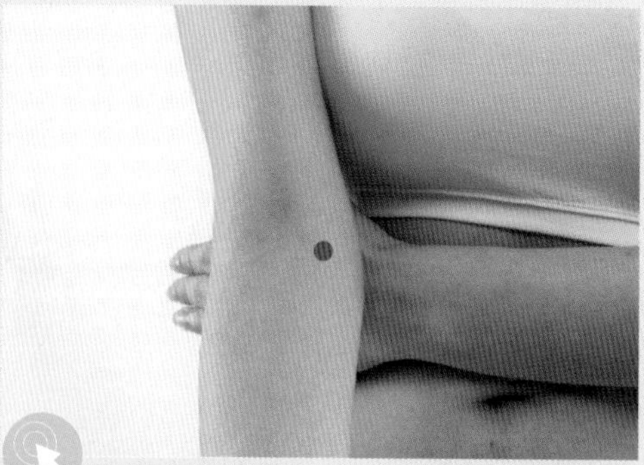

尋找位置的方法

手肘內側橫紋，尺側凹陷處。

手腕疼痛&手指刺痛、麻木（腕隧道症候群，滑鼠手）

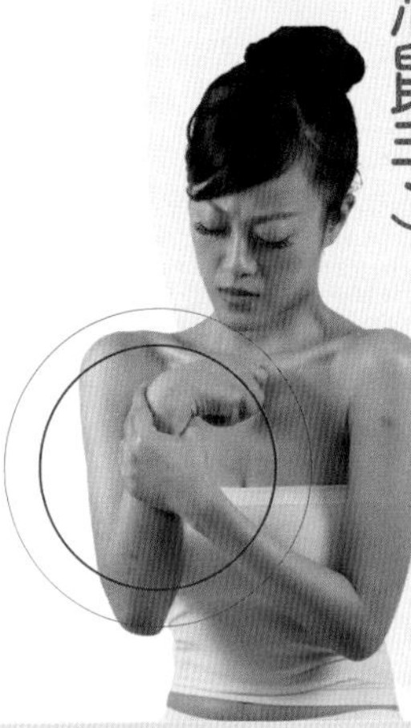

俗稱「滑鼠手」的症狀，就是手腕有灼熱疼痛感，手指會產生麻痺的現象，特別是在大拇指、食指、中指及一部分的無名指，導致手指不靈活或無力的現象。嚴重時，痛感會

內關

放鬆關於手腕屈曲動作的肌肉

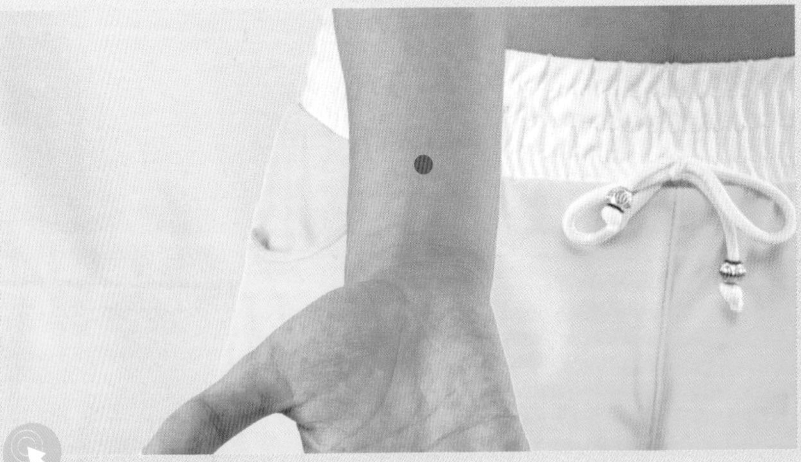

尋找位置的方法

手腕內側橫紋上三指。

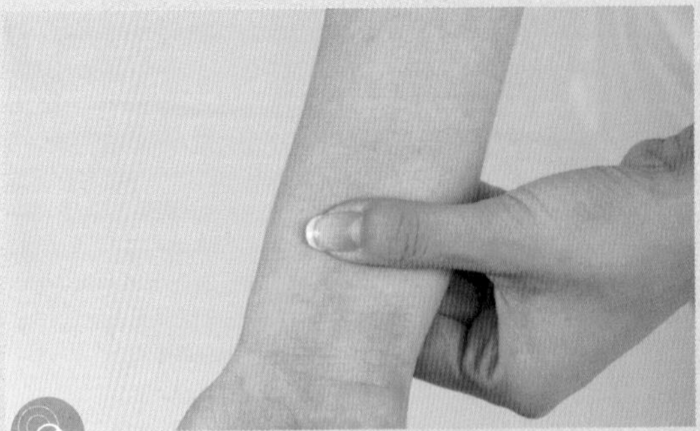

按壓手法

一手放在另一手上，四指放在前臂外側上作固定，大拇指按壓。

往上延伸到手肘，甚至肩膀。

產生這樣的狀況，在醫學上正式的名稱是「腕隧道症候群」。腕隧道指的是在手腕部由腕韌帶、屈肌腱，以及兩側的橈骨、尺骨包圍形成一個封閉的通道，通道中會經過三條主要的神經：橈神經、正中神經、尺神經，藉以控制手部的動作。發生腕隧道症候群的原因，是長時間讓手腕反覆、過度的活動，使得手腕韌帶緊繃，腕關節稍微移位，讓腕隧道的間隙變窄，壓迫到正中神經而造成手部無力、疼痛或麻木的症狀。

因為這個問題常出現於每天重覆在鍵盤上打字，和移動滑鼠的上班族或電玩族，因而

外關

和內關一起調理兩條經絡

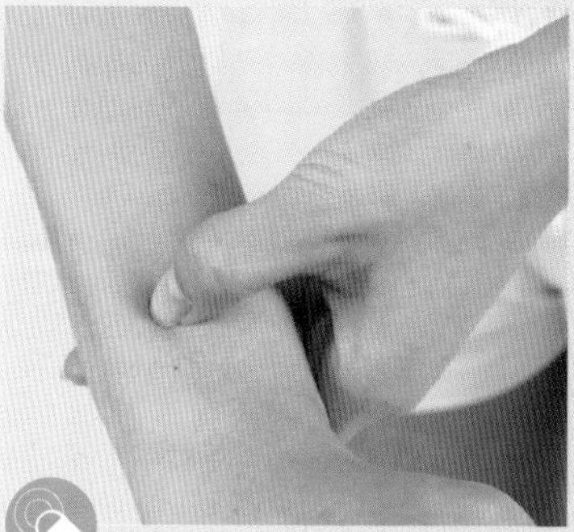

按壓手法
一手放在另一手上，四指放在前臂內側上作固定，大拇指往下按壓。

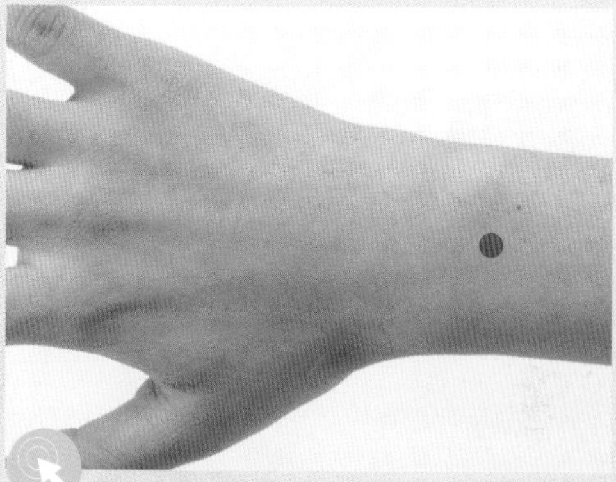

尋找位置的方法
手腕外側橫紋上三指。

勞宮

能夠清心火安心神

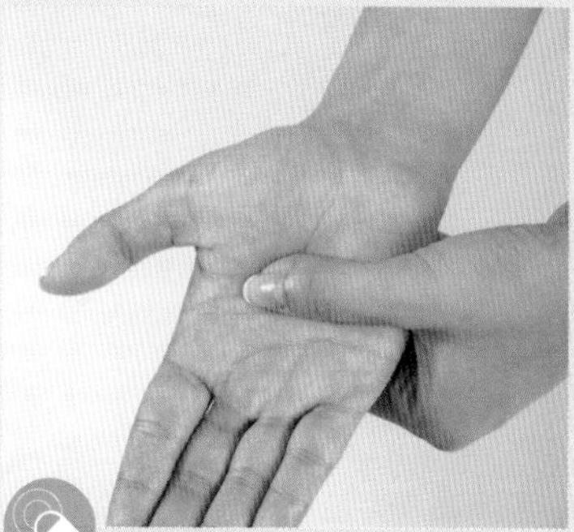

按壓手法
一手掌心朝上，另一手的四指放在手背為基點，大拇指用力按壓。

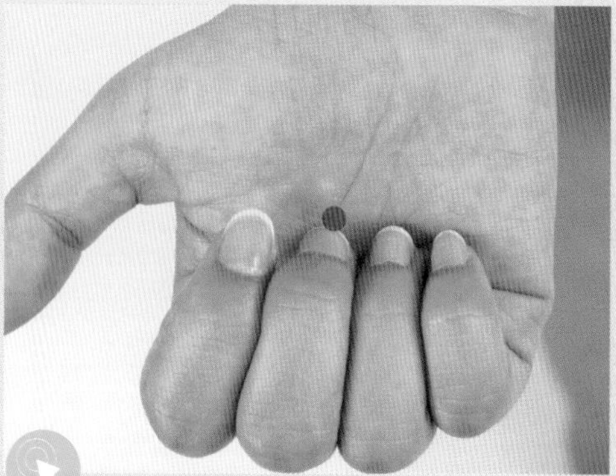

尋找位置的方法
握拳時，中指尖點到處。

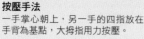

有滑鼠手的名稱。但也時常發生在讓手腕處於上抬、曲背的動作，或直接對手腕施予壓力的族群，譬如：鋼琴師、按摩師、裁縫師、家庭主婦等等。並且因為女性的腕隧道比男性更細窄，因此罹患的機率相較也高得多。

心包經的**內關**位於手腕內側，三焦經的**外關**剛好與內關對稱，位於手腕外側。同時刺激內關和外關，可以刺激掌長肌腱和拇長伸肌、小指伸肌，放鬆這些關於手腕屈曲動作的肌肉。

在手掌心的**勞宮**，屬於心包經。心包經會通過中指，可以放鬆屈指短肌。而在手背的**陽池**，則是可以在刺激後放鬆

陽池

解決手指麻木的問題

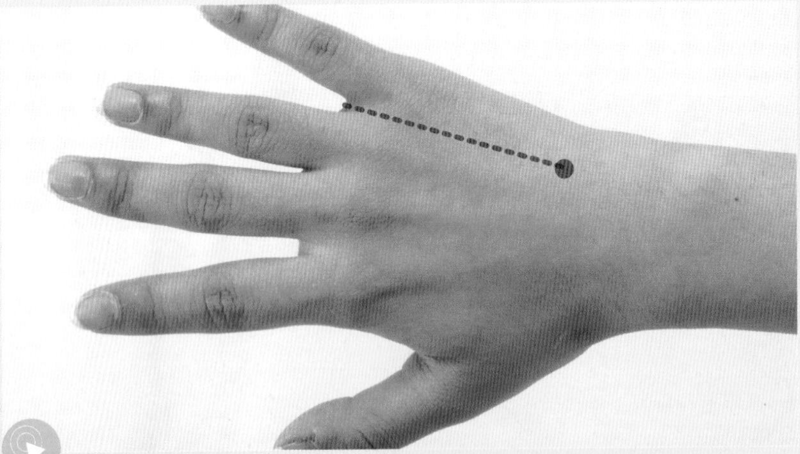

尋找位置的方法
手背橫紋對準第四第五掌骨中間。

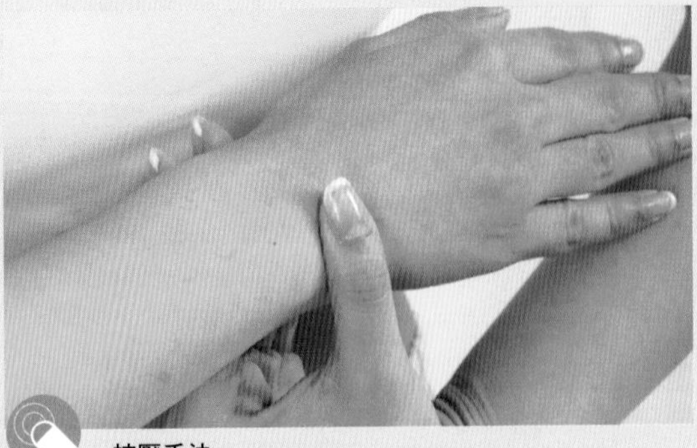

按壓手法
一手放在另一手的手腕上，手臂彎曲。四指放在手腕內側作固定，大拇指往下按壓。

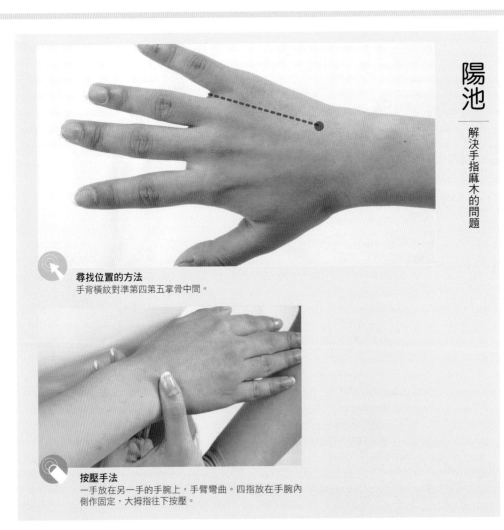

伸指短肌群。同時運用手掌與手背的穴位，就能改善因為腕隧道症候群造成的手指麻木。

同樣屬於心包經上的**曲澤**，位在手肘內側，可以在刺激後放鬆屈腕肌群，改善手腕的疼痛。

三焦經的循行到手腕的腕隧道，因此可以從三焦經的遠處取穴來放鬆。位在肩胛骨上方的**天髎**，就是屬於三焦經的穴位，刺激後進而達到放鬆肩膀的目的。

曲澤

從端點放鬆屈腕肌群

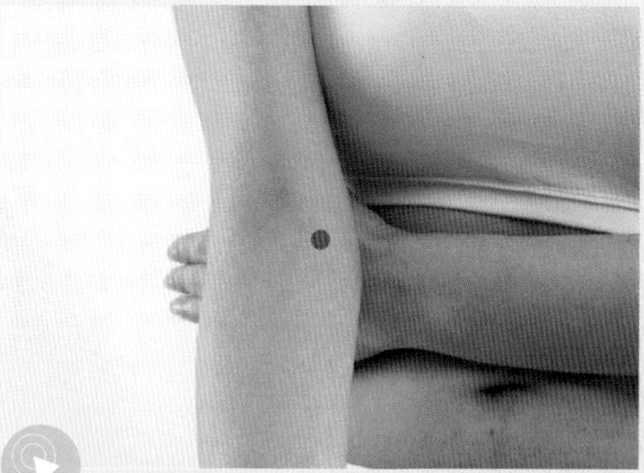

尋找位置的方法

手肘內側橫紋，尺側凹陷處。

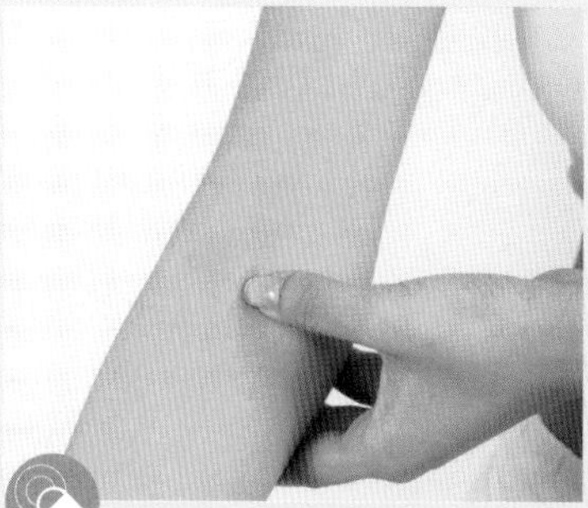

按壓手法

一手放在另一手的手肘上，手臂伸直。四指放在手肘內側作固定，大拇指往下按壓。

天髎

從三焦經的遠處取穴來放鬆肩膀

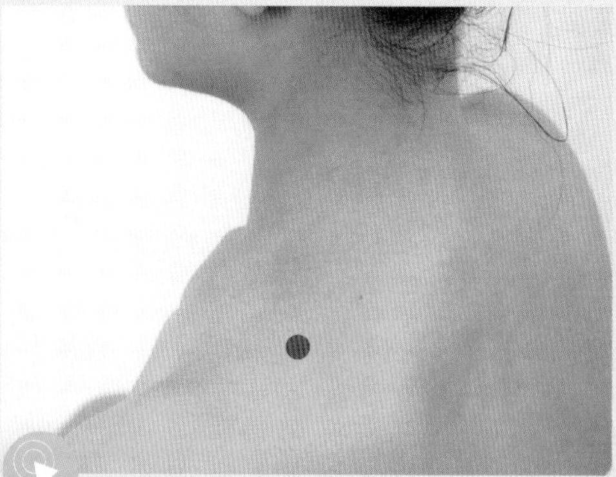

尋找位置的方法

以第七頸椎與第一胸椎為基準點，與肩峰連線的中點，往下一大拇指寬之肌肉凹陷處。

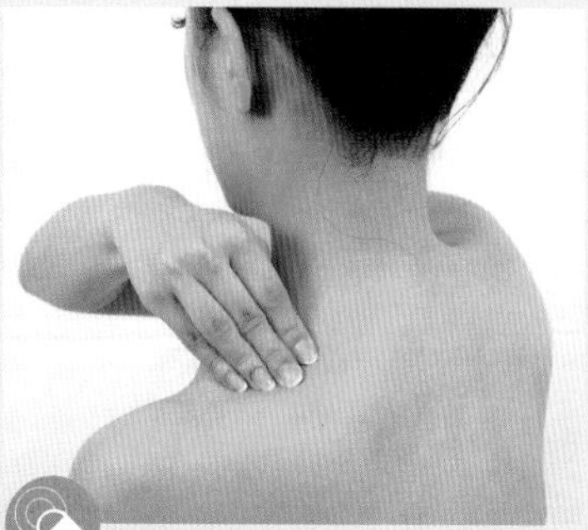

按壓手法

手移到對側的肩膀上，以四指往下按壓。

手腕橈側、大拇指疼痛（媽媽手）

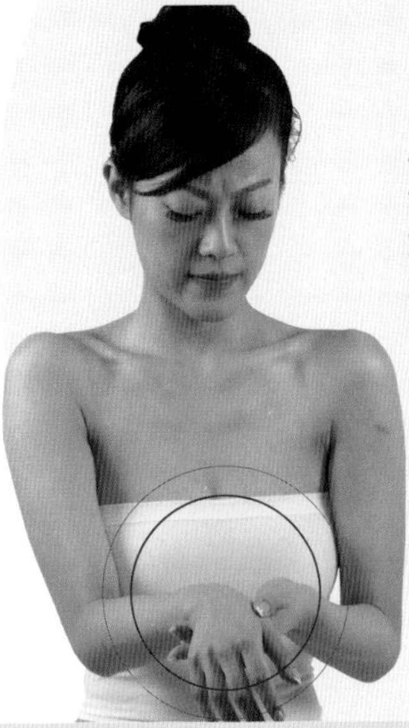

手腕在大拇指根部，橈骨突起處會感到疼痛，而且在疼痛的位置會腫脹，有明顯的壓痛感。當要進行手腕的扭擰動作、拇指的伸屈動作時，也都會使疼痛加劇。嚴重時甚至疼痛感會從痛點向上延伸到前臂，或向下延伸到拇指。這

曲池

暢通手臂大腸經的氣血和經絡

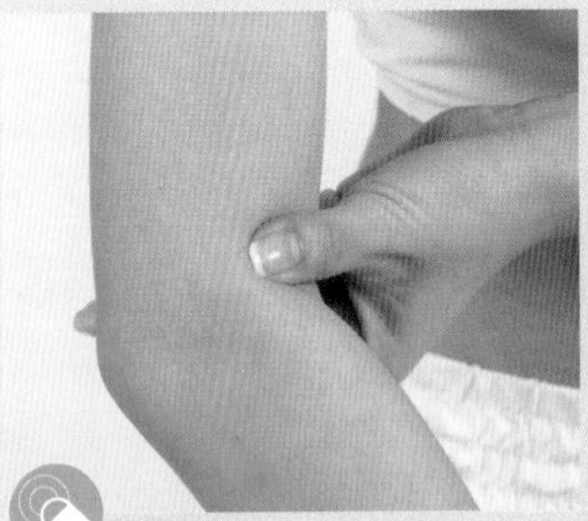

按壓手法
一手放在另一手的手肘上，手肘彎曲。四指放在手肘內側作固定，大拇指往下按壓。

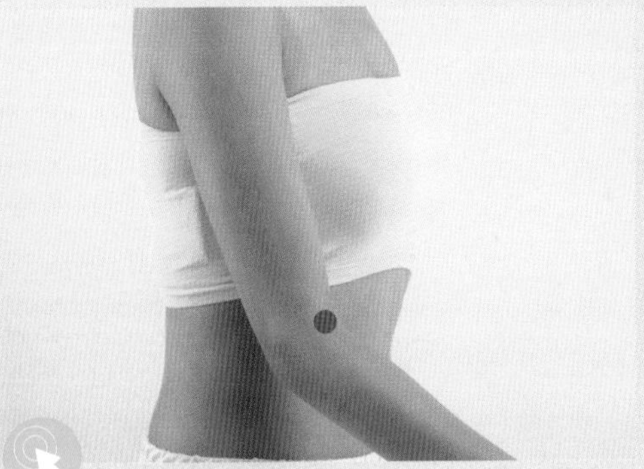

尋找位置的方法
手肘彎曲，外側橫紋末端。

手三里

放鬆牽扯肩頸肌肉的胸鎖乳突肌

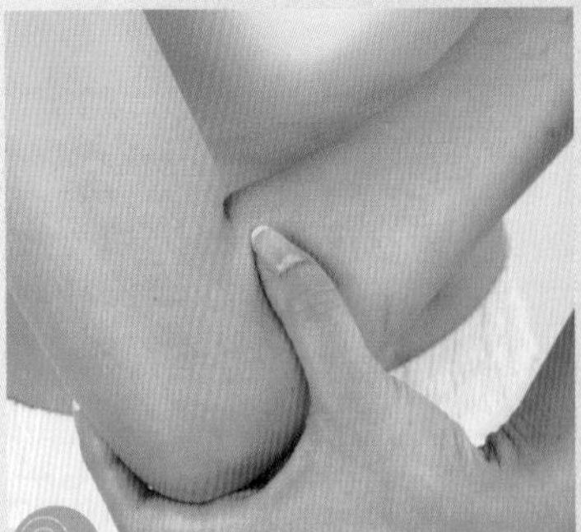

按壓手法
手肘彎曲，以另一手的大拇指往下按壓。

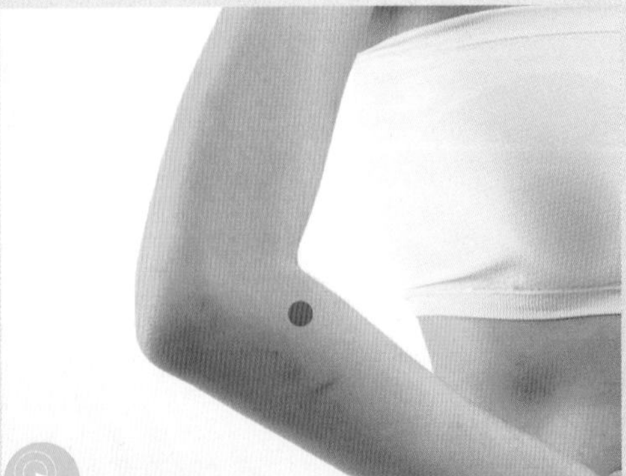

尋找位置的方法
手肘彎曲，外側橫紋末端，往下三指處。

就是俗稱的「媽媽手」，正式的名稱則是狹窄性肌腱滑膜囊炎。

會造成媽媽手的原因，是重複性的手部動作，像是張、握、壓、扣的動作，因過度使用加上失力不當，而導致手部伸姆短肌、伸姆長肌的肌腱和腱鞘發炎，大拇指因此疼痛腫脹。之所以俗稱為媽媽手，是因為過去多發生於家庭主婦和新手媽媽，像是洗抹布、舉鍋鏟、擰拖把、抱小孩之類的家務，而引起發炎疼痛。但如今，凡是手部需要經常做出重複性動作的人，像是幼教人員、生產線工作人員、清潔人員、收銀員、美髮師、運動員等，患得媽媽手的機率也都變得非常

手五里

緩解手肘長時間屈曲所造成的疼痛

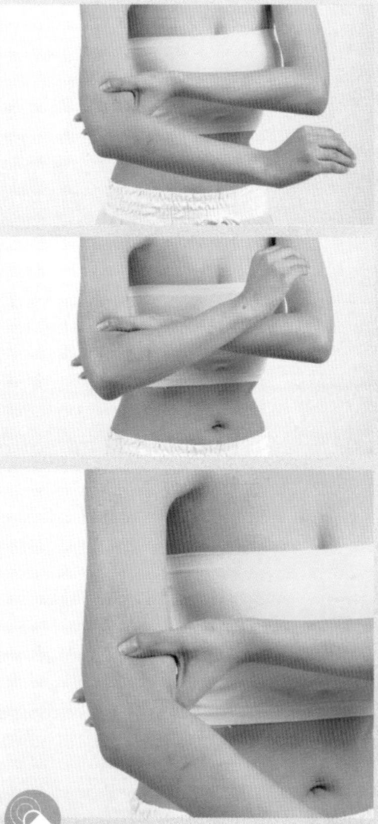

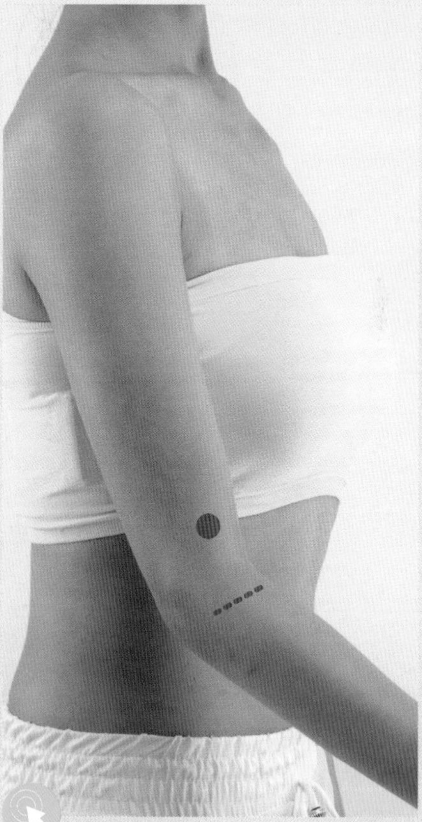

按壓手法

手放到另一手的手肘上，用大拇指往下按壓。手臂彎曲，前臂上下來回擺動，加強刺激。

尋找位置的方法

手肘彎曲，外側橫紋末端上四指處。

高。

要處理媽媽手的症狀，不僅只在痛處做刺激，而是需要調理整條手臂。

大腸經的循行，起於食指的尖端，沿著食指的姆指側上緣，經過第一和第二掌骨之間，往手臂和肩膀的方向走。因此選擇大腸經上的穴位，像是位在手臂肱饒肌和肱肌附近的**曲池**、**手三里**、**手五里**，就可以暢通氣血和經絡，幫助緩解疼痛。肺經的**尺澤**雖然不是屬於大腸經的穴位，但位在肱饒肌的陰面處，同樣有放鬆手臂肌肉的效果。

也是屬於大腸經的**陽溪**，在兩條肌腱的中間，可以緩

尺澤

放鬆因為長期壓迫而造成的緊繃

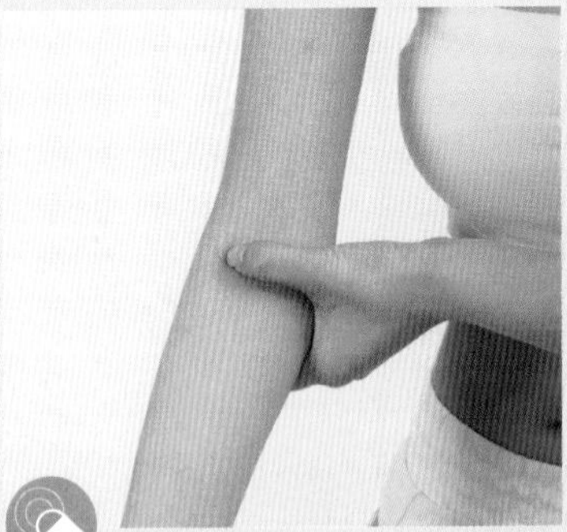

按壓手法
一手放在另一手的手肘上，手臂伸直。四指放在手肘內側作固定，大拇指往下按壓。

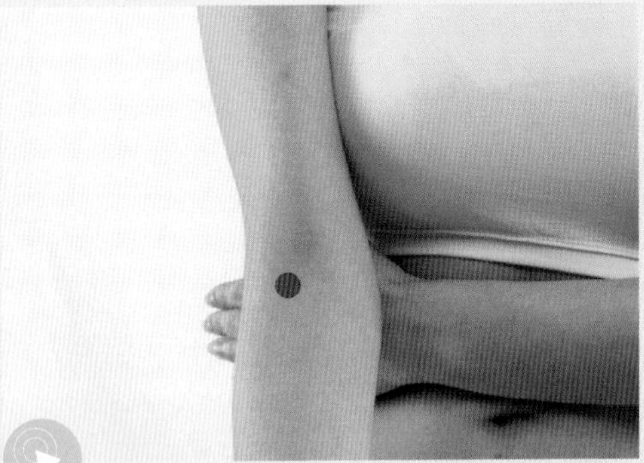

尋找位置的方法
手肘內側橫紋正中間凹陷處。

陽溪

緩解媽媽手的慢性痠痛

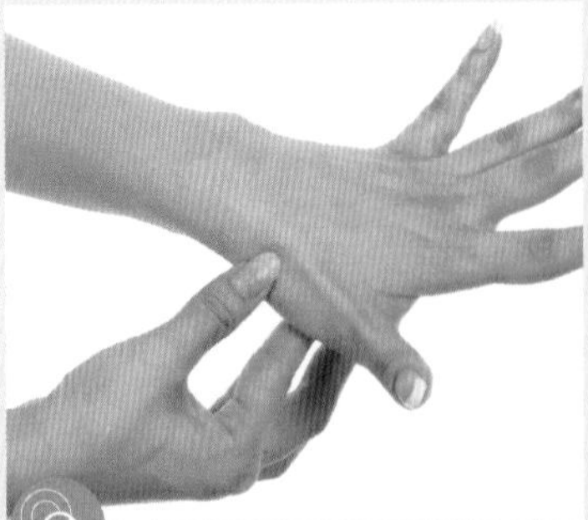

按壓手法
一手放在另一手上，大拇指往下按壓。

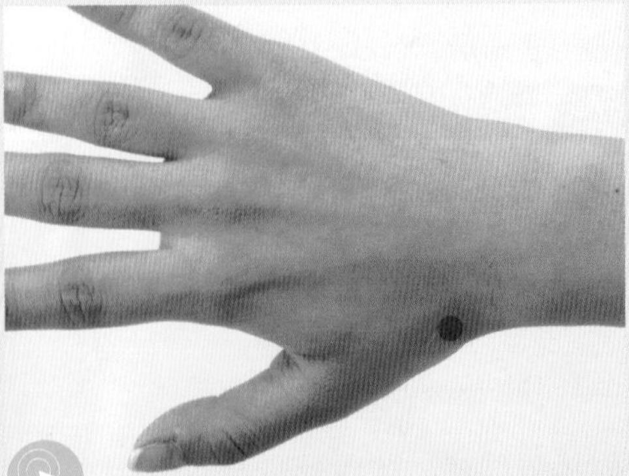

尋找位置的方法
大拇指上翹，手腕兩條筋之間之凹陷處。

解媽媽手的慢性痠痛，但若是急性的狀況，正處於肌腱發炎中，則不適用這個穴位。在大腸經遠處的**天鼎**，位在鎖骨上方，按壓時會有強烈的痠痛感，甚至直接傳送到手臂。

肺經的末端走過屈姆長肌，沿著魚際邊，出姆指的尖端，所以從肺經的穴位，可以緩解遠端媽媽手的症狀。位在屈姆長肌上的**太淵**，和位在屈拇短肌上的**魚際**，都是屬於肺經的穴位，也都是靠近媽媽手病灶的周圍穴位，刺激後可以改善重複性的動作造成的肌肉僵硬。

另外，屬於肺經的**中府**和**雲門**，在刺激後可以放鬆肩胛骨的緊繃僵硬。因為放鬆背部

天鼎

按壓時的強烈痠痛感會傳至手臂

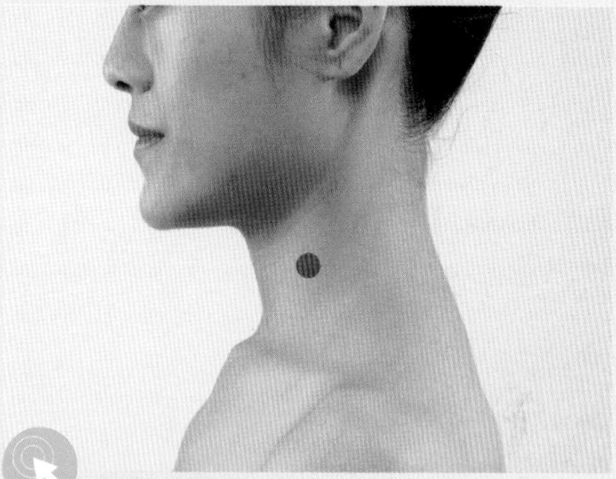

尋找位置的方法
以喉結為基準點，旁開四指，再向下一大拇指寬處。

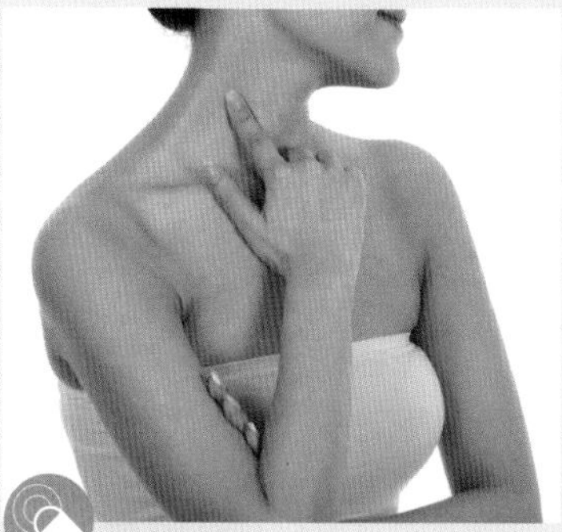

按壓手法
手彎曲，用食指按壓。

太淵

放鬆僵硬的屈拇長肌

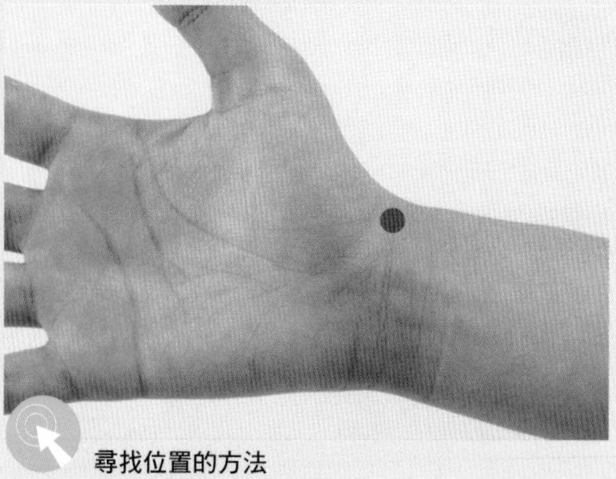

尋找位置的方法
手腕橫紋橈側凹陷處。

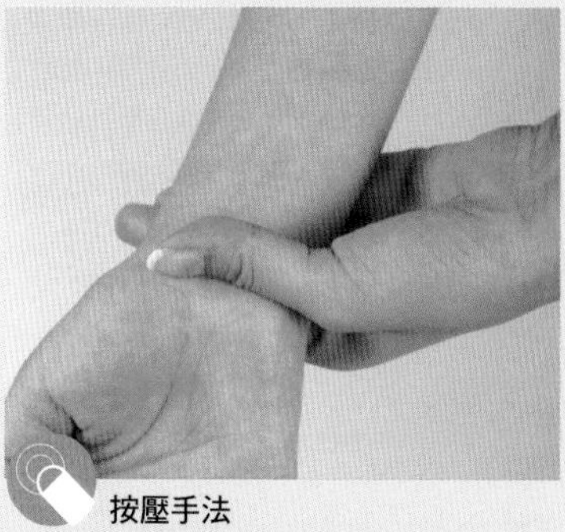

按壓手法
一手放在另一手的手腕內側，四指放在手背上作固定，大拇指往下按壓。

肌肉，藉由肌肉的牽扯影響，連帶鬆解肩部區域的肌肉，才能使肱、橈、尺骨部位的肌肉氣血暢通。

魚際

解決病入膏肓的重要保命穴

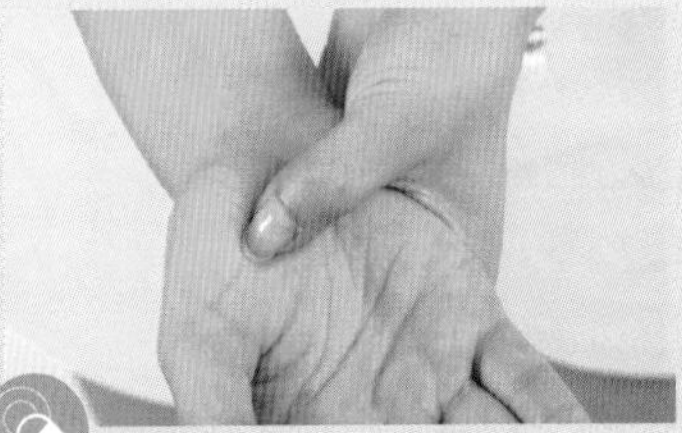

按壓手法
一手掌心朝上，另一手的四指放在手背為基點，以大拇指用力按壓。

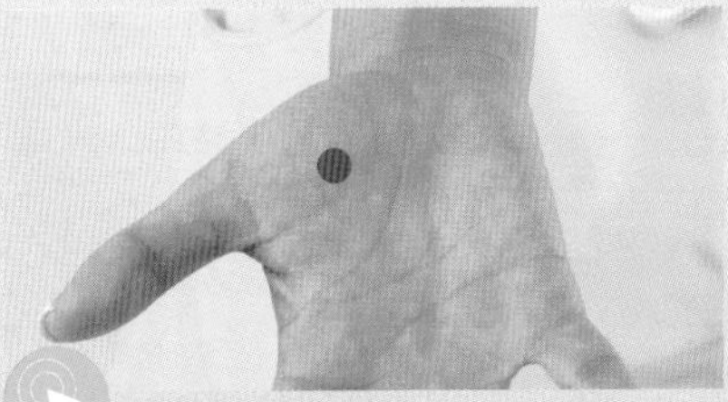

尋找位置的方法
大拇指第一掌骨中間，骨之邊緣處。

中府

調理氣血不足而引發的症狀

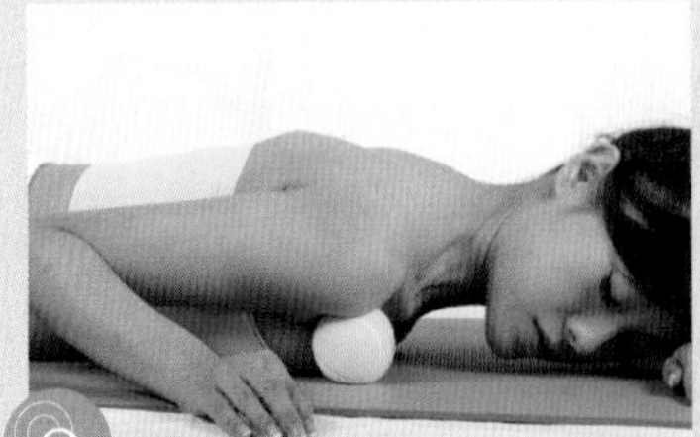

按壓手法
趴在地上，以前手臂支撐頭。夾入網球後，以身體的重量往下壓。

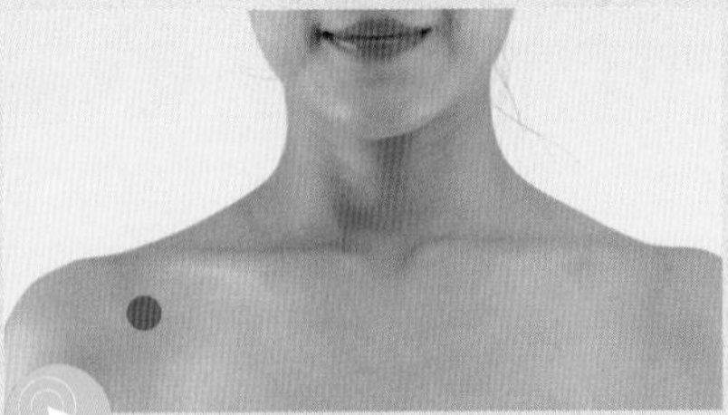

尋找位置的方法
以鎖骨末端下的最凹陷處為基準點，正下方兩指處。

雲門

調整肩胛骨過度外展的狀況

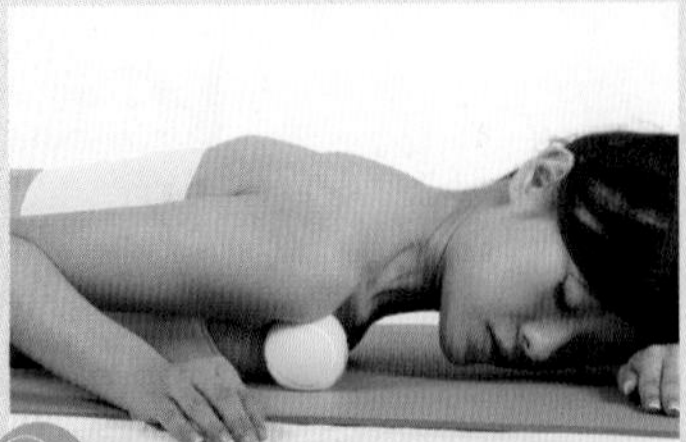

按壓手法
趴在地上，以前手臂支撐頭。夾入網球後，以身體的重量往下壓。

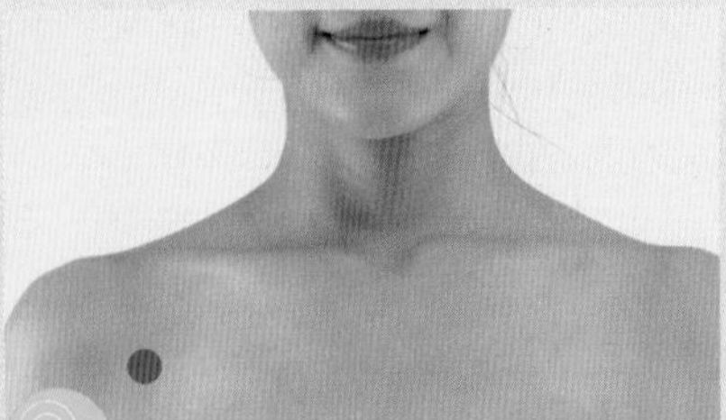

尋找位置的方法
鎖骨末端下最凹陷處。

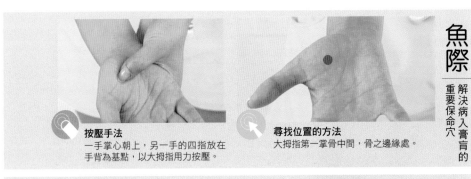

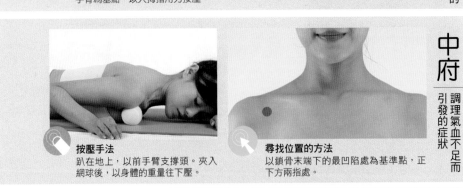

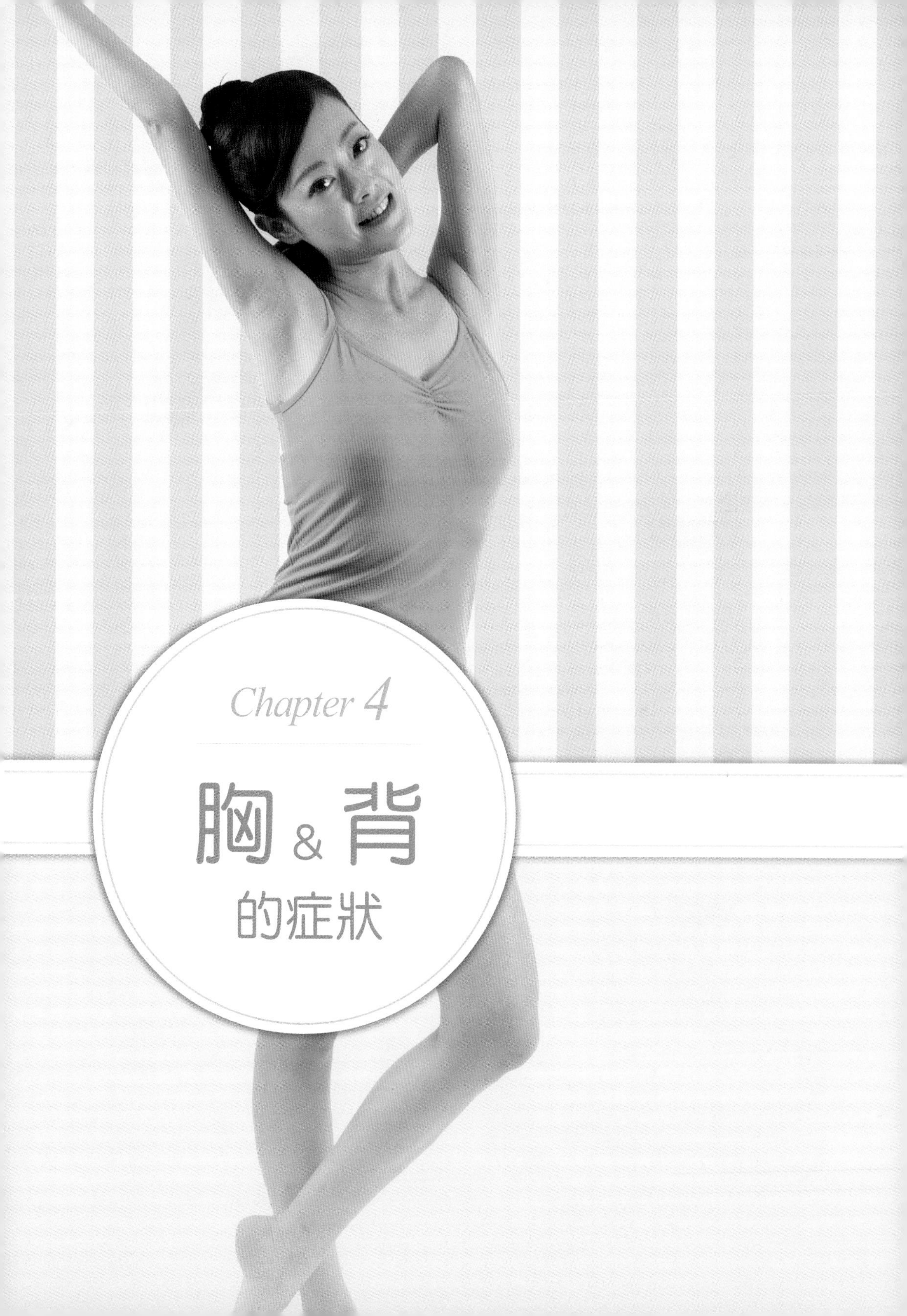

Chapter 4

胸 & 背 的症狀

胸悶

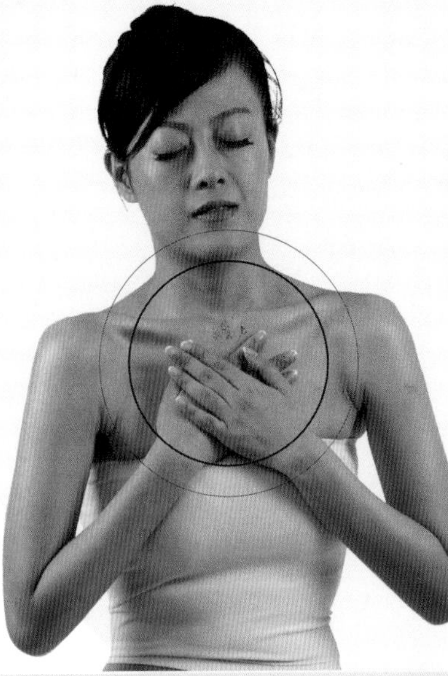

一般人所說的胸悶，有人形容像是「胸口壓大石」，有呼吸困難、吸不飽氣的感受。造成胸悶的原因，排除因為心血管疾病所引發的胸悶，像是狹心症、先天性心臟病、急性冠心症，以及致命性的心肌梗塞等等之外，多是背部的肌肉

大杼

化解膀胱經的水濕之氣

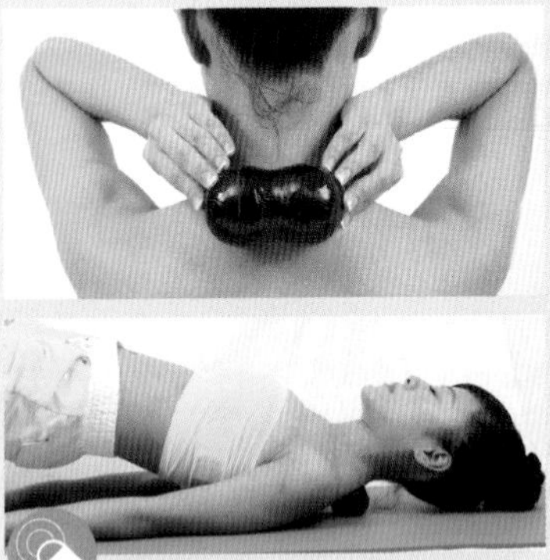

按壓手法

躺姿，以手肘支撐身體，雙膝屈起。如圖夾入花生球，以身體的重量往下壓，並上下滾動。

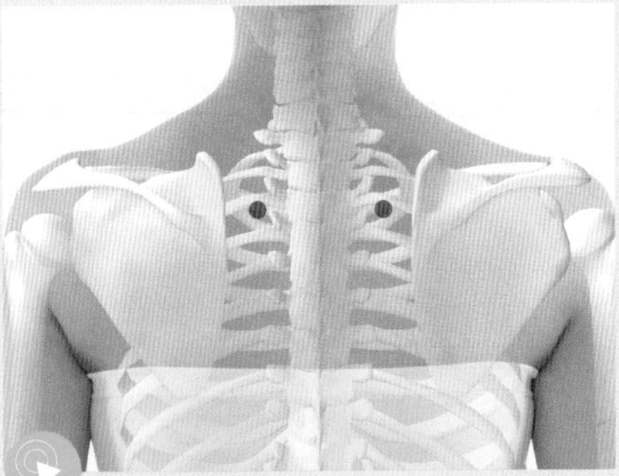

尋找位置的方法

以第一胸椎與第二胸椎之間為基準點，旁開兩指處。

風門

治理風邪進入人體內的關口

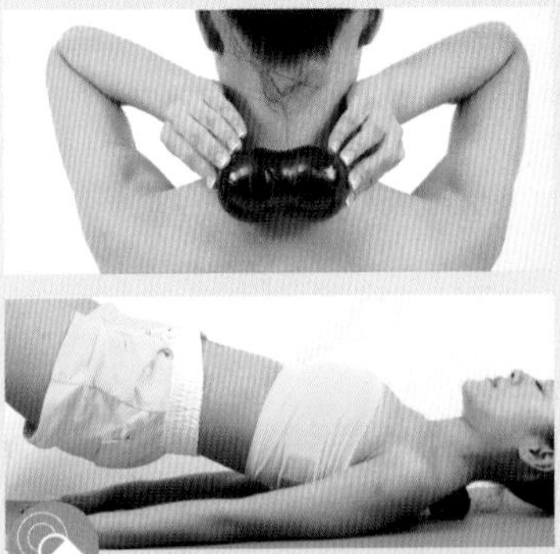

按壓手法

躺姿，以手肘支撐身體，雙膝屈起。如圖夾入花生球，以身體的重量往下壓，並上下滾動。

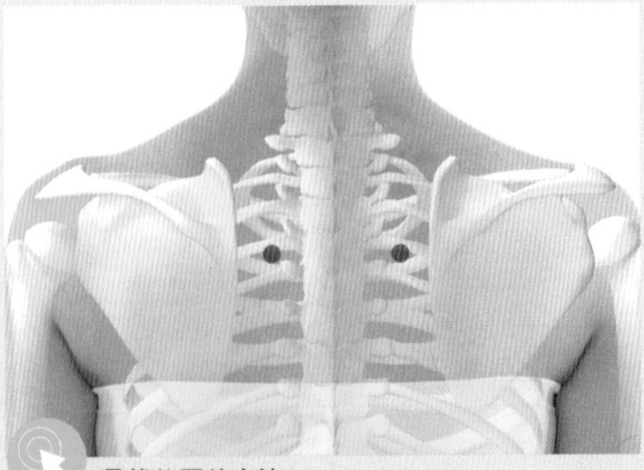

尋找位置的方法

以第二胸椎與第三胸椎之間為基準點，旁開兩指處。

太緊繃所造成。

上班族最常見的姿勢不良，尤其是長期伏案工作，駝背造成肩胛骨過度外展，使肩胛骨內側的大小菱形肌緊繃。相對的，前胸的呼吸肌肉群因為受到背部的壓力，無法有效地利用上後鋸肌和前鋸肌，因此無法在吸氣時讓肋骨完全張開，而有呼吸緊繃之感。

有時胸悶也會是腸胃道的疾病引起，這是由於心臟與胃的位置很接近的緣故。另外若是因為焦慮、恐慌、壓力過大、挫折感太重等精神方面的影響，也是會造成肌肉緊繃，而有呼吸短淺、暈眩、過度換氣等的胸悶感受。

肺俞

肺經補氣的要穴

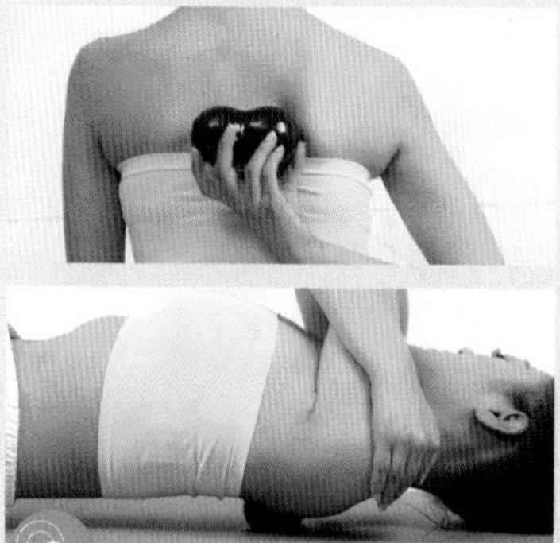

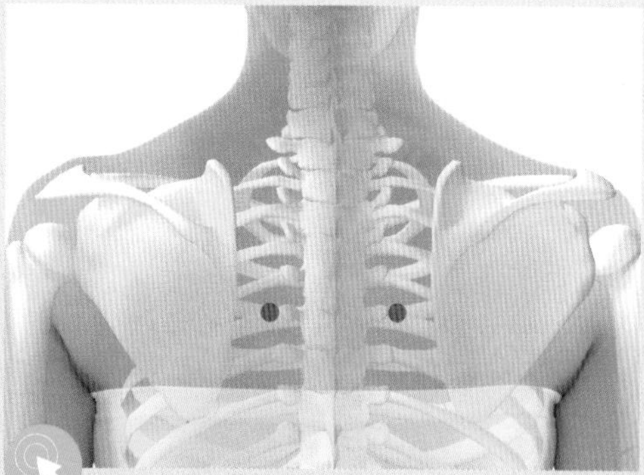

尋找位置的方法
以第三胸椎與第四胸椎之間為基準點，旁開兩指處。

按壓手法
躺姿，以手肘支撐身體，雙膝屈起。如圖夾入花生球後，雙手環胸，以身體的重量往下壓。

輒筋

放鬆前鋸肌以理中氣

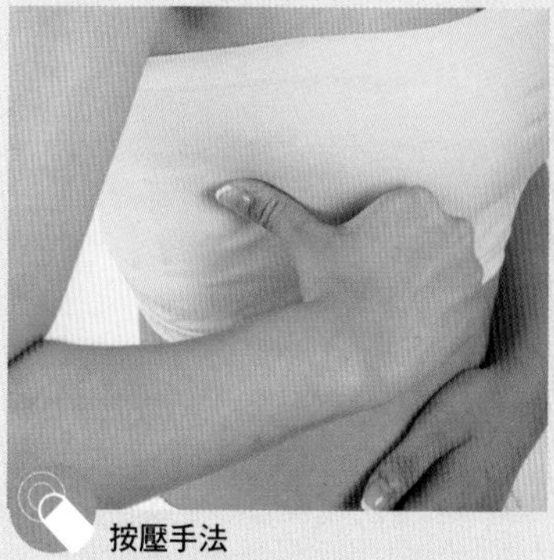

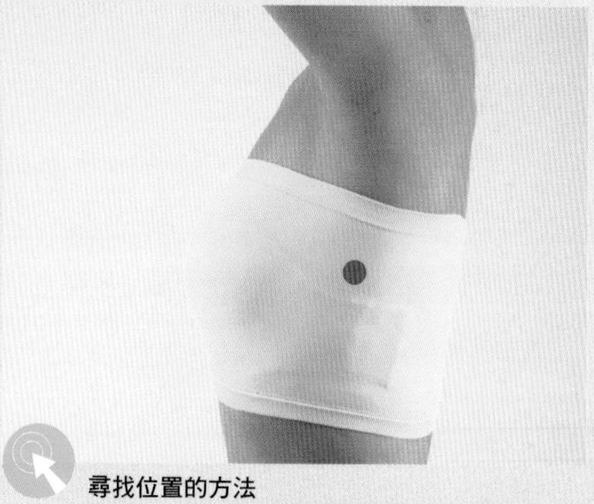

尋找位置的方法
距腋窩下四指處，以第四肋骨與第五肋骨之間為基準點，向前一大拇指寬，約與乳頭同高處。

按壓手法
手握拳，伸出大拇指，朝內按壓。

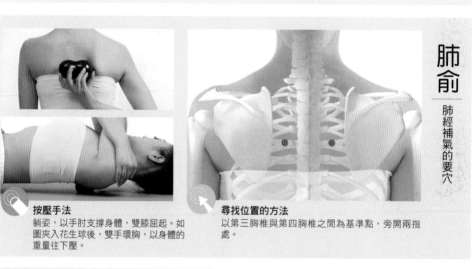

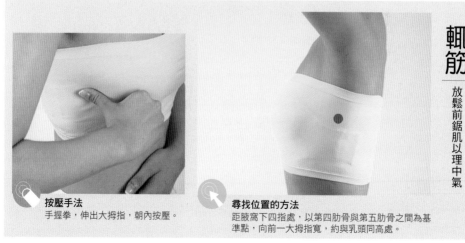

同在背上，由上而下排列的**大杼**、**風門**和**肺俞**，都是屬於膀胱經，是跟肺有關的穴道。因為靠近上後鋸肌，刺激後能放鬆上後鋸肌，讓呼吸功能更順暢。

位在腋窩下方的**輒筋**和**淵液**，都是膽經的穴位。刺激後可以放鬆前鋸肌，讓肋骨外展，達到理氣寬胸的作用。

在任脈上的**膻中**，位於胸前正中央，是八會穴的氣會穴、心包經的募穴，等於是控制胸部開合的樞紐。因此刺激之後，可以發散造成胸悶的鬱悶之氣。

前手臂有三條經絡會經過胸背部，分別是肺經、心包

淵液

讓肋骨外展來達到擴胸的目的

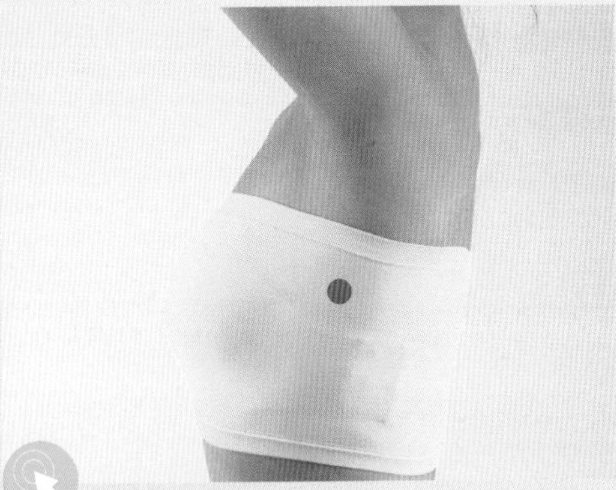

尋找位置的方法
距腋窩下四指處，位於第四肋骨與第五肋骨之間。

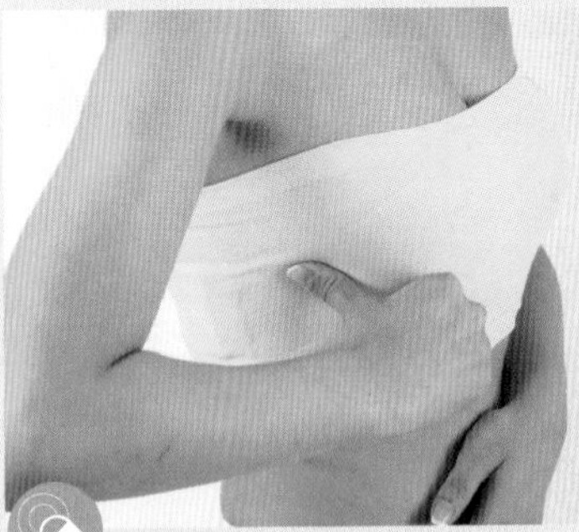

按壓手法
手握拳，伸出大拇指，朝內按壓。

膻中

發散造成胸悶的悶氣

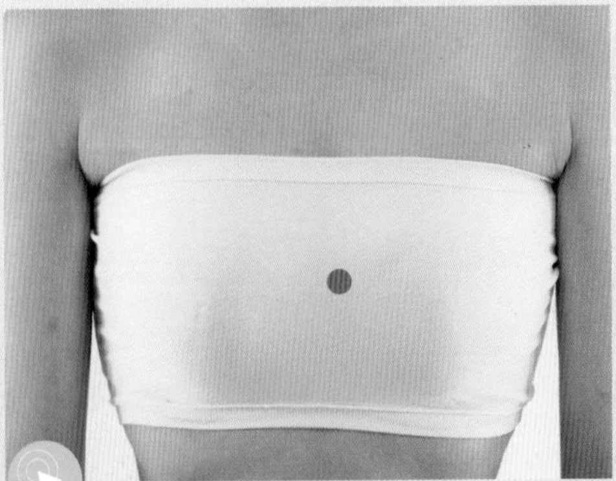

尋找位置的方法
兩乳頭連線中點之凹陷處。

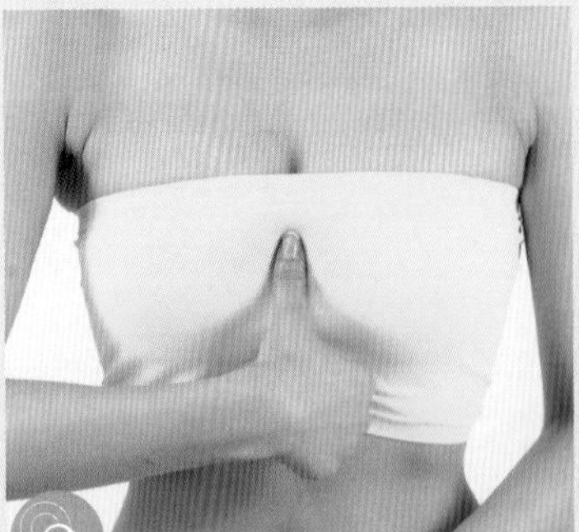

按壓手法
手握拳，伸出大拇指，朝內按壓。

經以及三焦經，因此可以透過手腕附近的穴位來調理。在大拇指根部的**太淵**，是肺經的原穴，刺激後可增加肺經的氣血，增加肺功能。心包經的**內關**，和三焦經的**外關**，分別位在手腕的內外側，刺激這兩個穴道，可以溝通表裡兩經的氣血，互相調理兩條經絡，進而統調全身氣血，達到治療胸悶胸痛的效果。

太淵

增加肺經的氣血來強化肺功能

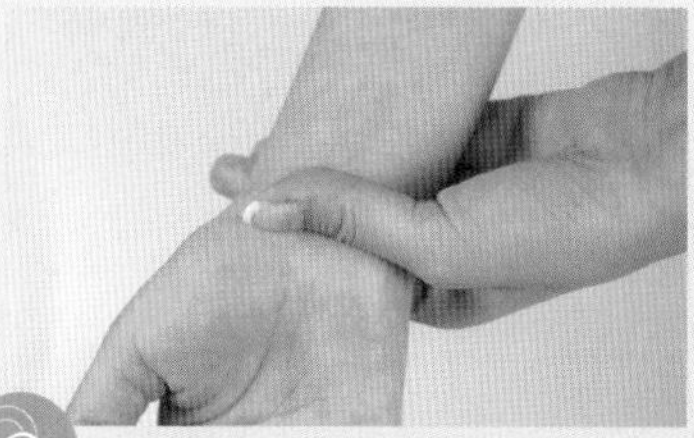

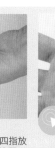

按壓手法
一手放在另一手的手腕內側，四指放在手背上作固定，大拇指往下按壓。

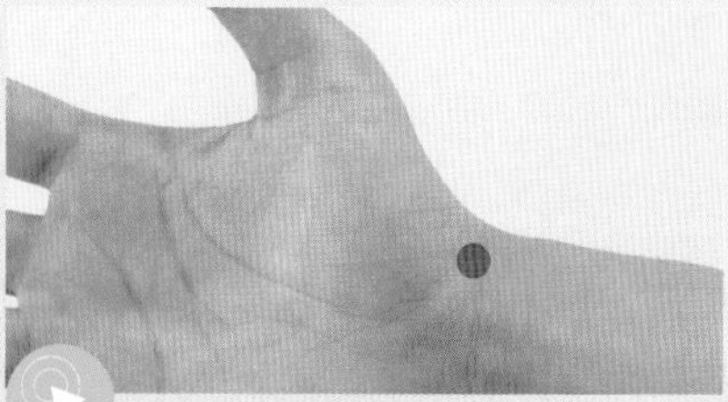

尋找位置的方法
手腕橫紋橈側凹陷處。

內關

紓緩因為心慌造成的胸悶

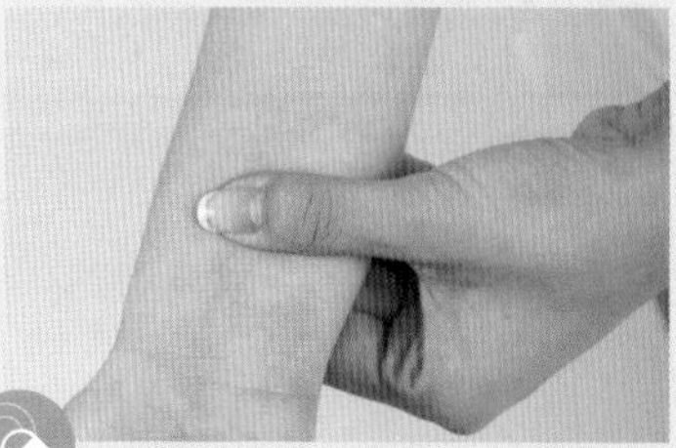

按壓手法
一手放在另一手上，四指放在前臂外側上作固定，大拇指往下按壓。

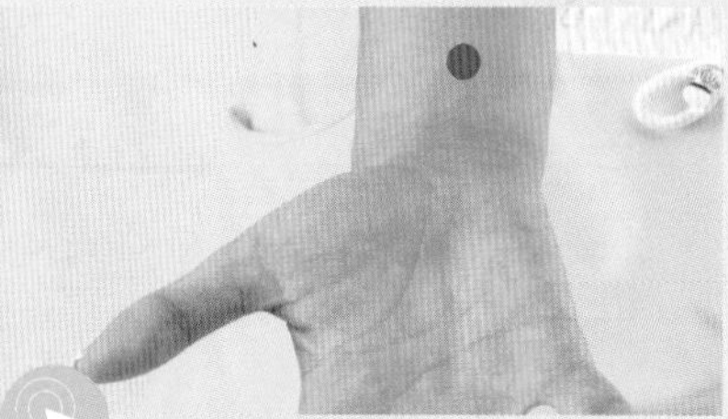

尋找位置的方法
手腕內側橫紋上三指。

外關

和內關一起調理兩條經絡

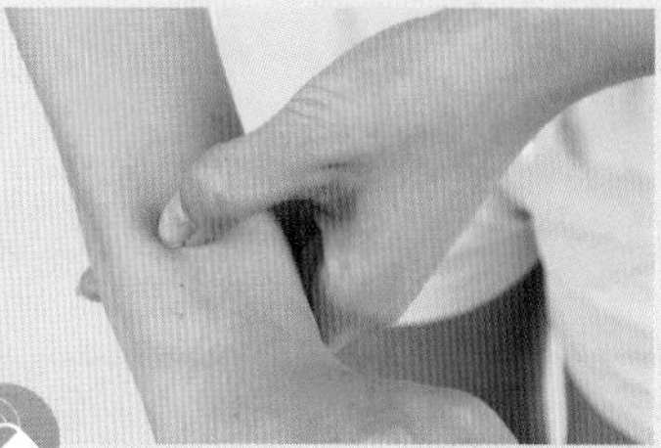

按壓手法
一手放在另一手上，四指放在前臂內側上作固定，大拇指往下按壓。

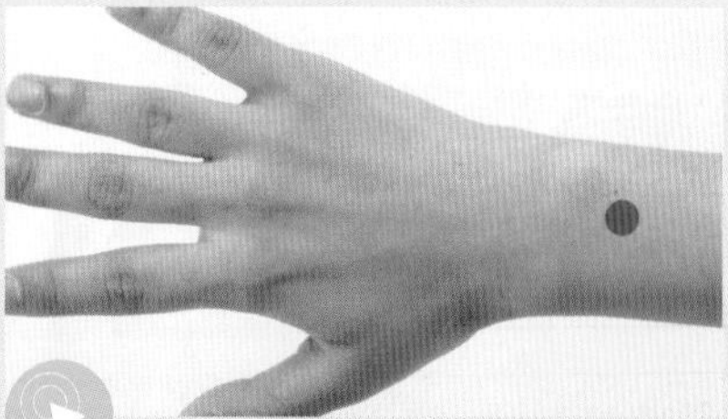

尋找位置的方法
手腕外側橫紋上三指。

胃食道逆流

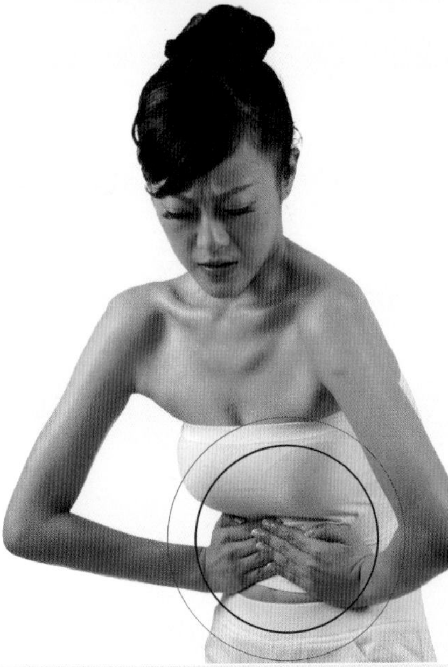

俗稱「火燒心」的胃食道逆流，是食道和胃部連接處的賁門擴約肌張力鬆弛，造成關閉不緊，讓胃中食物的胃酸或氣體，沿食道往上灼燒了食道粘膜發炎，造成胸口有灼熱感。

膈俞

紓解橫膈膜的壓力

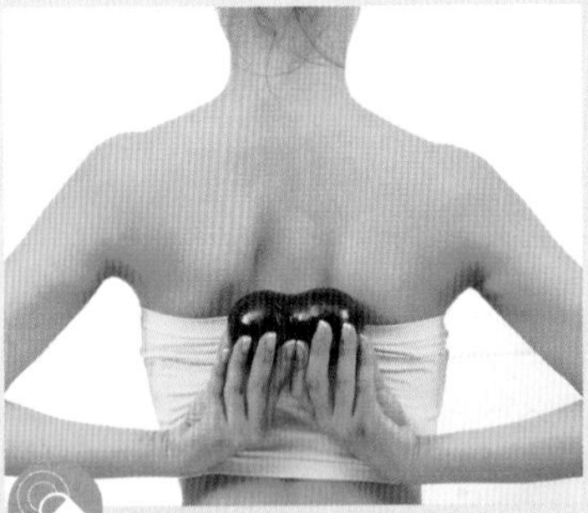

按壓手法

身體靠著牆站直，在身體和牆壁間夾入花生球後，以身體的重量往後壓。

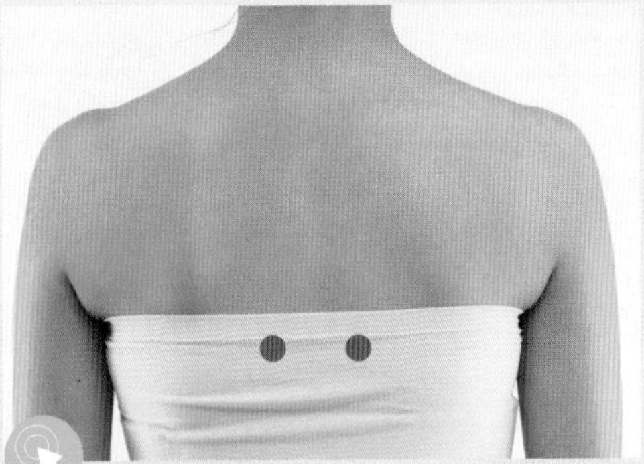

尋找位置的方法

以第七胸椎與第八胸椎之間為基準點，旁開兩指處。

膈關

外散膈膜的過旺之氣

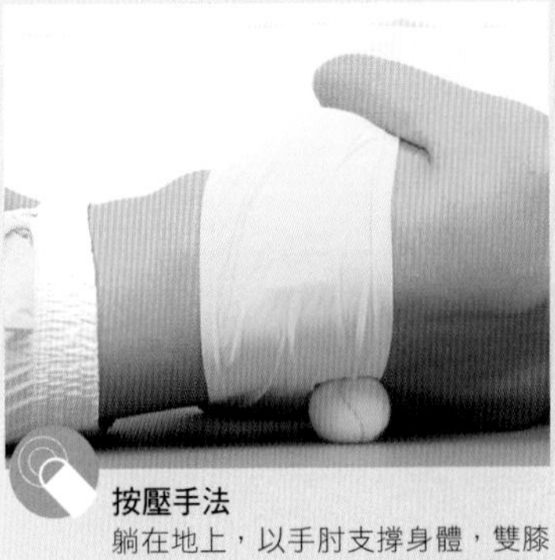

按壓手法

躺在地上，以手肘支撐身體，雙膝屈起。在身體和地板間夾入網球後，雙手環胸，以身體的重量往下壓。

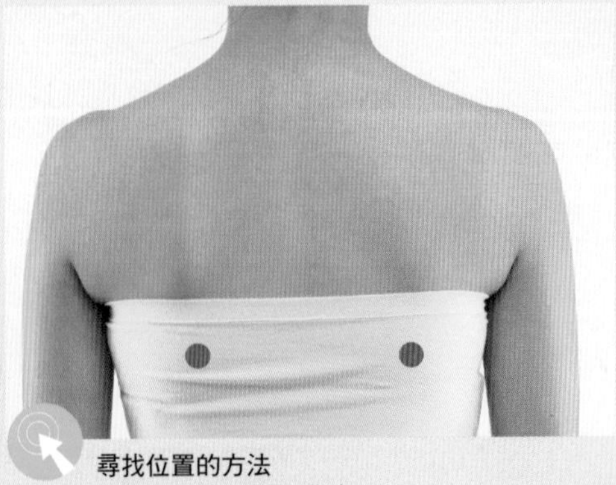

尋找位置的方法

與膈俞同高，旁開四指處。

這樣的狀況多是發生在吃完飯之後，胃酸分泌旺盛之後湧上來；或是睡覺時平躺的姿勢，讓胃酸溢流而出，甚至會在睡夢中驚醒；還有在吃了過多難消化的高油脂食物、甜食，或是刺激性的飲料之後，也會刺激胃酸分泌，導致胃酸逆流至食道。

其實胃食道逆流也算是一種和生活習慣有關的慢性病，若是吃完飯就伏案工作、趴著午睡，或是吃飽飯就窩在沙發上看電視，都會使橫膈膜的肌肉受到壓迫，讓胃部受到壓力。另外，若喜好攝取寒性的飲食，像是冰冷飲品和瓜果類，會在體內累積寒氣，讓胃緊繃。

至陽

緩解胃問題的重要穴位

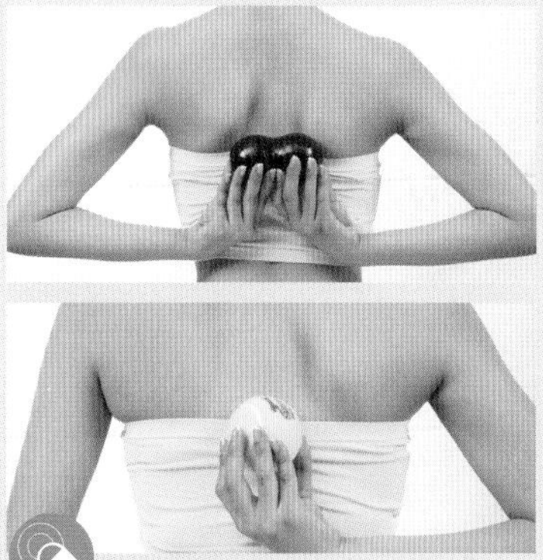

按壓手法

身體靠著牆站直，在身體和牆壁間夾入網球後，以身體的重量往後壓。

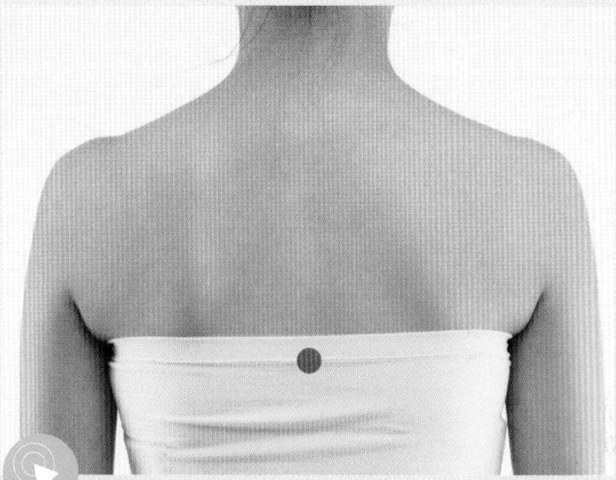

尋找位置的方法

第七胸椎與第八胸椎之間。

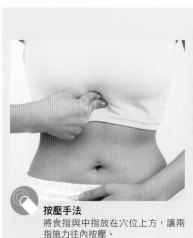

鳩尾

刺激任脈讓氣血順行

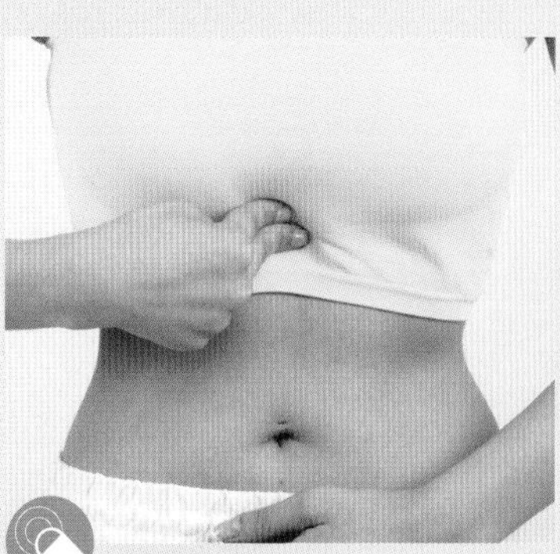

按壓手法

將食指與中指放在穴位上方，讓兩指施力往內按壓。

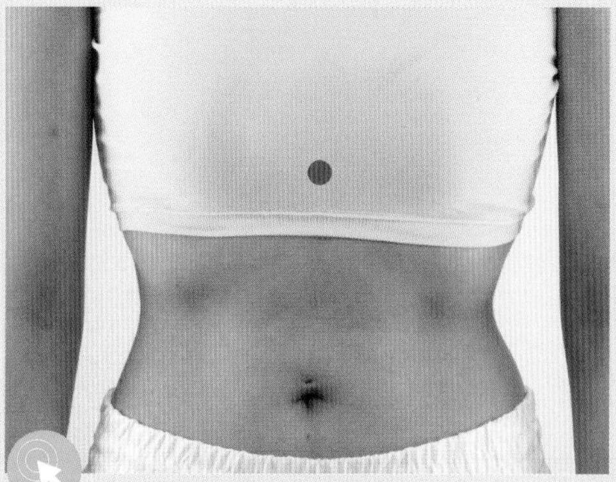

尋找位置的方法

以肚臍為基點，正上方十指處。

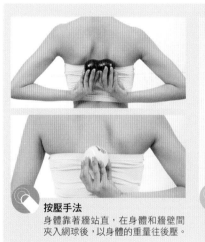

要紓解橫膈膜的壓力，首選三個靠近橫膈膜的背部穴位，就是膀胱經的**膈俞**和**膈關**，以及督脈的**至陽**。膈俞和隔關的膈，即橫膈膜的意思。至陽，是上焦和中焦的交會之處，中醫裡提到要解決胃胸膈氣逆，就回從此穴做調理。

因為胃食道逆流在中醫來說，大多是屬於氣機不暢，上下焦的氣堵著的緣故。因此選擇在肋骨尖端下方，位在中焦的**鳩尾**，和在前胸正中央，位在上焦的**膻中**，刺激這兩個在任脈上的穴位，痠痛感強烈，可以讓氣血順行。

位在手腕內側的**內關**，和位在腳底內側的**公孫**，分別屬於心包經和脾經。看似無關的

膻中

發散胸口的鬱氣和悶氣

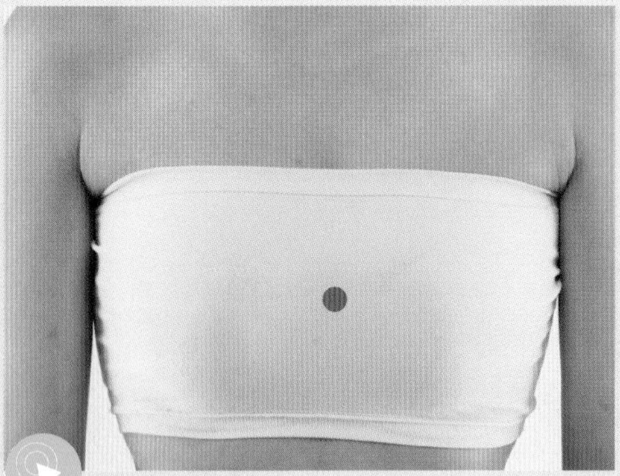

尋找位置的方法
兩乳頭連線中點之凹陷處。

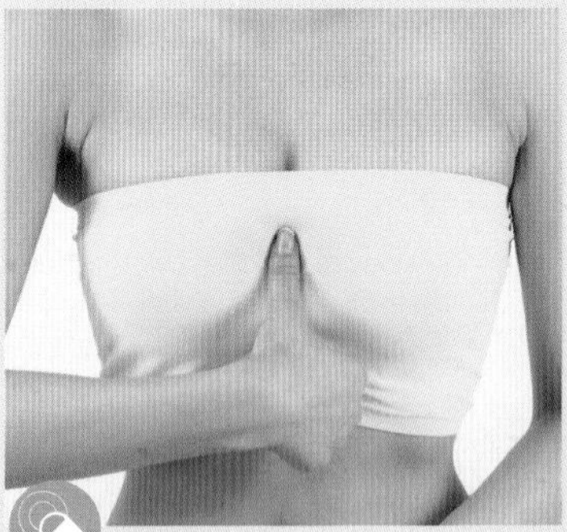

按壓手法
手握拳，伸出大拇指，朝內按壓。

內關

理氣以紓緩胃氣上逆

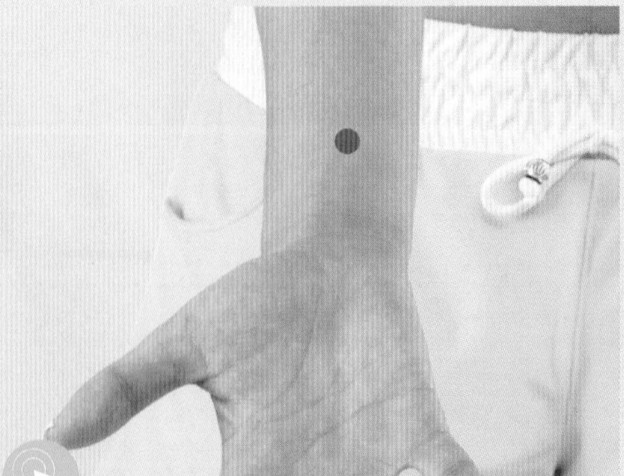

尋找位置的方法
手腕內側橫紋上三指。

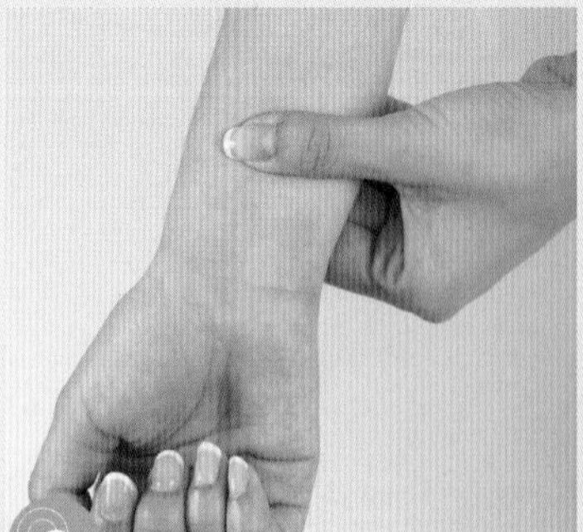

按壓手法
一手放在另一手上，四指放在前臂外側上作固定，大拇指按壓。

兩個穴位，都是八脈交會穴，更是兩個合作無間的配穴，可以抑制胃酸分泌及使胃蠕動減慢。尤其公孫的位置，是腳底按摩反射胸椎的位置，是治療反胃的重要穴位。

公孫

從腳底治療反胃的重要穴位

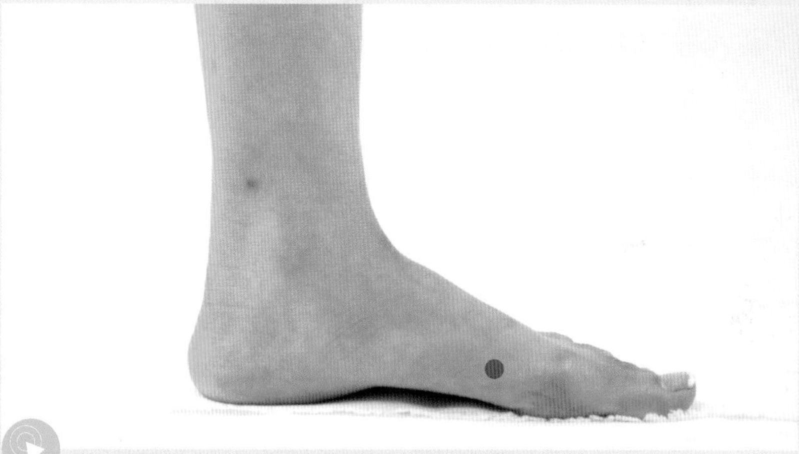

尋找位置的方法

腳掌內側腳掌內側，蹠骨後方凹陷後方，一大拇指寬處。

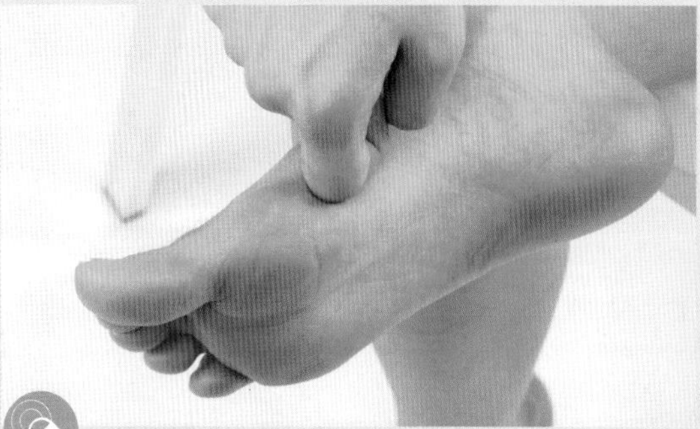

按壓手法

坐在椅子上，一腳放在另一腳的膝蓋上。食指彎曲，用指節的尖端往下用力。

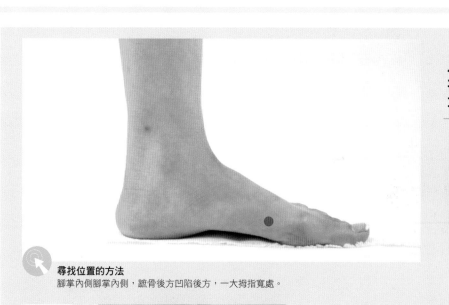

心悸

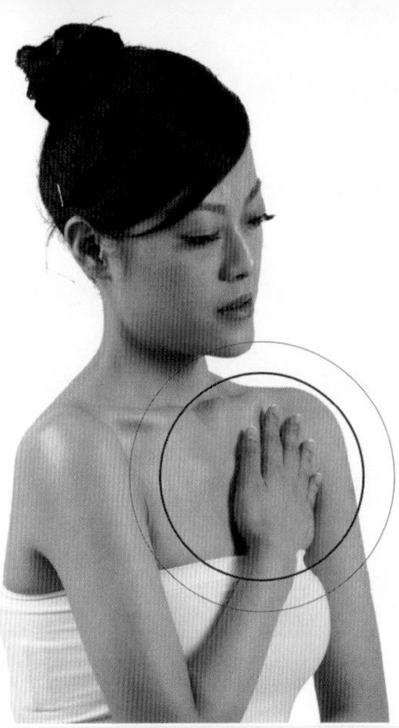

心悸，是自己感受得到一種感覺心臟跳動的不適現象，包括：過快、過慢、不規則、忽快忽慢。會造成這種心臟蹦蹦跳的感受，在中醫來說都是因心氣不足所引起。

如果有先天的心臟結構

心俞

強化氣血虧虛的心臟

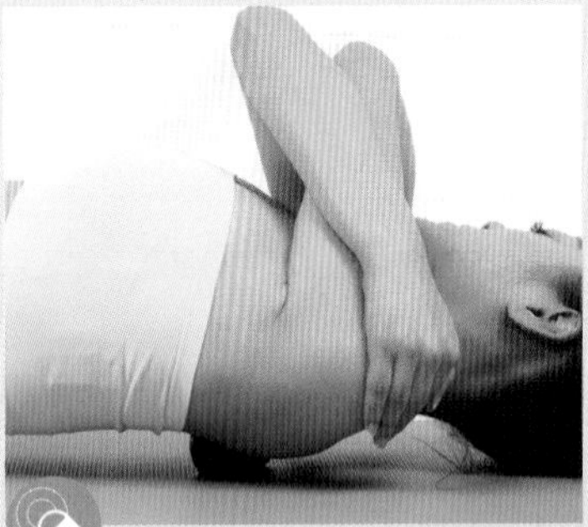

按壓手法

躺在地上，以手肘支撐身體，雙膝屈起。夾入花生球後，雙手環胸，以身體的重量往下壓，並上下移動。

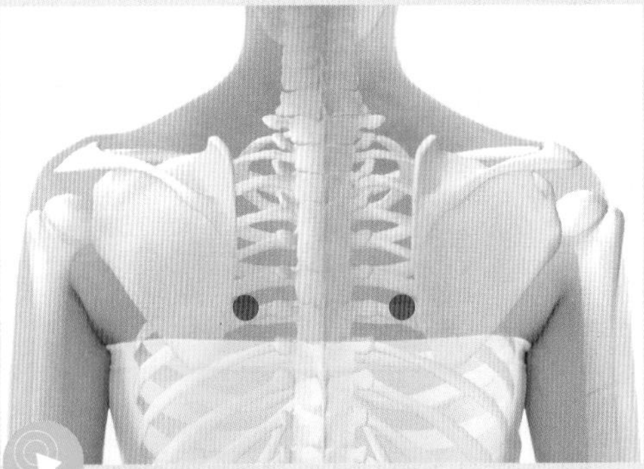

尋找位置的方法

以第五胸椎與第六胸椎之間為基準點，旁開兩指處。

厥陰俞

平定心臟急遽跳動的問題

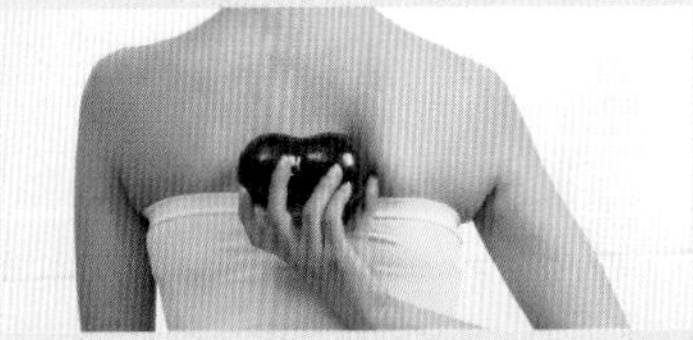

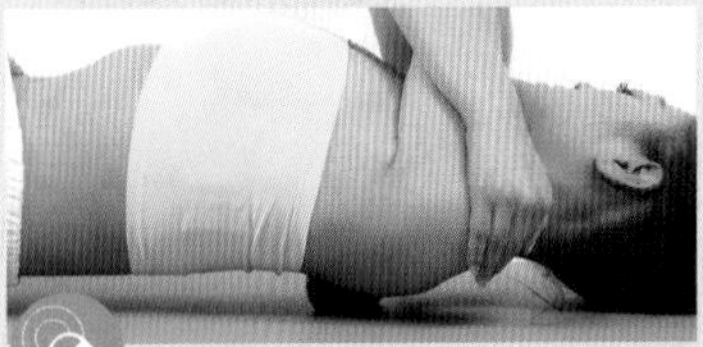

按壓手法

躺在地上，以手肘支撐身體，雙膝屈起。夾入花生球後，雙手環胸，以身體的重量往下壓，並上下移動。

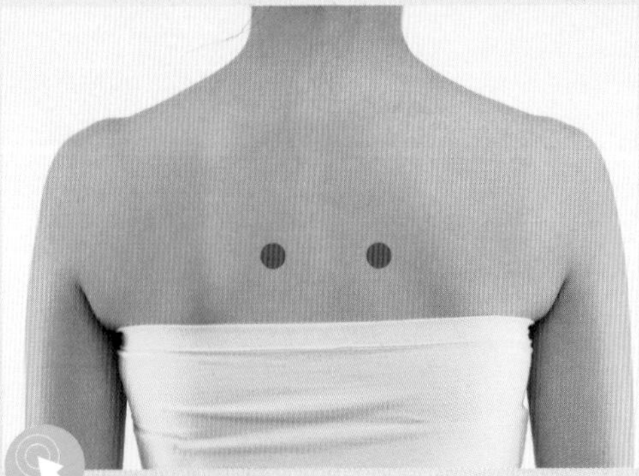

尋找位置的方法

以第四胸椎與第五胸椎之間為基準點，旁開兩指處。

病變，像是心瓣膜狹窄、心肌收縮功能不全、肥厚性心肌病變、高血壓性心臟病、心律不整等等，或是非心因性、與新陳代謝有關的疾病，像是甲狀腺疾病、貧血、低血糖等等，都會造成異常的心跳模式。

除此之外，若遇上突然的巨聲、受到驚嚇，覺得恐慌、焦慮、壓力大的狀況，以及喝酒、茶、咖啡之後，也都可能使心跳加快而造成心悸。

心俞和**厥陰俞**都是位在背部，屬於膀胱經。心俞是心經的經氣能輸注背部的穴道，能寧心安神；厥陰俞則是心包經的經氣疏注背部的穴道，能清心、疏通心脈。心包經跟心經不一樣，心包指的是心臟外

神道

養心清熱以鎮靜心氣

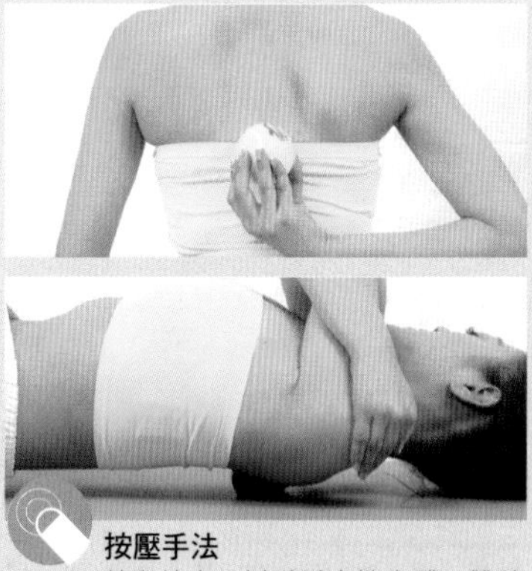

按壓手法
躺在地上，以手肘支撐身體，雙膝屈起。夾入網球後，雙手環胸，以身體的重量往下壓。

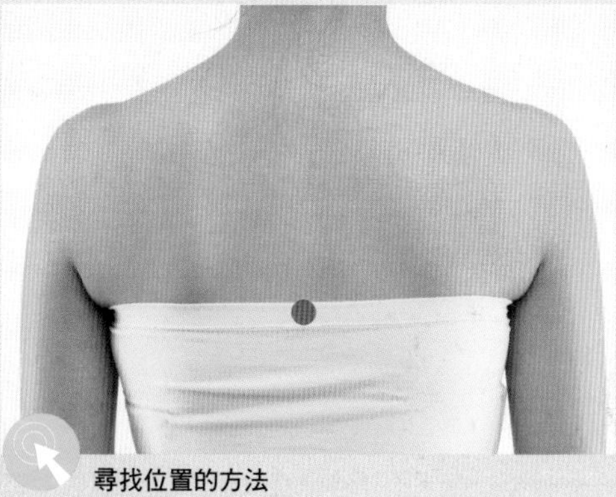

尋找位置的方法
第五胸椎與第六胸椎之間。

巨闕

將心經的經氣疏注胸腹部

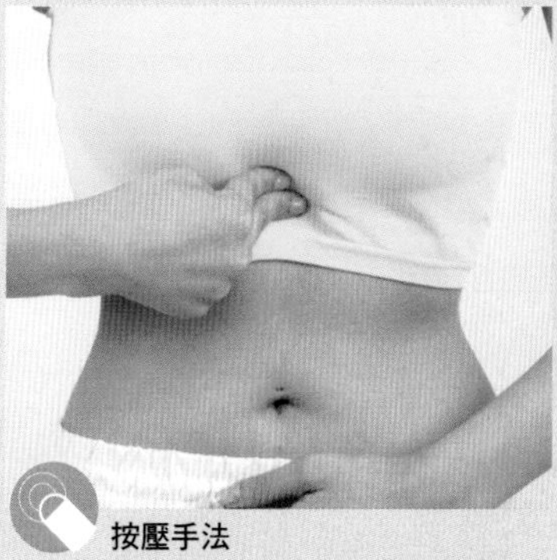

按壓手法
將左右手的食指與中指，同時放在穴位上方，施力往內按壓。

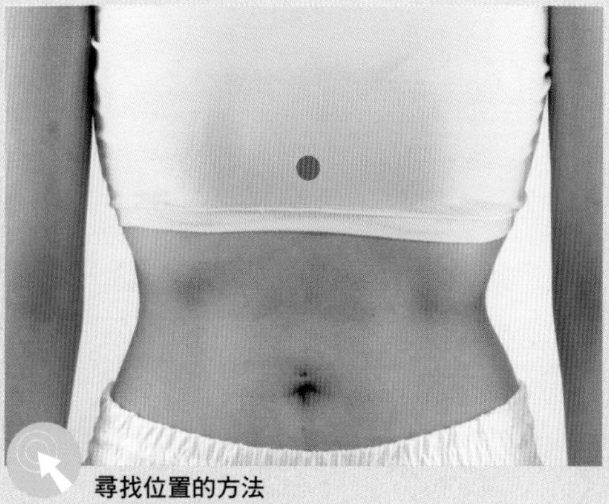

尋找位置的方法
肚臍正上方八指處。

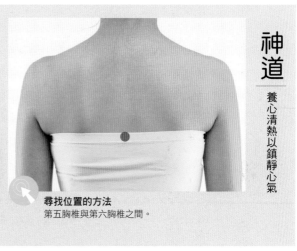

的包膜，是心臟的保護層，因此在中醫的說法，心包經代心受邪，因此常用於調理心血瘀阻、心機不暢之心悸、心肌梗塞等病症。

位在背後的**神道**，是督脈上的穴位。依照中醫的說法，這個穴位就是「主神」。「神」字代表的就是「氣」，因此神道的意思，就是心氣的通道，與心有關，在刺激後具有鎮靜的作用。

屬於任脈的**巨闕**，位置相當靠近心臟，是心臟的募穴。所謂的募穴，就是心經的經氣疏注胸腹部的穴道，因此是針對心痛和心悸的常用穴位。

內關

平定心臟節奏處於紊亂的狀態

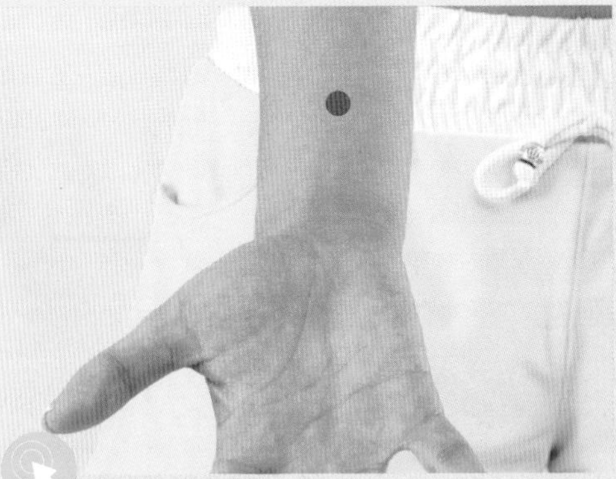

尋找位置的方法
手腕內側橫紋上三指。

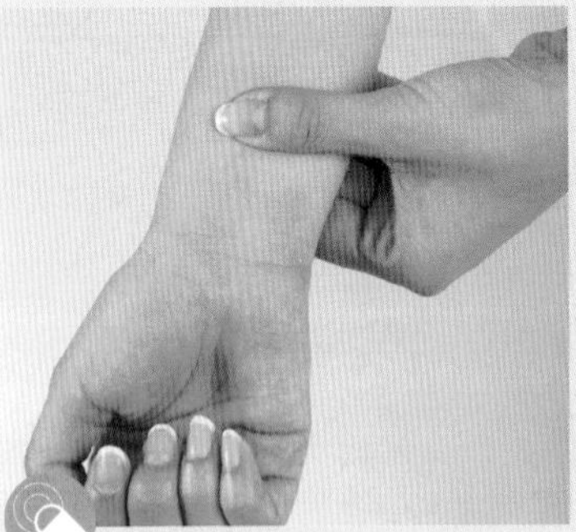

按壓手法
一手放在另一手上，四指放在前臂外側上作固定，大拇指往下按壓。

神門

紓緩焦慮緊張的情緒

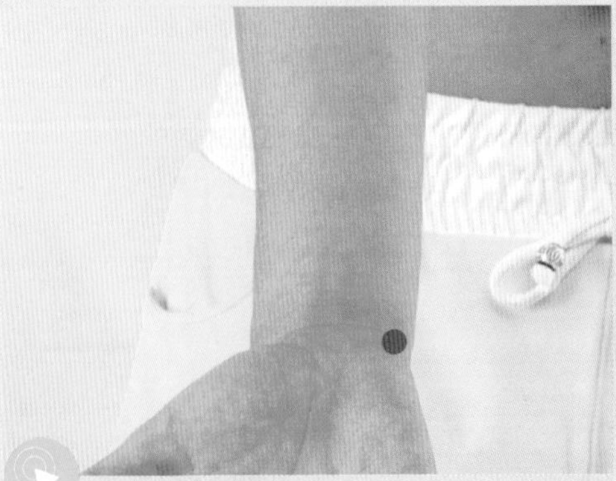

尋找位置的方法
尺側手腕橫紋凹陷處。

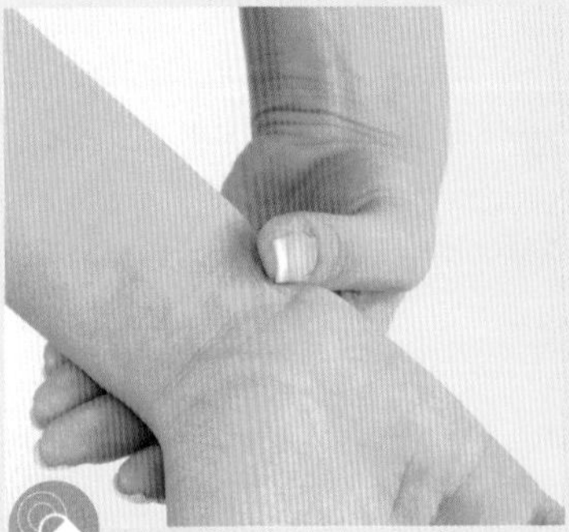

按壓手法
一手掌心朝上，另一手的四指放在手背為基點，以大拇指用力按壓。

位在手腕內側的**內關**和**神門**，分別是心包經的絡穴，和心經的原穴。這兩個穴位都具有安神寧心的作用，能紓緩焦慮緊張的情緒。

位於手掌內側的**少府**和**勞宮**，同樣分別屬於心經和心包經，因為具有清心泄熱的功效，在刺激後可抑制因為恐慌或壓力造成的心悸。

少府

心經氣血聚集之所在

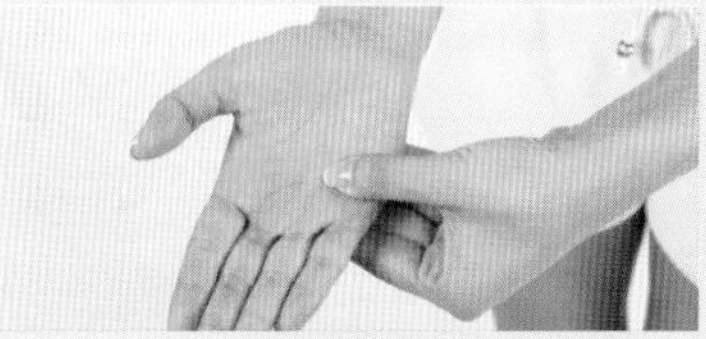

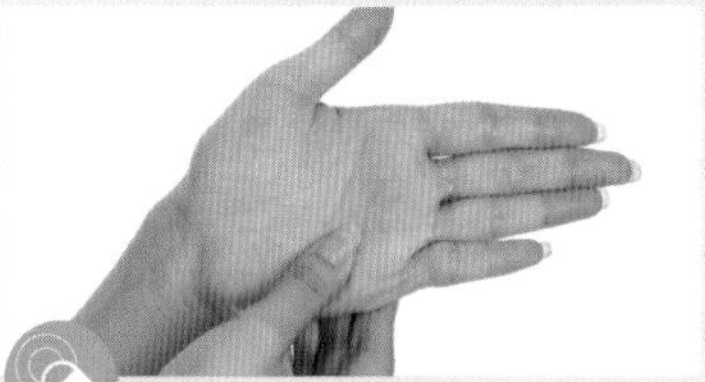

按壓手法
一手掌心朝上，另一手的四指放在手背為基點，以大拇指用力按壓。

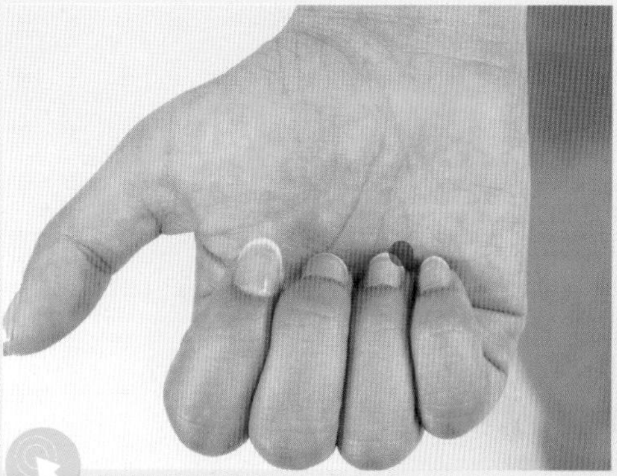

尋找位置的方法
握拳時，無名指尖與小指尖連線的中點。

勞宮

抑制因為恐慌或壓力造成的心悸

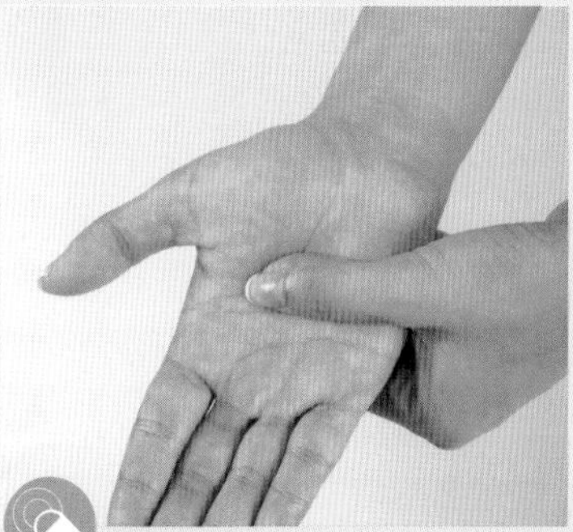

按壓手法
一手掌心朝上，另一手的四指放在手背為基點，以大拇指用力按壓。

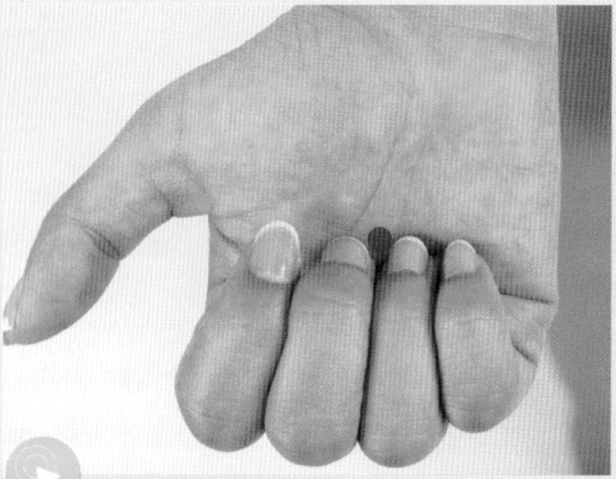

尋找位置的方法
握拳時，中指尖與無名指尖連線的中點。

上背疼痛（肩胛骨）

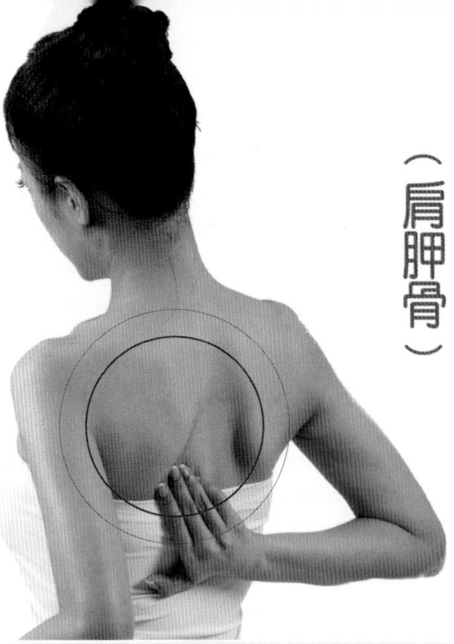

上背疼痛，就是俗稱的「膏肓痛」。膏肓是指背部兩個肩胛骨之間，靠近脊椎的部位，只要是出現在這部位的疼痛，往往伴隨著頭痛、肩頸痛、腰部痠痛等現象，嚴重的甚至會造成胸悶、心悸、心慌的症狀。

膏肓

提升肩部肌群的穩定力量

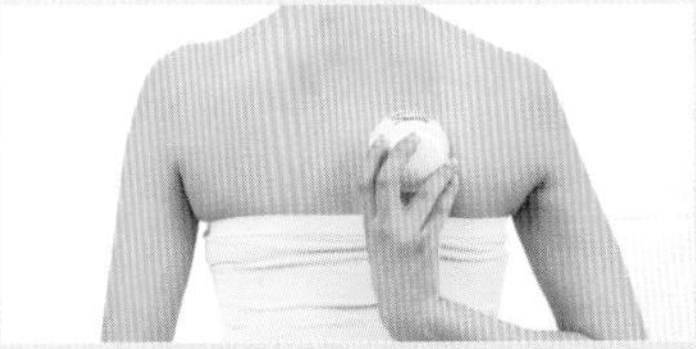

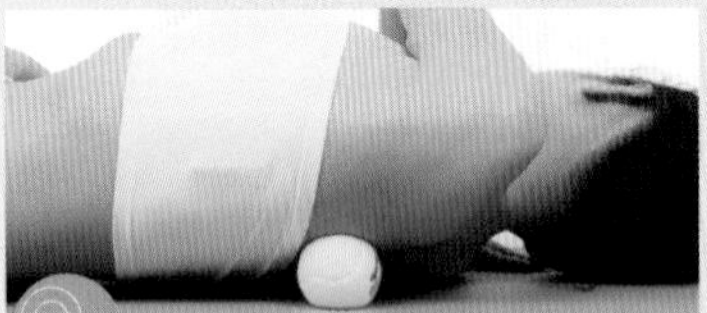

按壓手法

躺在地上，以手肘支撐身體，雙膝屈起。夾入網球後，雙手環胸，以身體的重量往下壓。

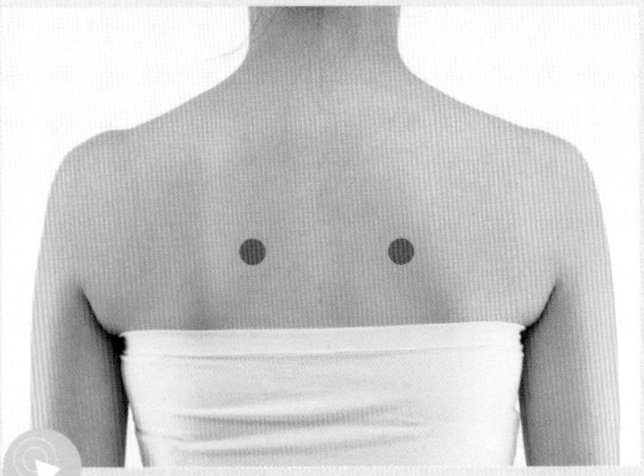

尋找位置的方法

以第四胸椎與第五胸椎之間為基準點，旁開四指處。

魄戶

改善肩胛骨過度外展的張力

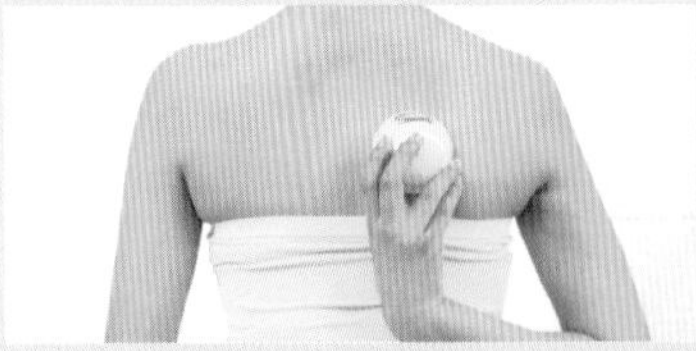

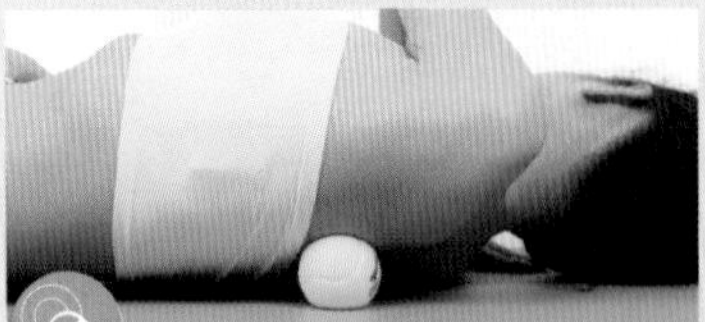

按壓手法

躺在地上，以手肘支撐身體，雙膝屈起。夾入網球後，雙手環胸，以身體的重量往下壓。

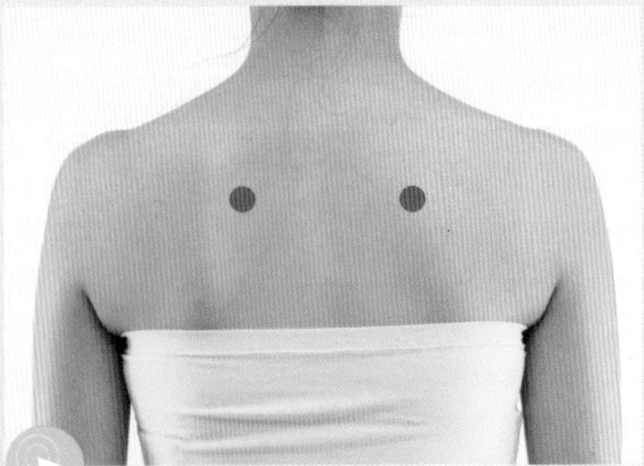

尋找位置的方法

以第三胸椎與第四胸椎之間為基準點，旁開四指處。

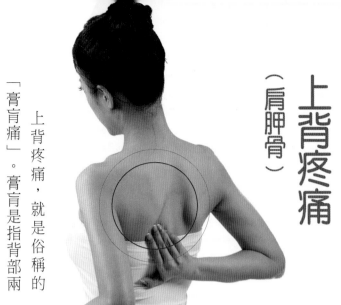

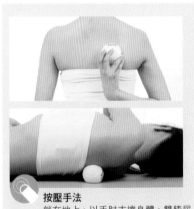

一般來說，上班族、電腦族、家庭主婦等都是容易得到膏肓痛的族群。因為會引發上背疼痛，主要是姿勢不良的駝背所造成，像是整天窩在沙發上、彎腰做家事、使用電腦工作的人。這樣長期固定某個姿態的動作會讓肩膀內旋、肩胛骨外展，使肩胛骨附近的大小菱形肌和豎脊肌過度產生張力，導致肌筋膜開始發炎而產生疼痛，因此西醫稱之為肌筋膜疼痛症候群。

另外，像是持續進行上肢過度懸空或是操作頻繁的動作，像是高舉單手炒菜，使用位置高於腰部的鍵盤，抬手講行動電話，也都會造成肩膀的壓力，進而導致胸背部相關

肺俞

肺經補氣的要穴

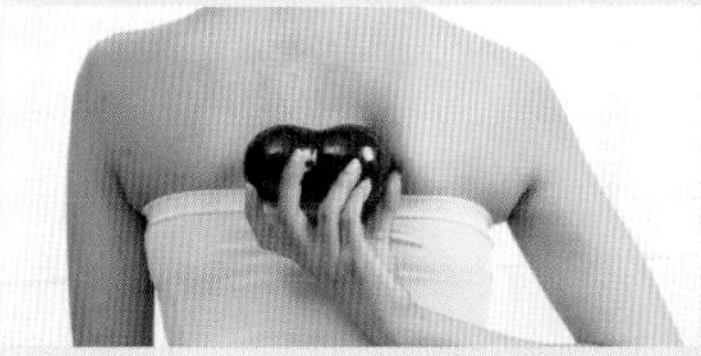

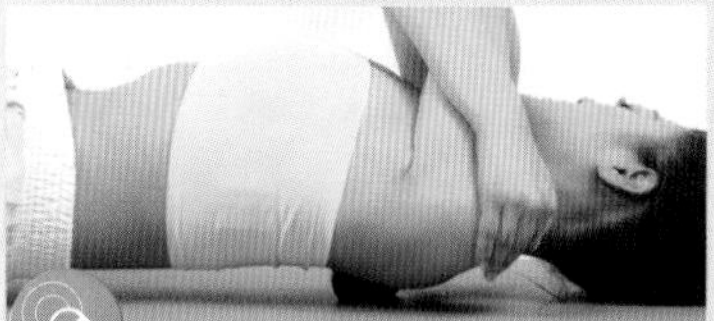

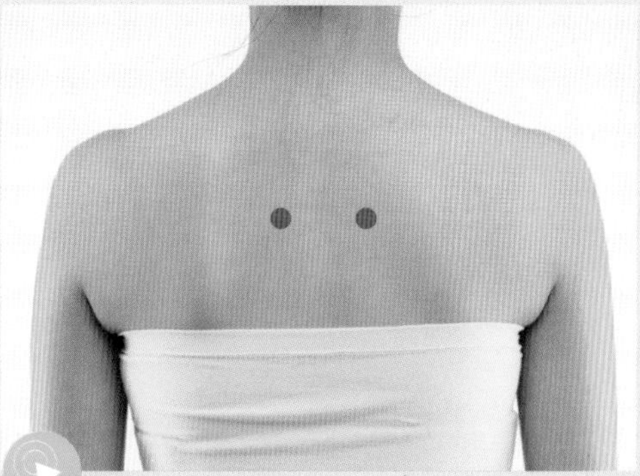

按壓手法

躺在地上，以手肘支撐身體，雙膝屈起。夾入花生球後，雙手環胸，以身體的重量往下壓。

尋找位置的方法

以第三胸椎與第四胸椎之間為基準點，旁開兩指處。

厥陰俞

放鬆脊椎的壓力

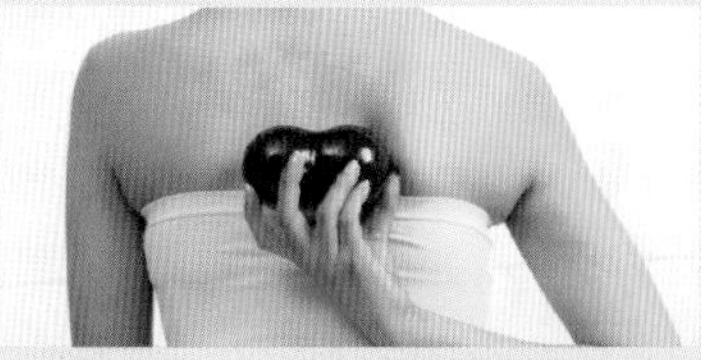

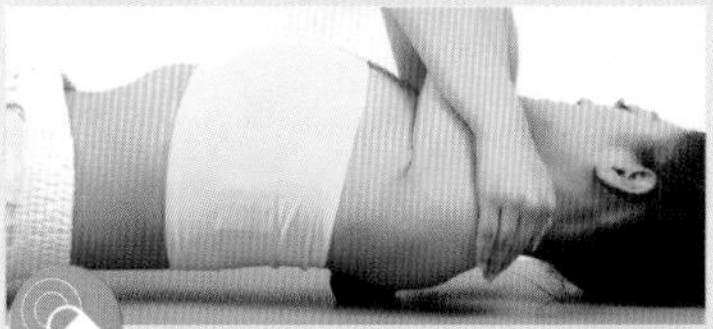

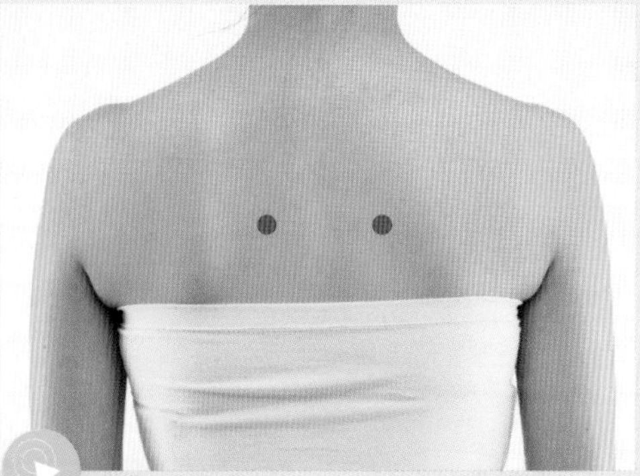

按壓手法

躺在地上，以手肘支撐身體，雙膝屈起。夾入花生球後，雙手環胸，以身體的重量往下壓，並上下移動。

尋找位置的方法

以第四胸椎與第五胸椎之間為基準點，旁開兩指處。

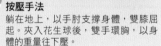

肌肉、筋膜產生發炎的情形，最後就出現膏肓痛。也因為如此，有時膏肓痛會出現在慣用手的單側疼痛

屬於膀胱經的**膏肓**和**魄戶**，位處靠近淺層的大小菱形肌和深層的前鋸肌的連接點，跟肌肉群的內收和外展有關，刺激後可以改善肩胛骨過度外展所造成的張力過大。

同樣是屬於膀胱經的**肺俞**和**厥陰俞**，則是靠近肩胛骨內側的穴道。因為位在豎脊肌上面，刺激後可以放鬆脊椎的壓力。

靠近前鋸肌的**輒筋**和**淵液**，屬於膽經，刺激後會改善因為前鋸肌過度攣縮，而造成

輒筋

放鬆前鋸肌以理中氣

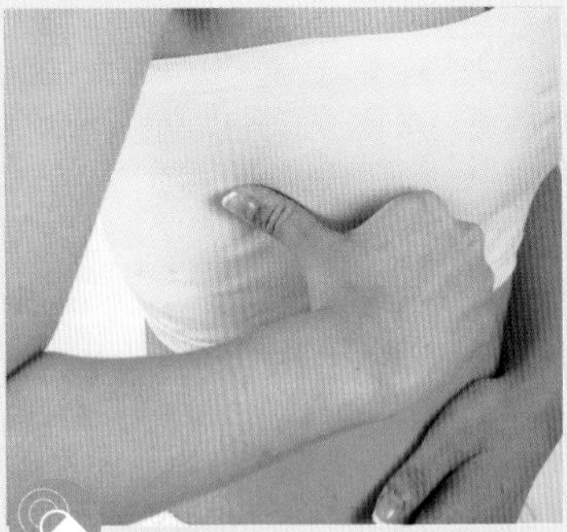

按壓手法
手握拳，伸出大拇指，朝內按壓。

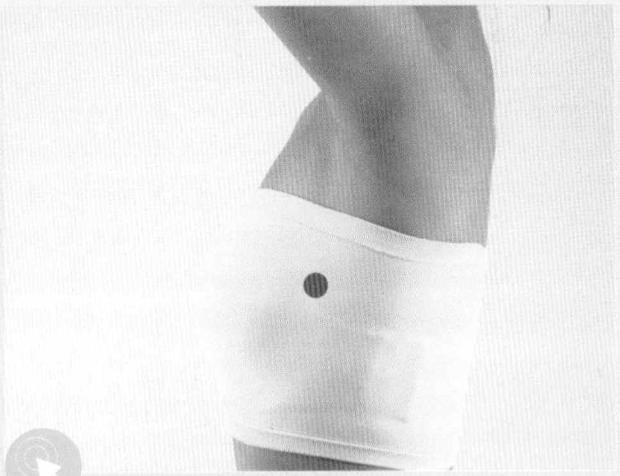

尋找位置的方法
距腋窩下四指處，以第四肋骨與第五肋骨之間為基準點，向前一大拇指寬，約與乳頭同高處。

淵液

讓肋骨外展來達到擴胸的目的

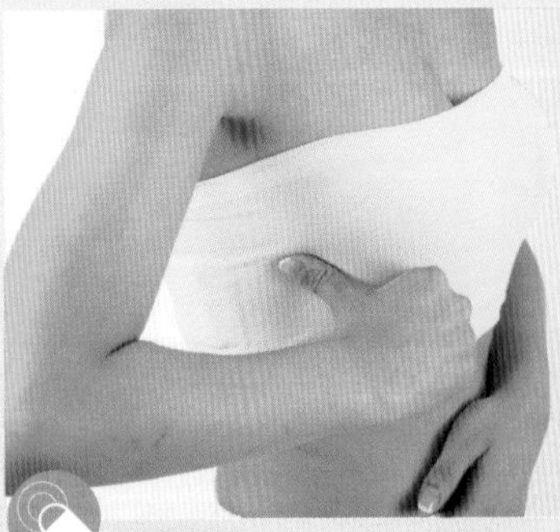

按壓手法
手握拳，伸出大拇指，朝內按壓。

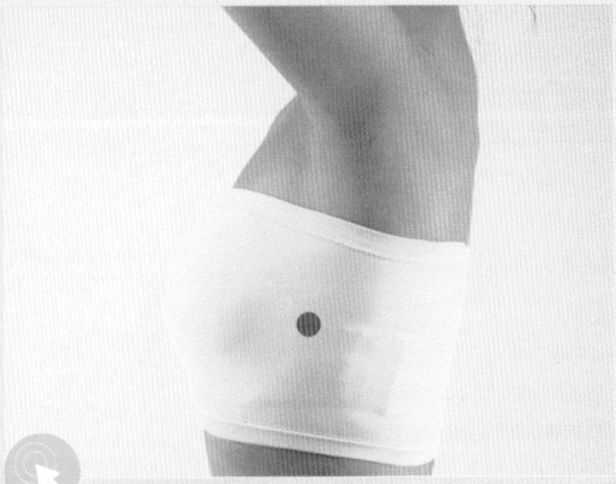

尋找位置的方法
距腋窩下四指處，位於第四肋骨與第五肋骨之間。

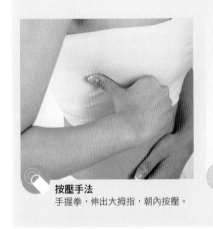

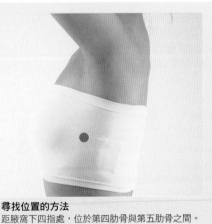

肩胛骨外展的狀況。

鎖骨下方的**中府**和**雲門**，屬於肺經，是個靠近胸小肌連接點的穴位。胸小肌的連接點在肩胛骨的喙突，就是肩胛骨外側有一伸向上前外方的骨突，形如鳥嘴的部分。當胸小肌攣縮時會造成肩胛骨的過度外展，因此放鬆胸小肌就非常重要。

同樣屬於肺經的**魚際**，卻是位在遠端的手掌上。藉由刺激肺經的魚際，可以反應到膀胱經的肺俞，而肺俞距離膏肓穴很近，進而達到紓緩膏肓痛的狀況。

在手腕內側的**大陵**，是心包經的原穴。心包經的循行路

中府

刺激胸小肌連帶放鬆肩胛骨

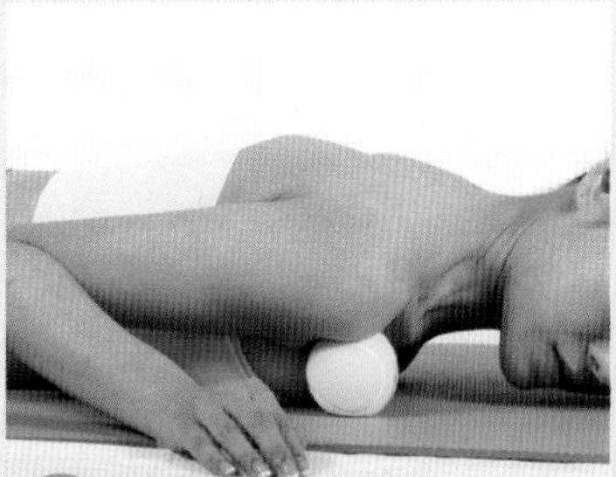

按壓手法
趴在地上，以前手臂支撐頭。夾入網球後，以身體的重量往下壓。

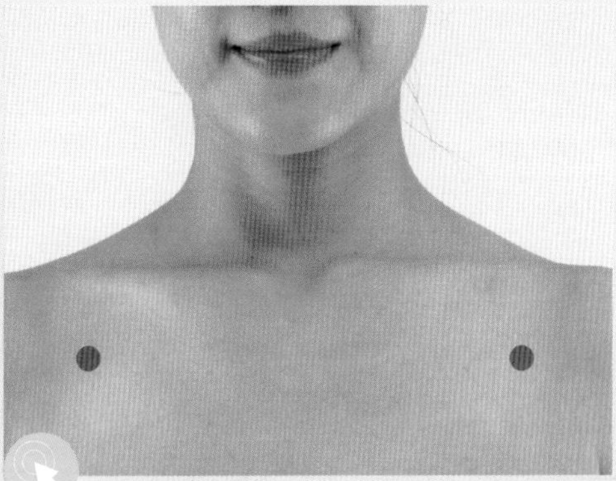

尋找位置的方法
以鎖骨末端下的最凹陷處為基準點，正下方兩指處。

雲門

調整肩胛骨過度外展的狀況

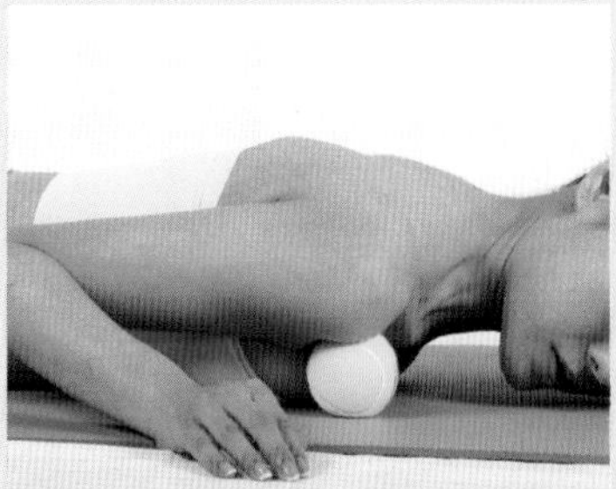

按壓手法
趴在地上，以前手臂支撐頭。夾入網球後，以身體的重量往下壓。

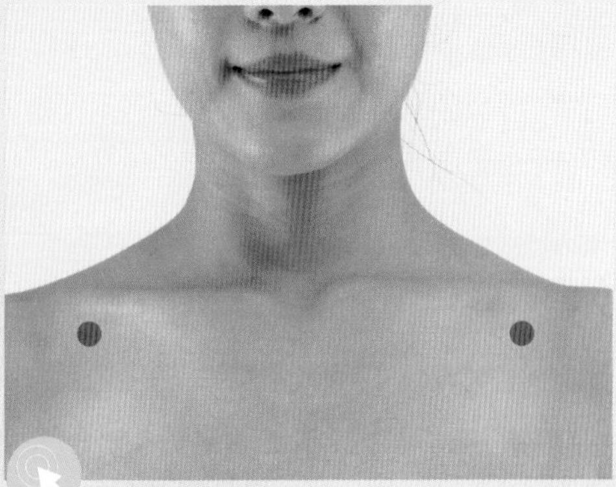

尋找位置的方法
鎖骨末端下最凹陷處。

線靠近胸小肌和胸大肌，刺激後可以改善因為胸肌緊繃，影響肩胛骨外展、肩膀內旋的現象。

魚際

解決病入膏肓的重要保命穴

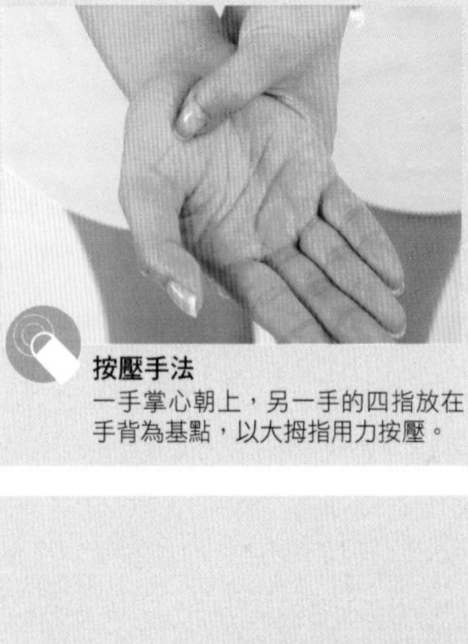

按壓手法
一手掌心朝上，另一手的四指放在手背為基點，以大拇指用力按壓。

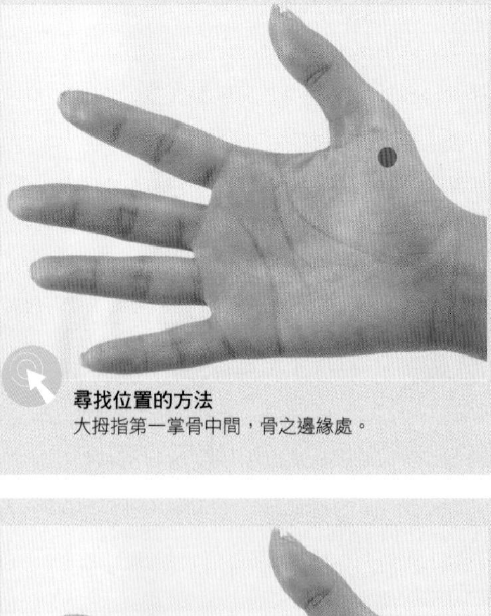

尋找位置的方法
大拇指第一掌骨中間，骨之邊緣處。

大陵

放鬆緊繃的胸肌

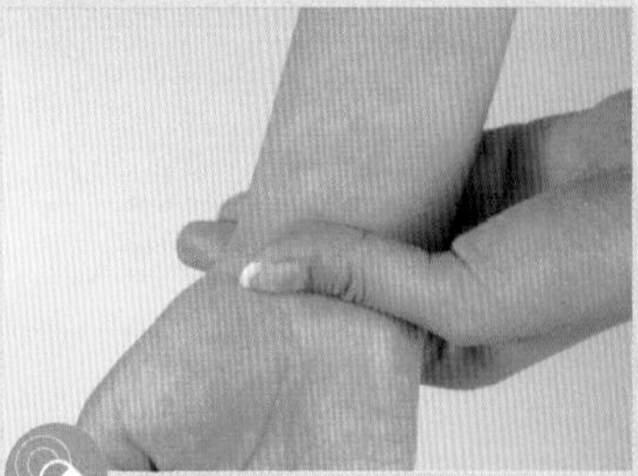

按壓手法
一手掌心朝上，另一手的四指放在手背為基點，以大拇指用力按壓。

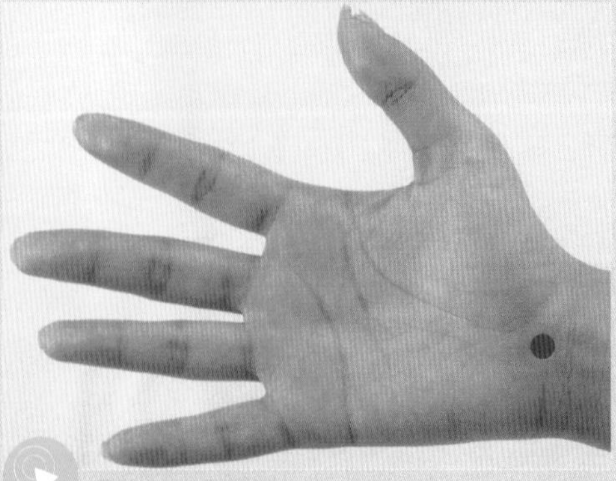

尋找位置的方法
手腕內側橫紋正中間。

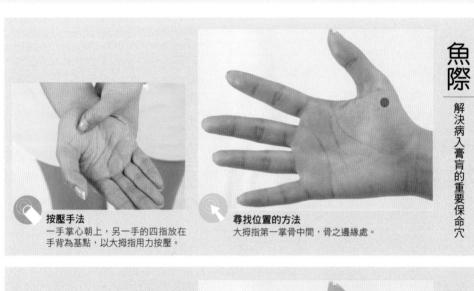

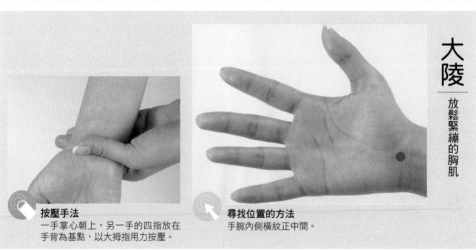

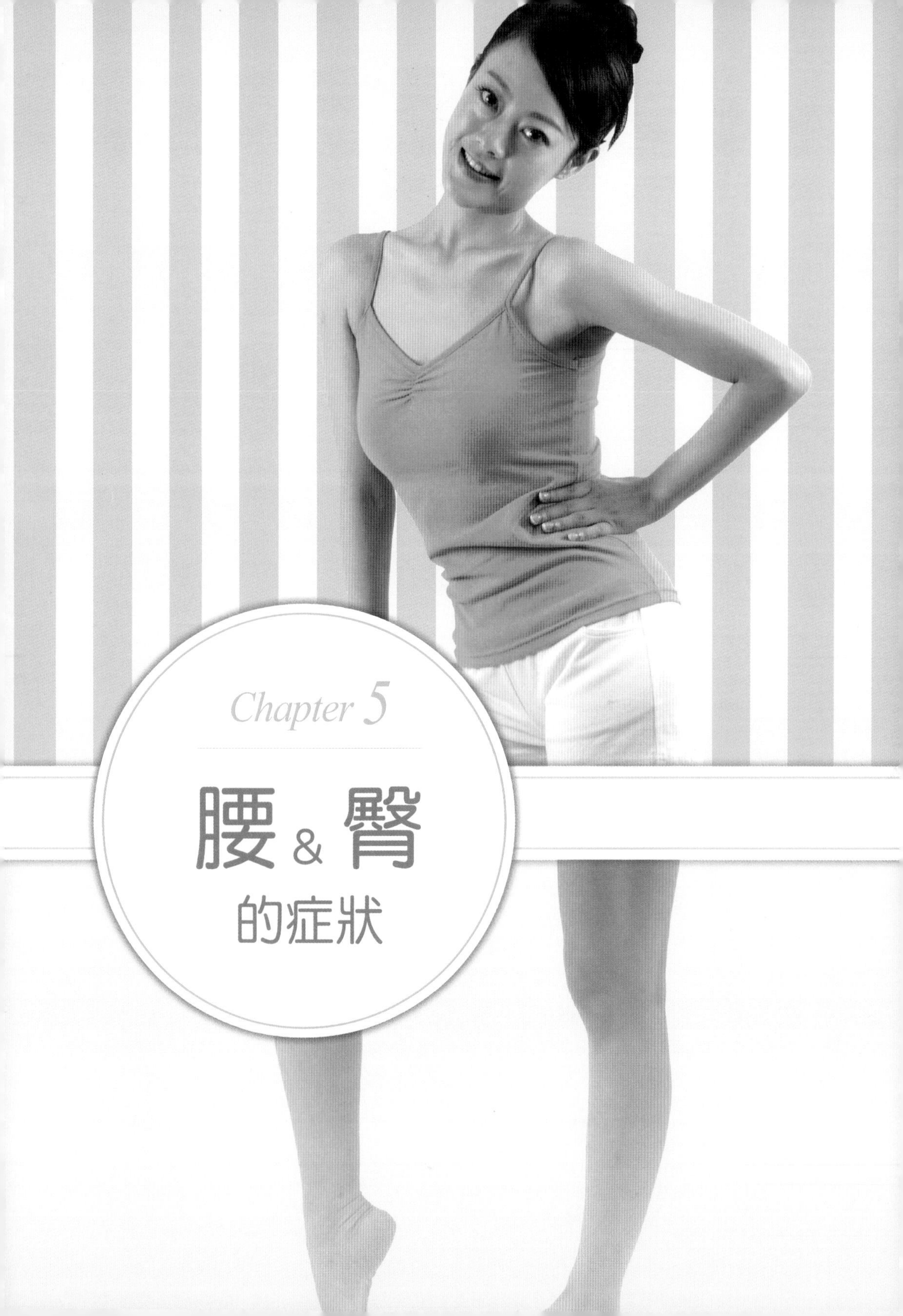

Chapter 5

腰&臀的症狀

背中疼痛

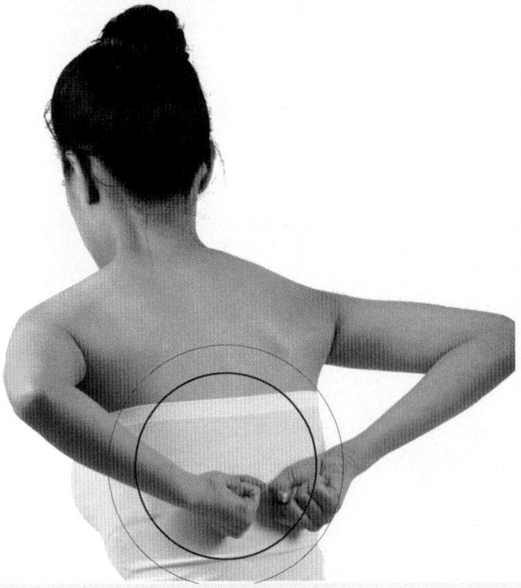

背中疼痛，就是在第七節胸椎到第十二節，肩胛骨下方到腰上的這一段感到疼痛。

當脊椎出現不正常的側向區線，被稱為脊椎側彎，就會引發背中疼痛的狀況。脊椎側彎的發生只有少部分是天生

胰俞、肝俞、膽俞、脾俞、胃俞

促進整個背部的血液循環

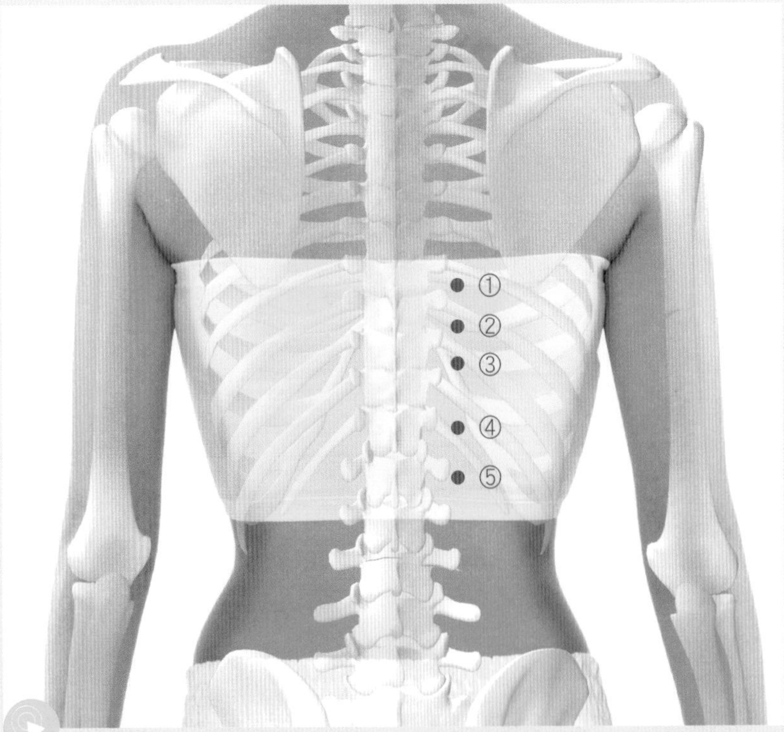

尋找位置的方法

①胰俞｜以第八胸椎與第九胸椎之間為基準點，旁開兩指處。

②肝俞｜以第九胸椎與第十胸椎之間為基準點，旁開兩指處。

③膽俞｜以第十胸椎與第十一胸椎之間為基準點，旁開兩指處。

④脾俞｜以第十一胸椎與第十二胸椎之間為基準點，旁開兩指處。

⑤胃俞｜以第十二胸椎與第一腰椎之間為基準點，旁開兩指處。

的，絕大部分都是起因於姿勢不良，像是長時間打電腦或是講手機，維持同一個姿勢，造成骨盆歪斜，導致長短腳，使得身體不平衡而產生。

駝背也是屬於姿勢不良的一種。長時間的低頭，窩著身體打電腦，還有睡覺蜷縮著像蝦子的睡法，都會讓身體前傾，改變了腰椎的弧度，讓上段的腹直肌和腹外斜肌緊繃，而引發背中疼痛，有的還會伴隨肋骨疼痛。

背中的位置，同時也是肝膽脾胃這些器官的穴位所在。另外，因為姿勢不良，身體前傾自然也會壓迫內臟。因此，背中的問題會影響消化器官的功能。同時，消化器官的不適，

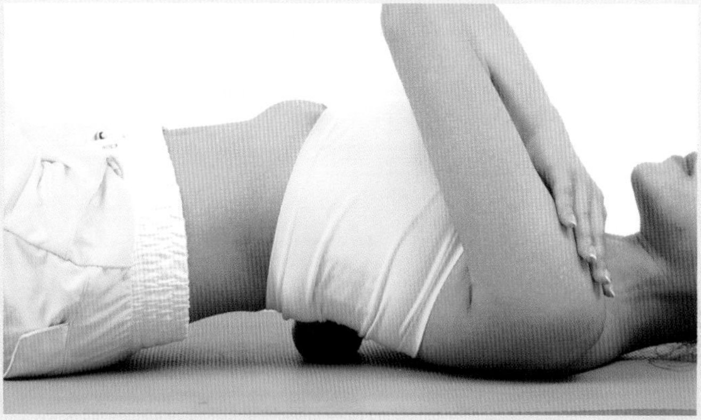

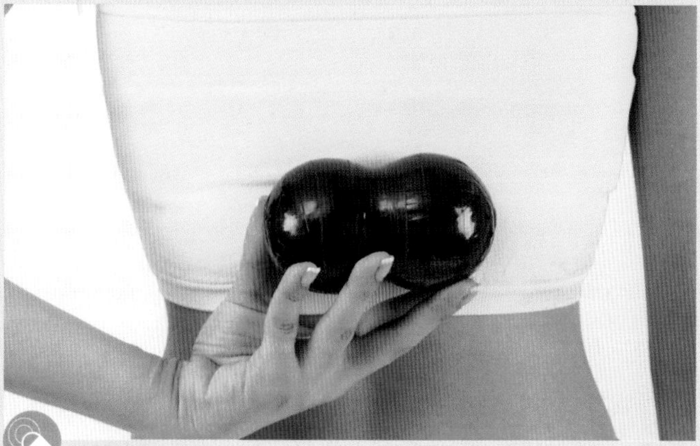

按壓手法

將花生球放在地上，躺下，讓花生球的位置在脊椎兩側。雙腳彎曲，讓身體上下移動，同時刺激多個穴位。

也會引發背中的疼痛，像是消化不良、脹氣、莫名的胃痛、胃食道逆流、反胃等等。

當食物在胃部做初步分解，送到十二指腸後，鹼性的胰液和膽汁會中和胃酸。如果姿勢不良造成腹壓過大，讓膽囊釋放膽汁和胰臟分泌胰液的運作受到影響，造成分泌不足，使得胃酸傷害腸壁，就會影響消化。而且，胰臟既然是分泌胰島素的主要器官，當受到壓迫而影響分泌時，也會造成血糖不穩定的狀況。

在背部的區域，有許多的穴位都是在膀胱經上，分別在脊椎的左右。從上而下可選取**肝俞**、**膽俞**、**脾俞**和**胃俞**，以及被列為奇穴的**胰俞**。都能在

中脘

改善胃部的消化不良

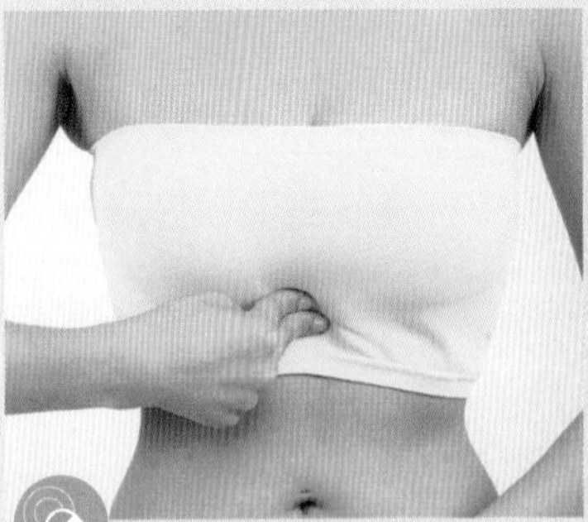

按壓手法
將食指與中指放在穴位上方，讓兩指施力往內按壓。

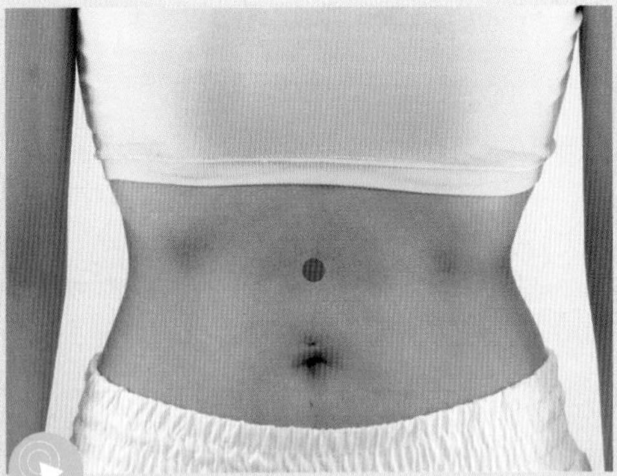

尋找位置的方法
肚臍正上方六指處。

下脘

放鬆上半部的腹直肌

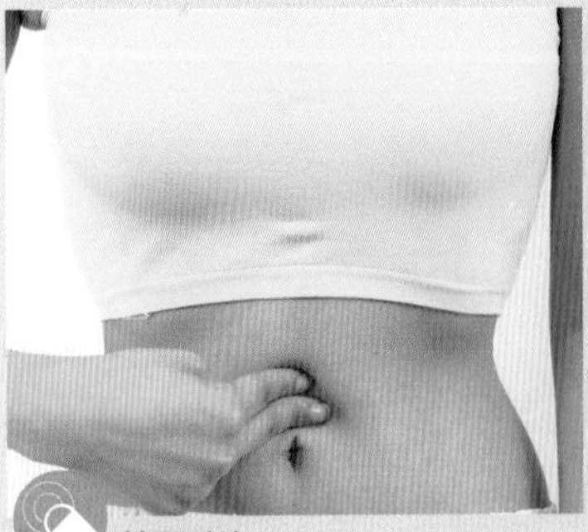

按壓手法
將食指與中指放在穴位上方，讓兩指施力往內按壓。

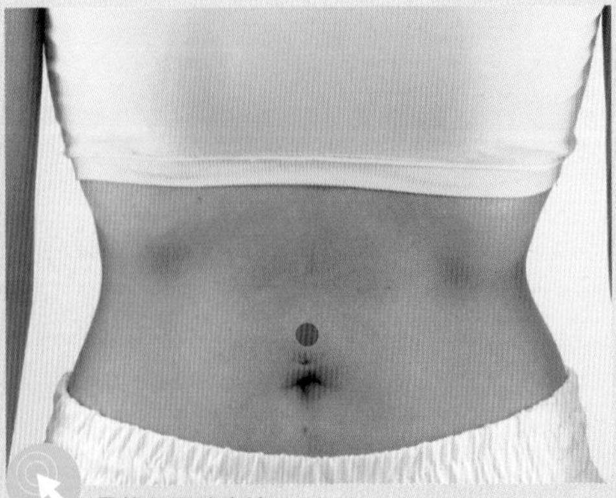

尋找位置的方法
肚臍正上方三指處。

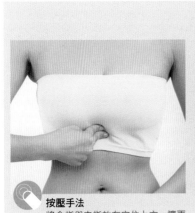

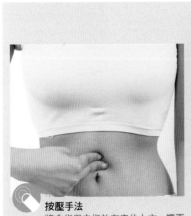

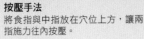

刺激後放鬆豎脊肌群區，避免肌肉的張力過大。

在腹部的區域有所謂的五柱穴，分別是屬於任脈的**中脘**、**下脘**和**巨闕**，以及左右兩側皆有，屬於胃經的**梁門**。這些都是靠近十二指腸和胃的穴位，對放鬆上半部的腹直肌，和改善消化功能有很大的幫助。

要調整消化器官，可以從遠端的原穴來處理，像是胃經的**衝陽**、肝經的**太衝**、膽經的**丘墟**，和脾經的**太白**。原穴是臟腑原氣經過和聚留的位置，因此透過刺激各經絡的原穴，來補充器官的能量。

梁門

即刻放鬆緊繃的腹部肌肉

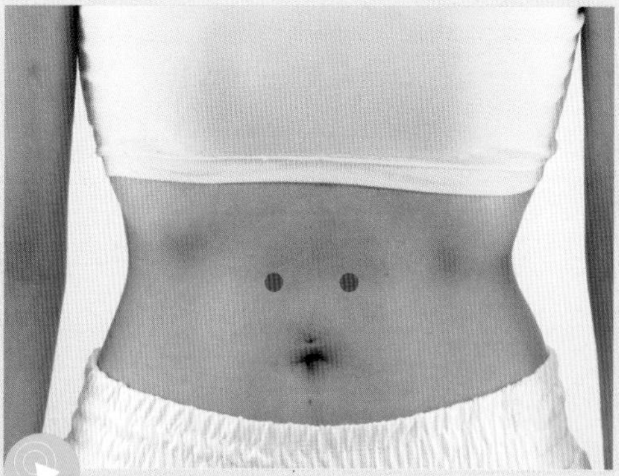

尋找位置的方法
肚臍上方六指，在旁開三指處。

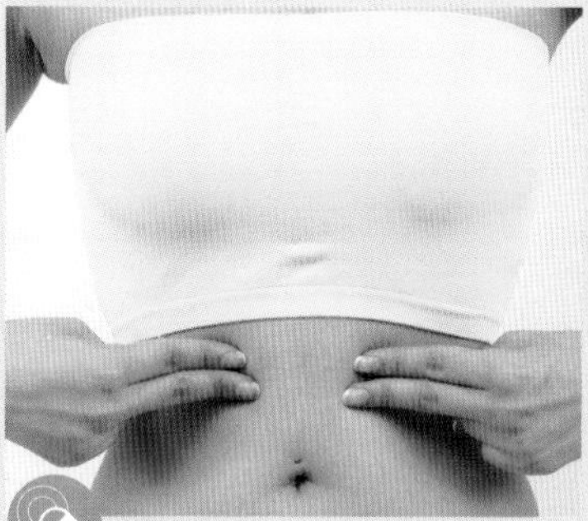

按壓手法
將左右手的食指與中指，同時放在穴位上方，施力往內按壓。

巨闕

將心經的經氣疏注胸腹部

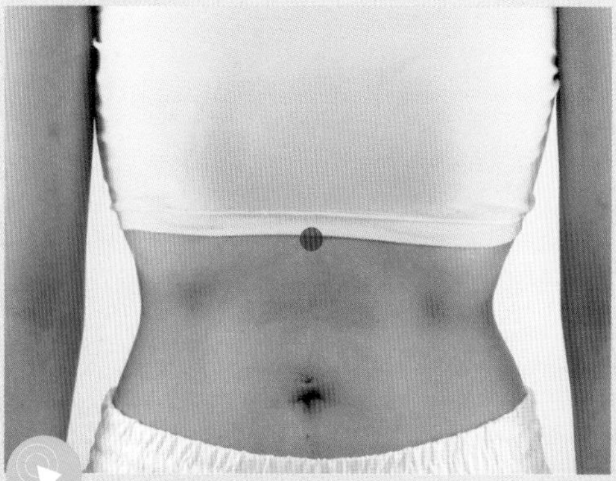

尋找位置的方法
肚臍正上方八指處。

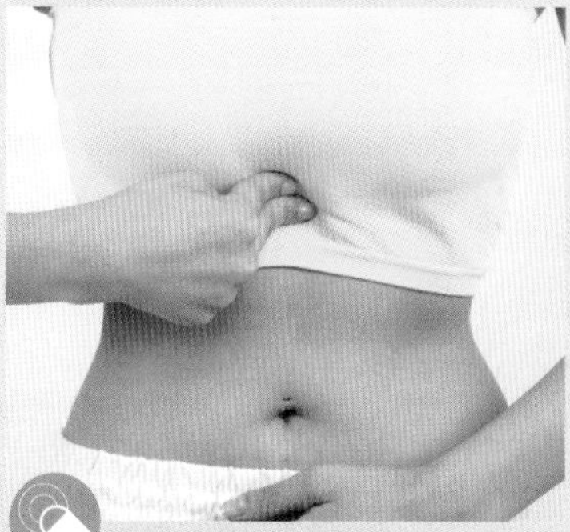

按壓手法（運用道具）
將左右手的食指與中指，同時放在穴位上方，施力往內按壓。

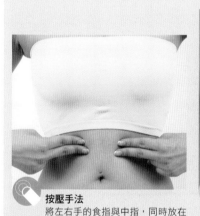

再次叮嚀，背中疼痛其中最常形成的原因在於駝背，是一種較為常見的脊椎變形，主要是胸椎後凸起而引發身體型態的改變。也因為駝背，身體脊柱向後拱起，造成背部肌肉薄弱無力。所以應時時提醒自己不論站立、行走或是坐於電腦中前、書桌前，都要保持自然的體態，胸部自然挺起，兩肩向後舒展開來。而且要避免翹腳，或盤腿坐，這樣會造成骨盆歪斜而導致駝背。

睡眠方面建議睡硬板床或較有支撐性的床墊，盡量避免睡軟床，盡量平躺而非綣曲身體，平躺的睡姿能保持我們的脊柱平直。

食物方面應多攝取鈣質含

丘墟

有通經活絡止痛的作用

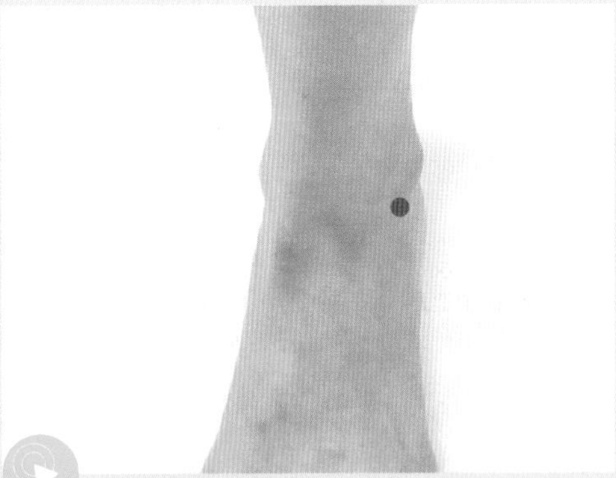

尋找位置的方法
足外踝前下方凹陷處。

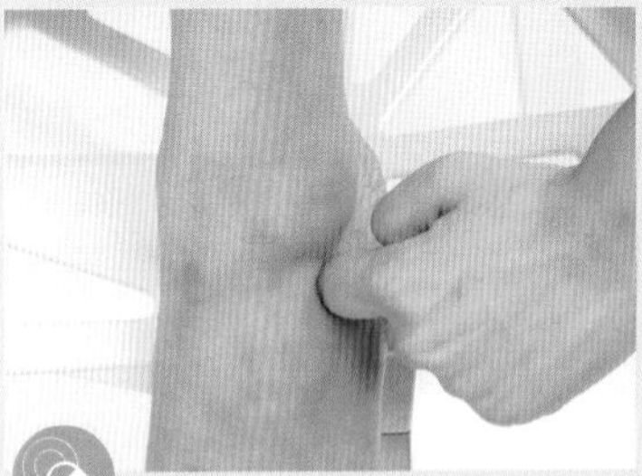

按壓手法
坐在椅子上，將腳屈起放在椅子上。
食指彎曲，用指節的尖端往下用力。

太白

調理肌肉氣血不足的狀況

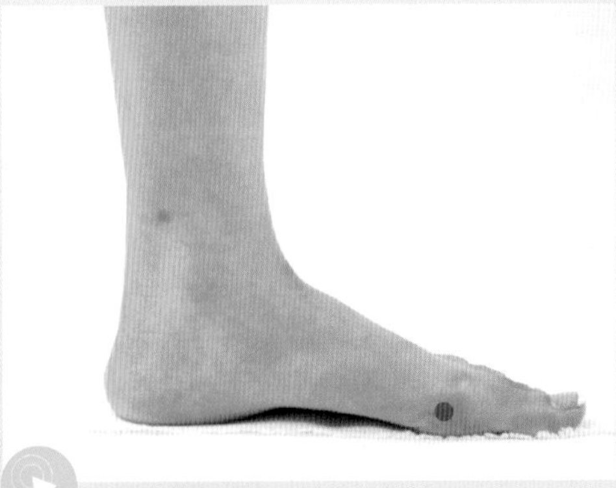

尋找位置的方法
腳掌內側蹠骨後方凹陷處。

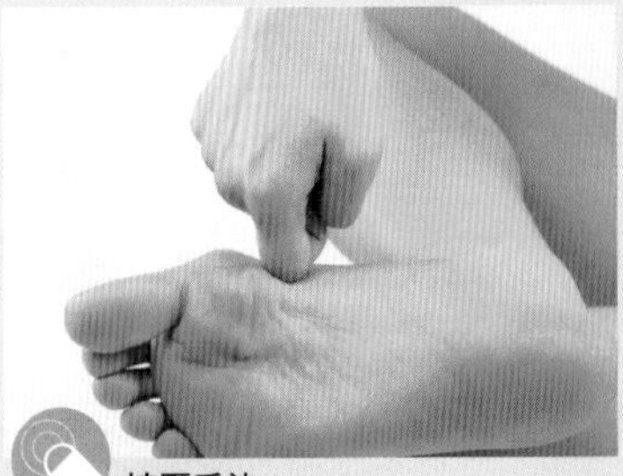

按壓手法
將食指與中指放在穴位上方，讓兩指施力往內按壓。

量高且身體易吸收的食物，如小魚乾、黑芝麻、芥藍菜、豆腐、芥菜等，並多曬曬太陽，可以預防因骨質疏鬆引發的駝背。

衝陽

緩解消化器官不適

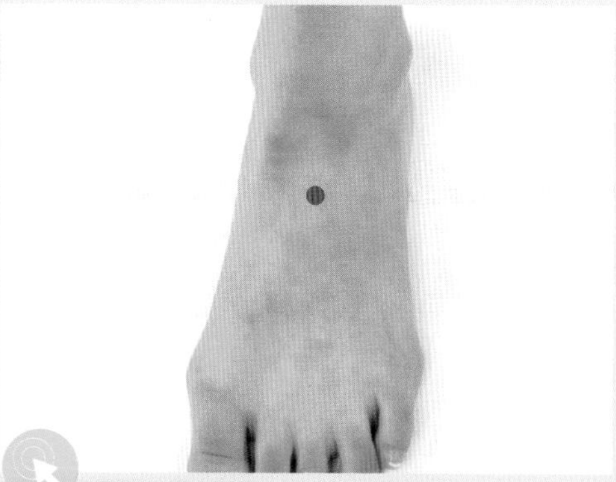

尋找位置的方法
足背第二、三趾縫間末端，向上三指處。

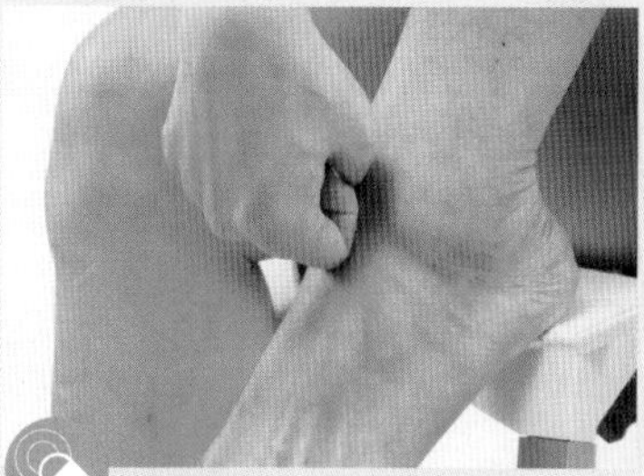

按壓手法
坐在椅子上，將腳屈起放在椅子上。食指彎曲，用指節的尖端往下用力。

太衝

從遠端紓緩疼痛

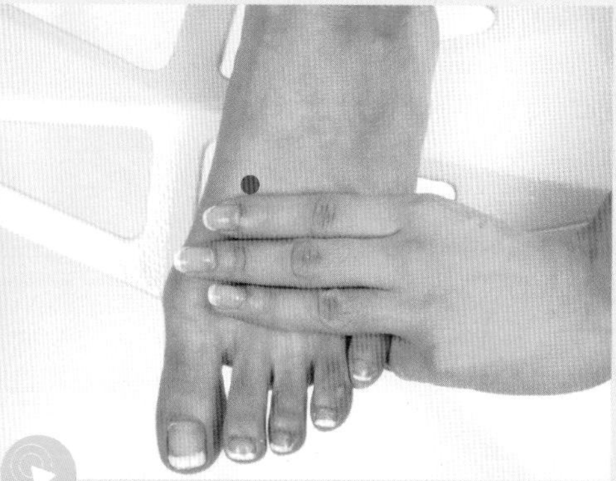

尋找位置的方法
足背第一、二指縫間，行間上三指凹陷處。

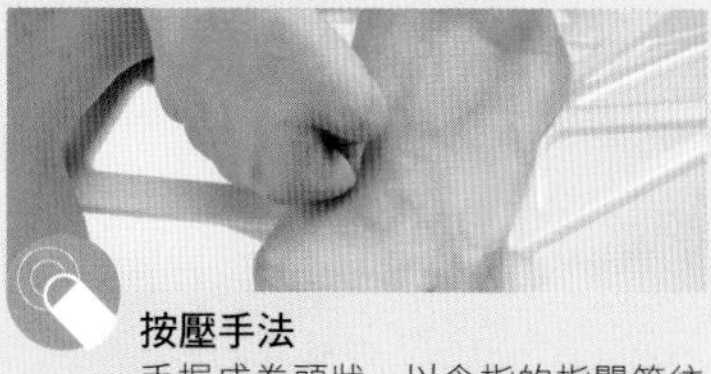

按壓手法
手握成拳頭狀，以食指的指關節往下按壓。

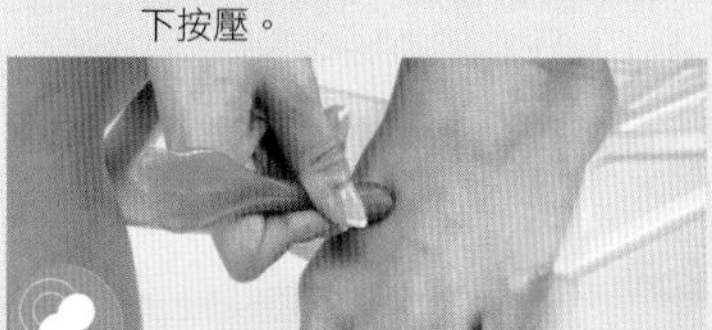

運用道具
將牛角棒的一端放在腳背上，往下按壓。

腰痛

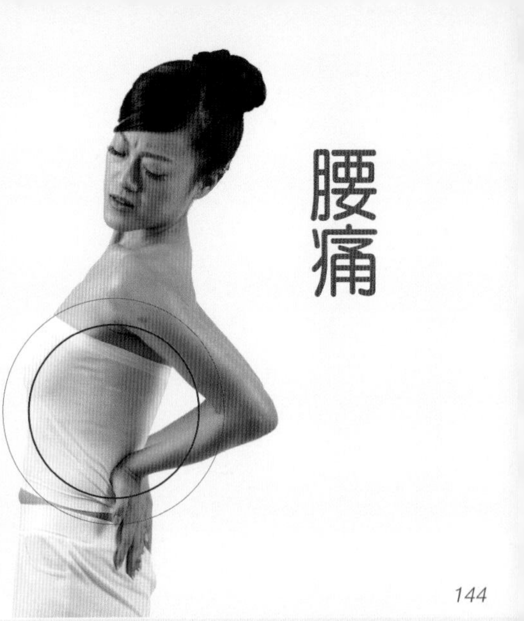

腰痛的起因，除了腰椎的病變外，幾乎都是外在因素所造成。一般最常見的，就是急性的腰部扭傷，俗稱閃腰。這時除了劇烈的腰部疼痛外，還無法下彎、轉身，或是進行其他行動。

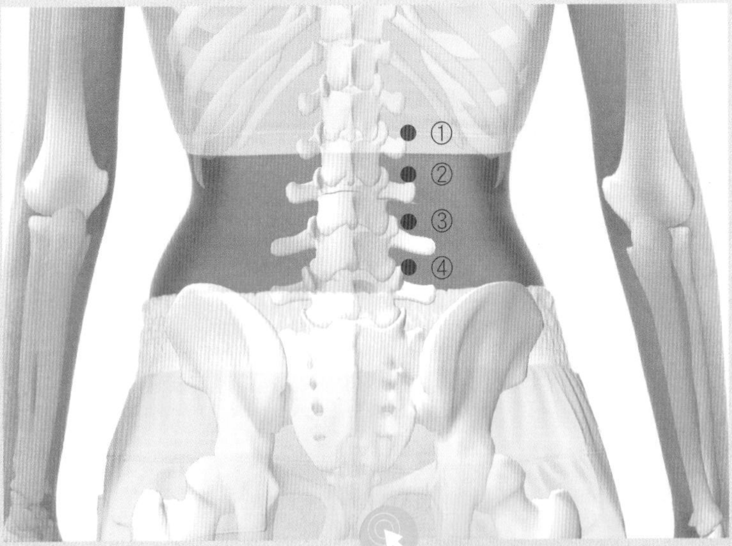

①腎俞

放鬆背部的豎脊肌群

②大腸俞

化解腰部肌肉滯留的氣淤

③氣海俞

洩除入侵腰部的風邪濕氣

④關元俞

腰背部問題的常用穴

尋找位置的方法

①腎俞｜第二腰椎與第三腰椎為基準點，旁開兩指處。

②大腸俞｜第三腰椎與第四腰椎為基準點，旁開兩處。

③氣海俞｜第四腰椎與第五腰椎為基準點，旁開兩處。

④關元俞｜第五腰椎與薦腰椎為基準點，旁開兩處。

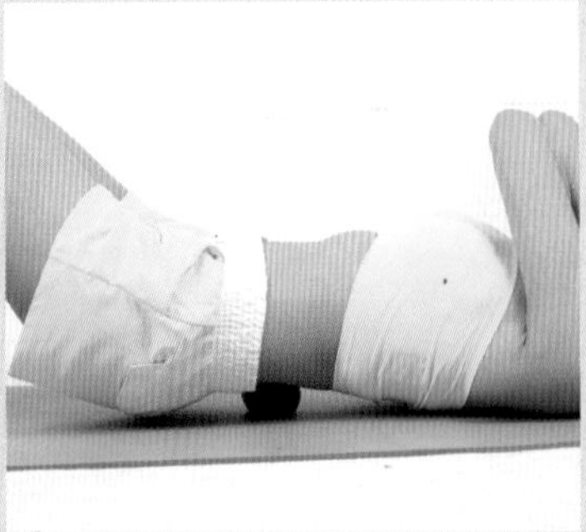

按壓手法（運用道具）

將花生球放在地上，躺下，讓花生球的位置在脊椎兩側。雙腳彎曲，讓身體上下移動，同時刺激多個穴位。

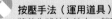

辦公室族群因為在上班時間久坐，使得腰部脊椎前凸的弧度變小，腹部肌肉緊縮，增加了背部豎脊肌群的張力。還有習慣翹腳，和常穿高跟鞋的人，也會因此讓骨盆歪斜，導致腰椎管狹窄，造成疼痛。還有長期從事站立和操作的工作，像是搬運、美髮、站櫃等，同樣會讓腰肌勞損，腰椎過度的前凸，而引發腰痛。

脊椎兩側的**腎俞**、**氣海俞**、**大腸俞**、**關元俞**，都位在膀胱經上，順序由上而下。要放鬆背部的豎脊肌群，跟調理下焦的氣血有關。在這樣的條件下，膀胱經就占了很重要的地位。

雖然疼痛的位置在腰部，

關元

放鬆腹部肌肉

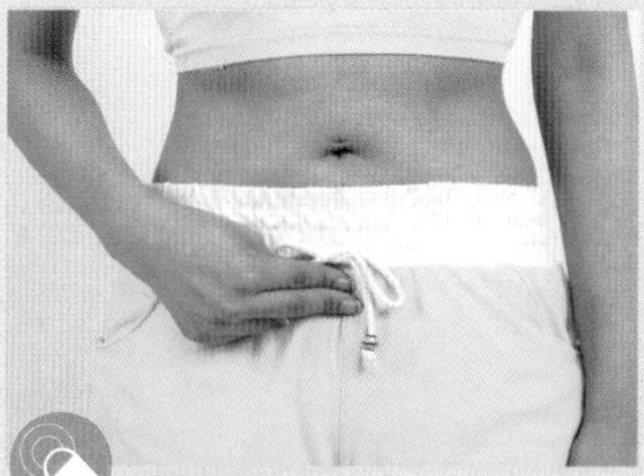

按壓手法
將食指與中指放在穴位上方，讓兩指施力往內按壓。

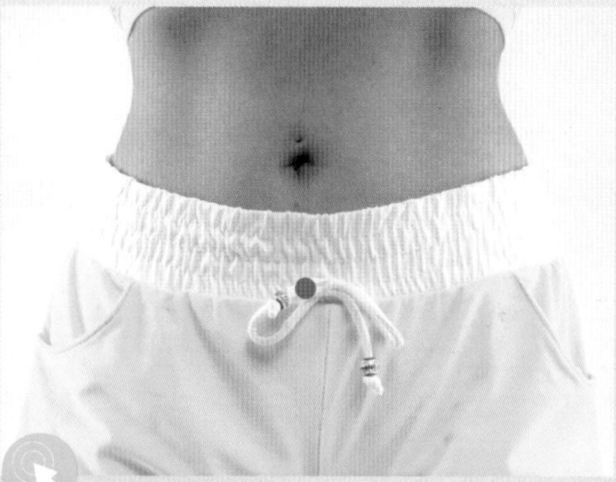

尋找位置的方法
肚臍正下方四指處。

大巨

刺激腹直肌的下端

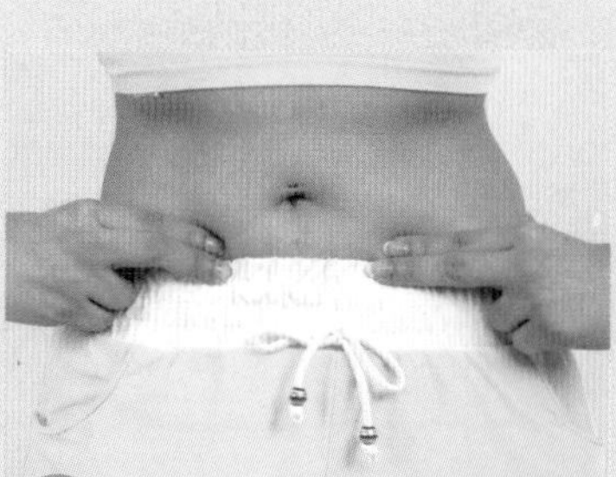

按壓手法
站立，將手以插腰的方式，放在身體側邊。將食指與中指放在穴位上方，讓兩指施力往內按壓。

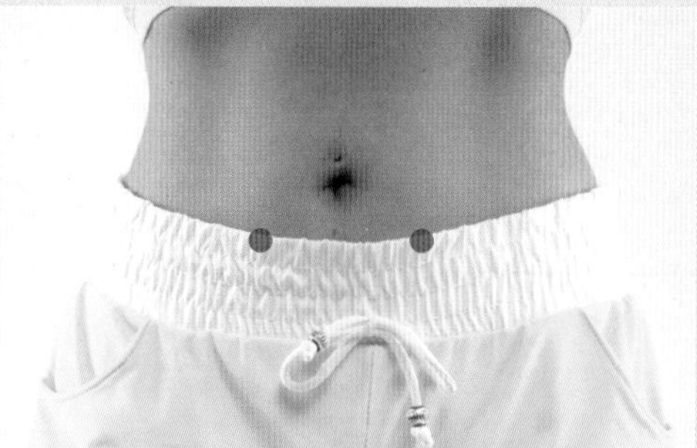

尋找位置的方法
肚臍正下方三指，再旁開三指處。

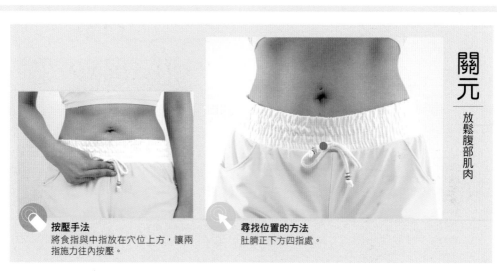

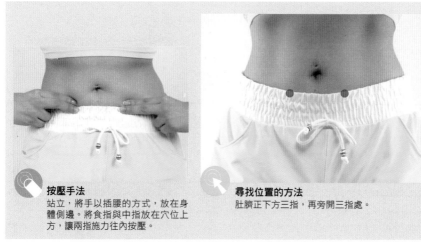

但會連帶使得腹直肌的下端緊繃。要放鬆腹部肌肉，改善氣血循環，就得選擇靠近下焦的穴位。在肚臍正下方的**關元**，位在丹田，就是最佳的選擇。屬於胃經的**大巨**和**氣衝**，在下腹部的左右兩側皆有穴位，可以刺激腹直肌的下端。

腰痛的狀況中醫裡，是認為受到寒濕、濕熱，氣滯血瘀，腎虛所致。再者，腰部疼痛也會連帶影響其他的相關肌群。因此針對這樣的狀況，就必須從遠處的穴位來調整。屬於膀胱經的**委中**，素來在中醫裡有「腰背委中求」的說法，是針對腰痛的特效穴位。屬於膽經的**風市**，位在腿部的髂脛束上，刺激後不僅能放鬆，還

氣衝

打通氣血聚積的狀況

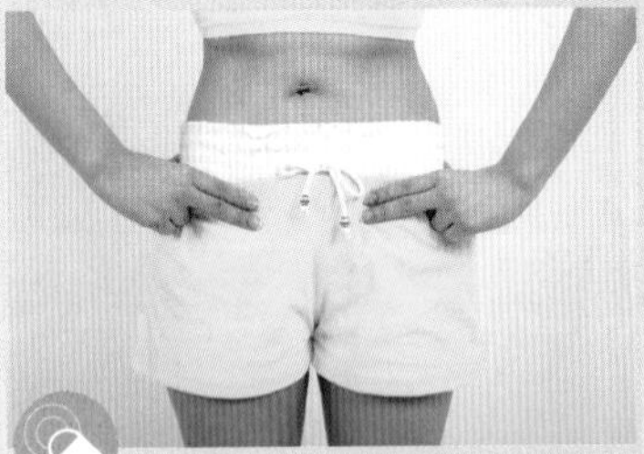

按壓手法

站立，將手以插腰的方式，放在身體側邊。將食指與中指放在穴位上方，讓兩指施力往內按壓。

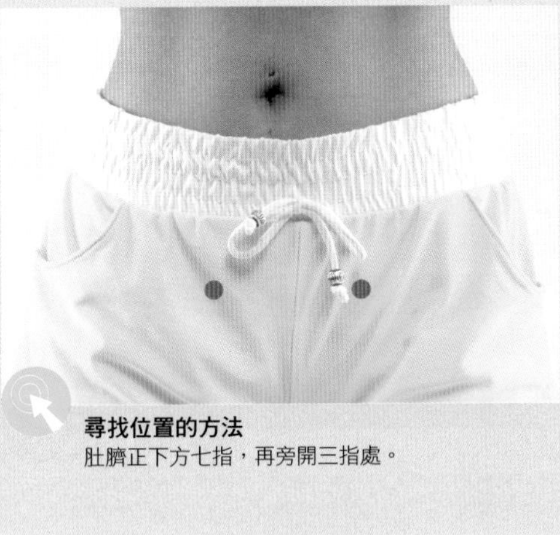

尋找位置的方法

肚臍正下方七指，再旁開三指處。

委中

主治腰痛的重要穴位

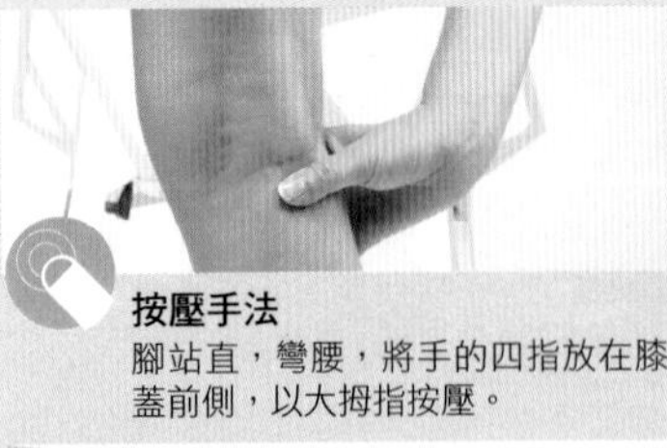

按壓手法

腳站直，彎腰，將手的四指放在膝蓋前側，以大拇指按壓。

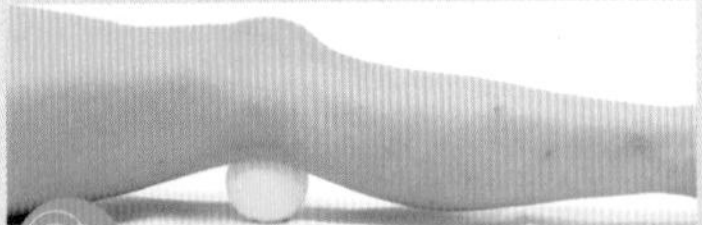

運用道具

坐在地上，將網球放在小腿後方，以小腿的重力刺激穴位

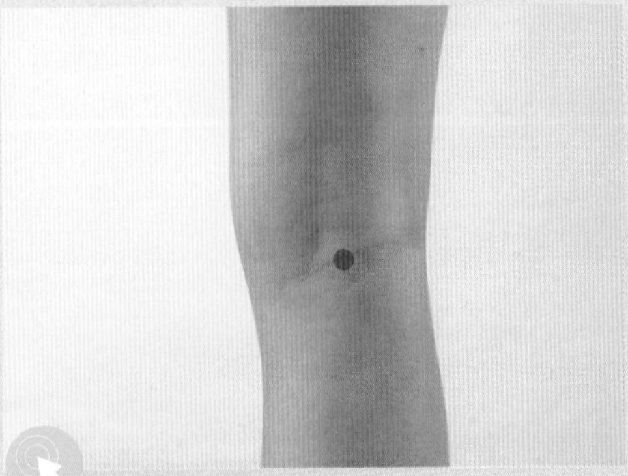

尋找位置的方法

膝蓋後方正中央。

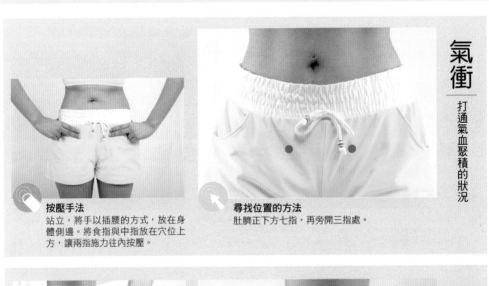

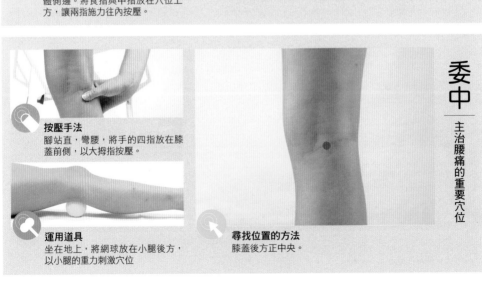

能去腰腿的風寒濕痺。屬於胃經的**伏兔**，位在股直肌上，這是條大腿跨過髖關節的肌肉，並連接到骨盆，因此刺激後可連帶放鬆腹部。

風市

去腰腿的風寒濕痺

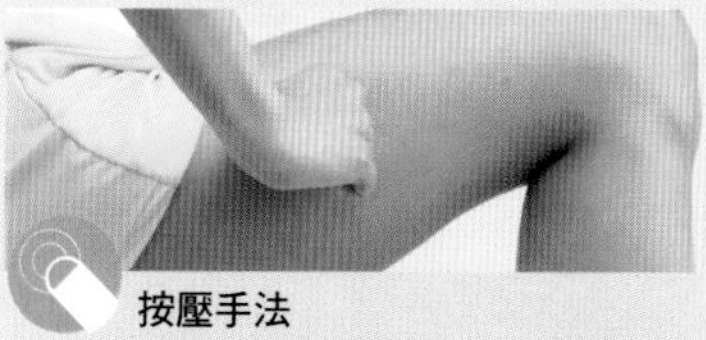

按壓手法

腳抬高放在板凳或椅子，食指彎曲，用指節的尖端往下用力。

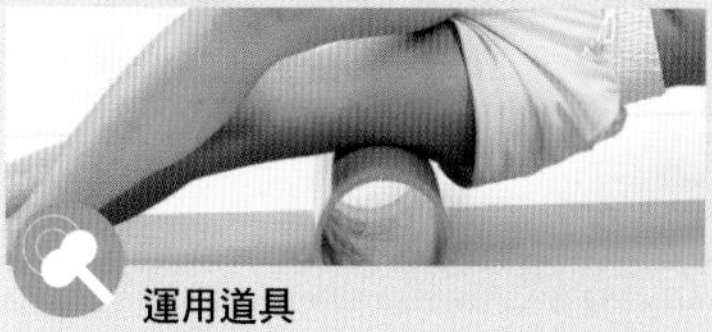

運用道具

側身，以手肘支撐上半身，水管放在身體和地墊間，以身體的重量下壓，並上下滾動。

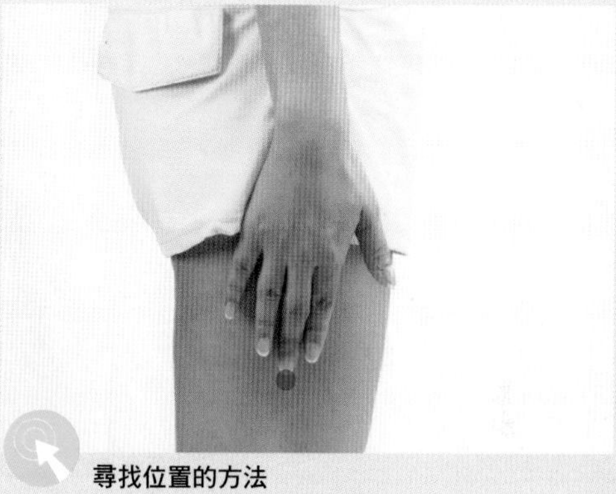

尋找位置的方法

立正姿勢，手平貼大腿，中指尖所及處。

伏兔

活化腰部的神經經絡

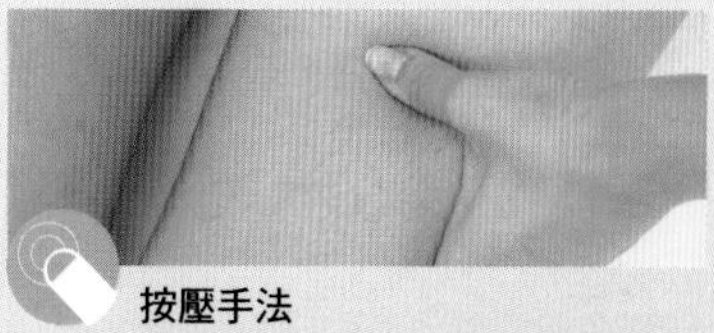

按壓手法

坐在椅子上或地上，四指放在腿側為支撐點，以大拇指按壓。

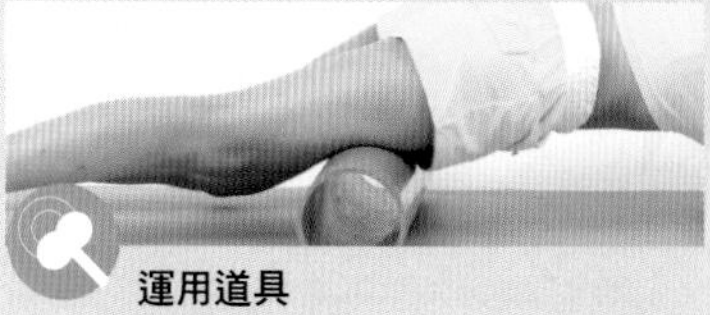

運用道具

趴姿，以手肘支撐上半身，水管放在身體和地墊間，以身體的重量下壓，並上下滾動。

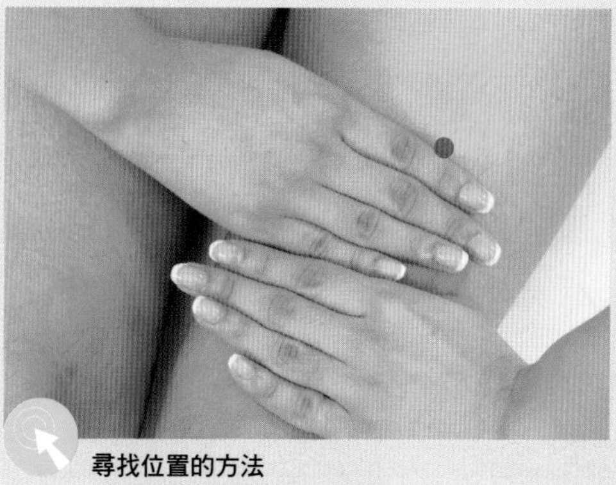

尋找位置的方法

膝蓋橫紋正中點，向上八指處。

尾椎疼痛

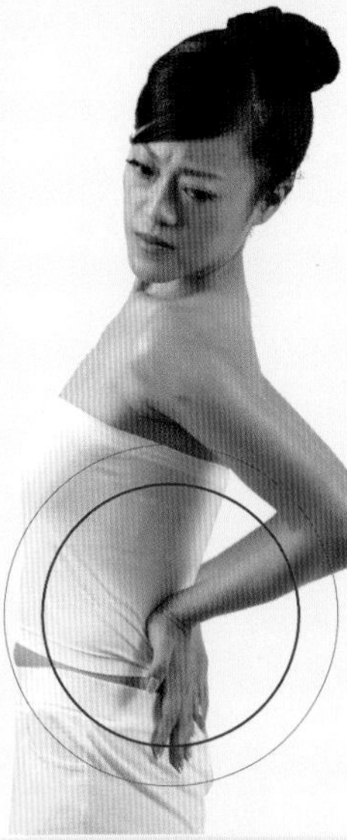

尾椎是脊椎骨的最下端，尾椎疼痛多是當坐在較堅硬的平面時，會感到刺痛感。有時甚至在突然起身站立、行走，嚴重時甚至連咳嗽或打噴嚏都會感到疼痛。

曲骨

從對應的位置紓解疼痛

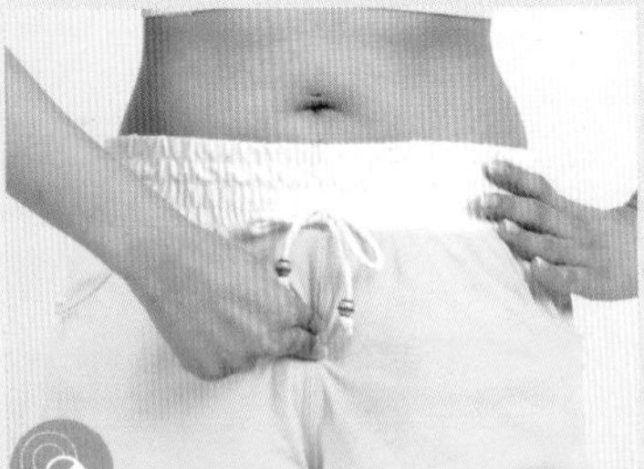

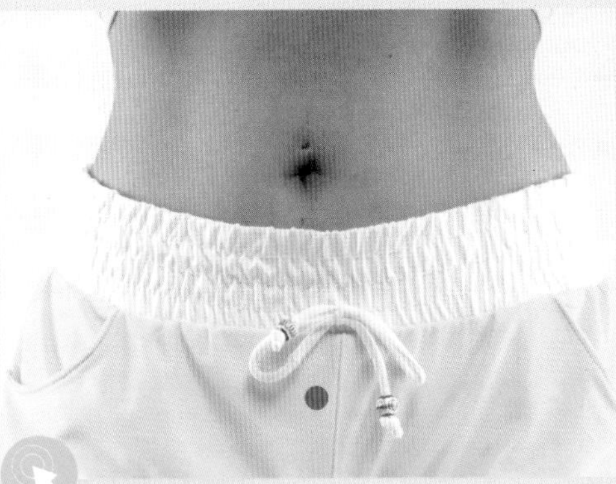

按壓手法
站姿或平躺皆可，以食指和中指用力按壓。

尋找位置的方法
肚臍正下方七指。

中極

刺激脊椎兩側膀胱經的募穴

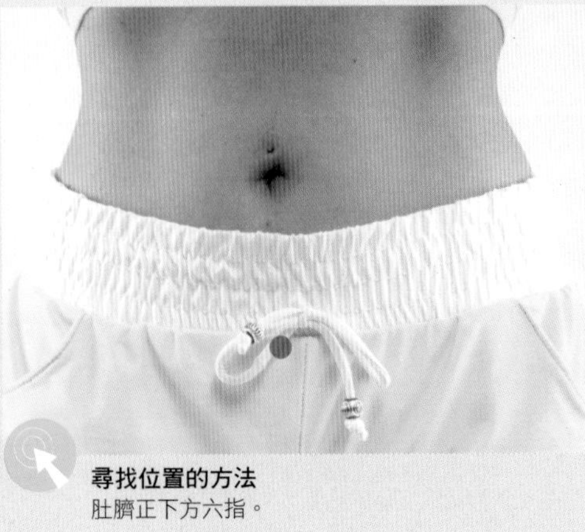

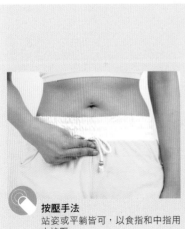

按壓手法
站姿或平躺皆可，以食指和中指用力按壓。

尋找位置的方法
肚臍正下方六指。

造成尾椎疼痛的原因，多是猛力地跌坐，或是騎車跌倒所造成。往往在摔跌的當下不覺得痛，而是在過兩天後，坐下備感疼痛時才知受傷。這是外力造成尾椎周圍軟組織，或尾椎骨的挫傷。若是發生在年長者，會較不容易痊癒，容易從急性轉成慢性。

雖然是尾椎的問題，但因為神經牽動的緣故，可能會影響到直腸、膀胱和生殖器官的功能。相反的，當骨盆腔或泌尿生殖系統產生病變時，也可能會造成假性的尾椎疼痛。

任脈上的**曲骨**和**中極**，處在下腹部的位置。以中醫「後病前治」的概念，取前後對應的任脈穴位，將督脈上聚集的

會陽

膀胱經與督脈會合陽氣的位置

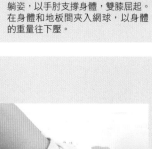

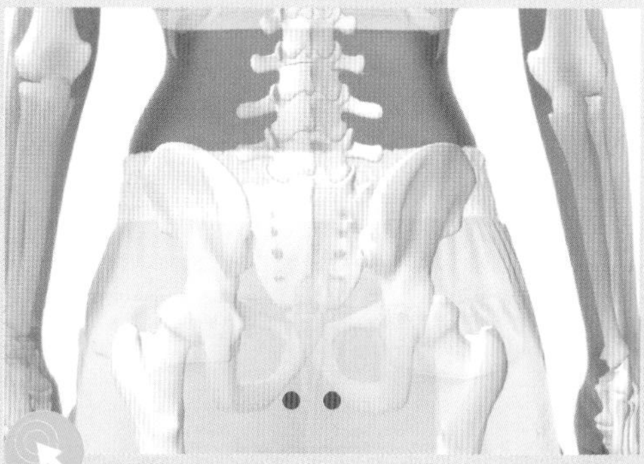

尋找位置的方法
尾骶骨尖旁拇指寬之一半處。

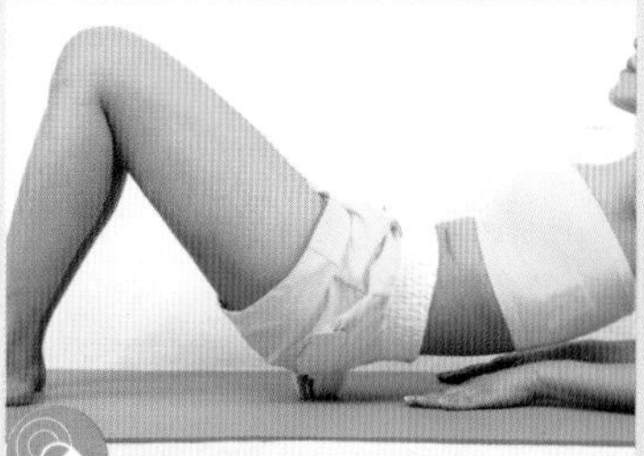

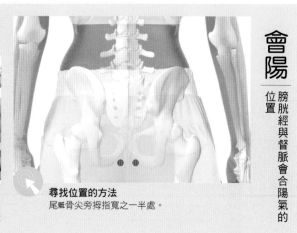

按壓手法
躺姿，以手肘支撐身體，雙膝屈起。在身體和地板間夾入網球，以身體的重量往下壓。

腰俞

放鬆尾椎附近的臀大肌

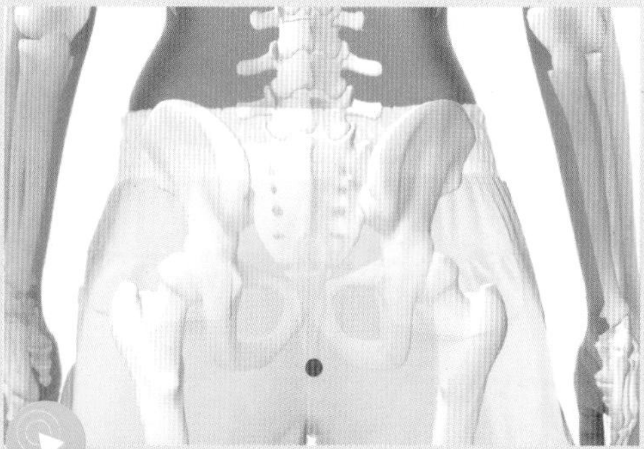

尋找位置的方法
薦椎末端下。

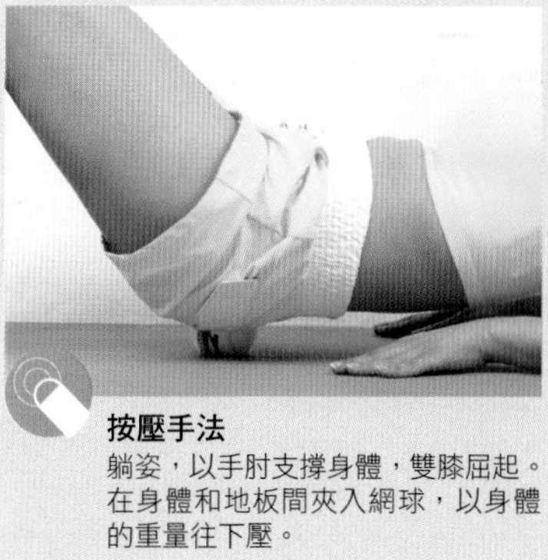

按壓手法
躺姿，以手肘支撐身體，雙膝屈起。在身體和地板間夾入網球，以身體的重量往下壓。

傷痛紓解導引出來。

也可以從靠近尾椎的部位來局部取穴，像是尾椎上的**會陽**，屬於膀胱經，和在尾骨上的**腰俞**，屬於督脈，都是在刺激後可以放鬆臀大肌靠近尾椎的部分。

經過尾椎的經絡，有腎經、膀胱經和膽經。屬於腎經的**太溪**，在尾椎屬下焦的區塊，刺激可補充腎氣。屬於膀胱經的**崑崙**，按壓時的刺激感明顯，可以導引氣血往下行。屬於膽經的**陽陵泉**，跟崑崙一樣，刺激後的痛感明顯，而且膽經會經過尾椎，刺激之後有放鬆尾椎的效果。

後溪，是奇經八脈的交會

太溪

活化腰部的神經經絡

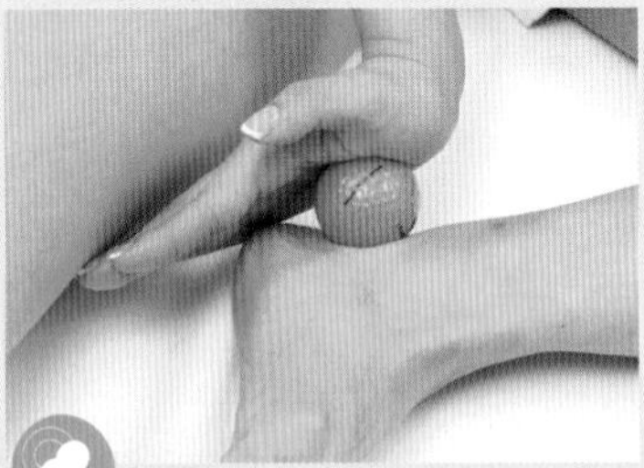

運用道具

坐在地上，盤腿屈膝讓腳跟靠近身體。在穴道位置放高爾夫球，以掌心按壓球身。

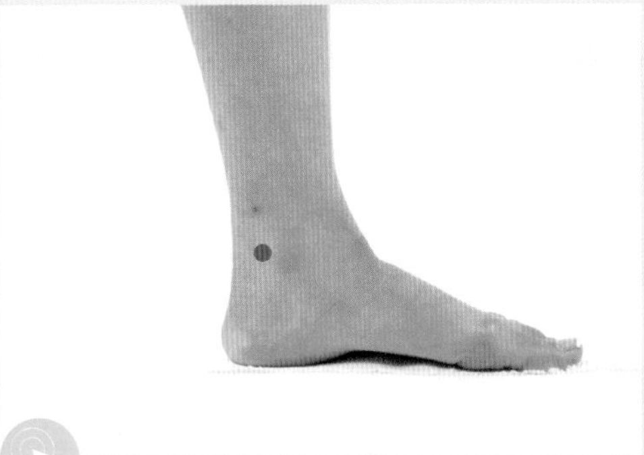

尋找位置的方法

足內踝後緣與足跟腱前緣間之凹陷處。

崑崙

導引氣血往下行

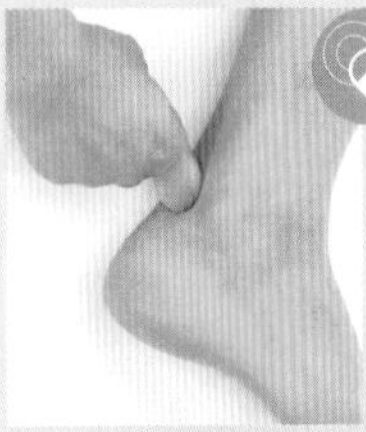

按壓手法

坐在地上，腿外旋屈膝讓腳跟靠近身體。食指彎曲，用指節的尖端往下按壓。

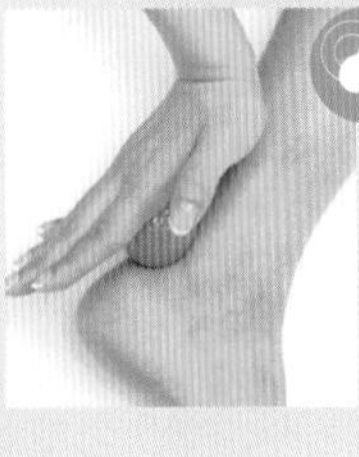

運用道具

坐在地上，腿外旋屈膝讓腳跟靠近身體。在穴道位置放高爾夫球，以掌心按壓球身。

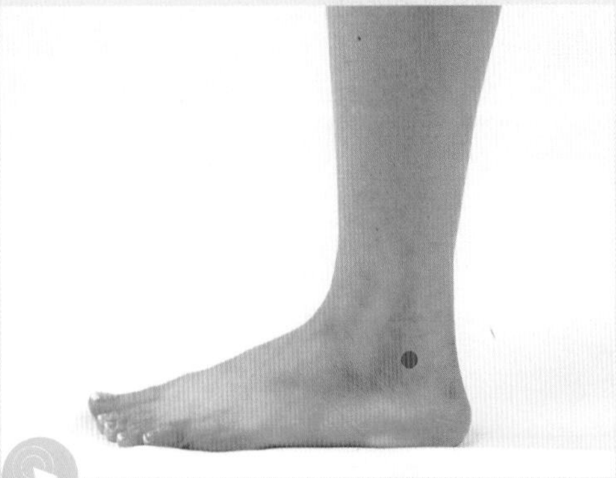

尋找位置的方法

足外踝後緣與足跟腱前緣間之凹陷處。

穴，因為通督脈，所以只要是跟脊椎有關的問題，都可以透過這個穴道來調理。

陽陵泉

放鬆尾椎

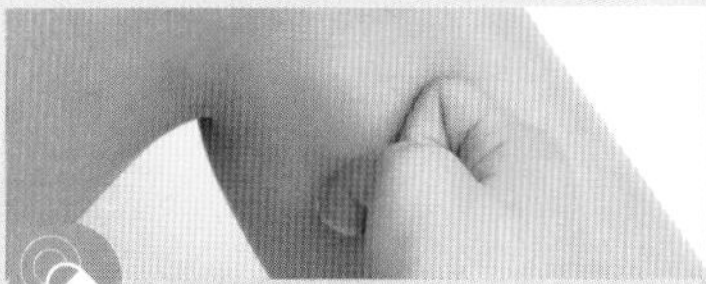

按壓手法
坐在地上，膝蓋彎曲。食指彎曲，用指節的尖端往下用力。

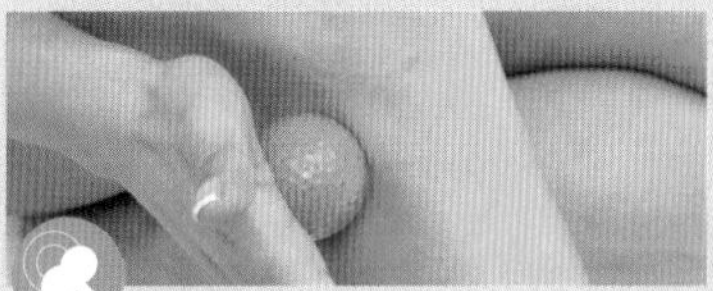

運用道具
坐在地上，膝蓋彎曲，在穴道位置放乒乓球，以掌心按壓球身輕揉。

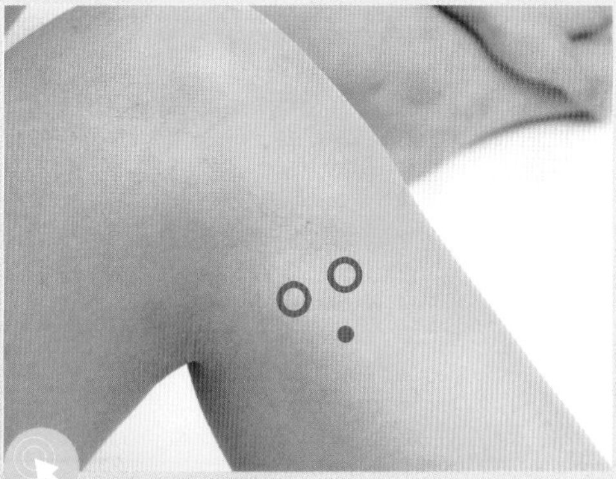

尋找位置的方法
與脛骨、腓骨小頭連成正三角形之端點。

後溪

解決脊椎的問題

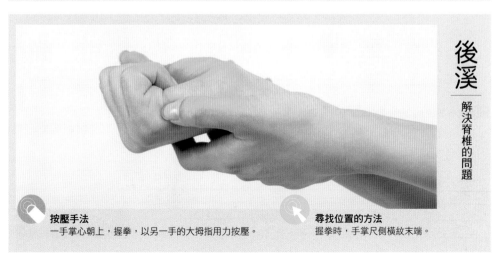

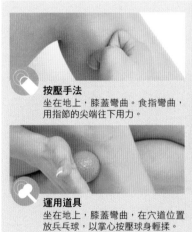

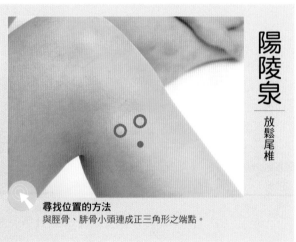

按壓手法
一手掌心朝上，握拳，以另一手的大拇指用力按壓。

尋找位置的方法
握拳時，手掌尺側橫紋末端。

髖部疼痛

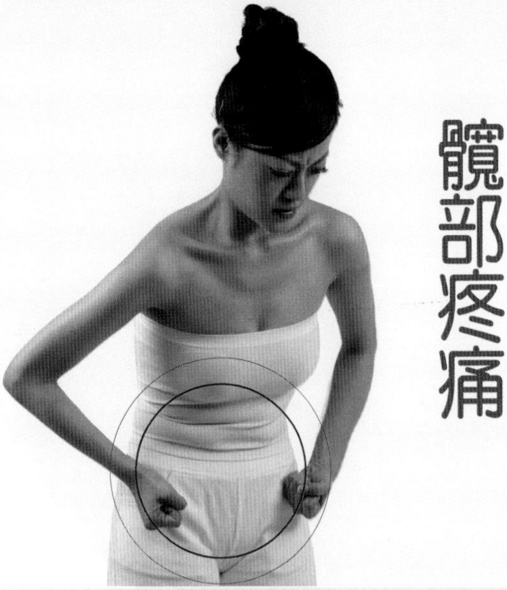

髖部是人體最大的負重關節，平常可以自由地外展、內收；屈曲、伸展；內旋、外旋，來進行——行走、坐下、彎曲、轉身等動作。髖部若不適，會感受朝外側成放射狀的疼痛，甚至連帶到腰、腿都會

環跳

消除髖關節附近的疼痛

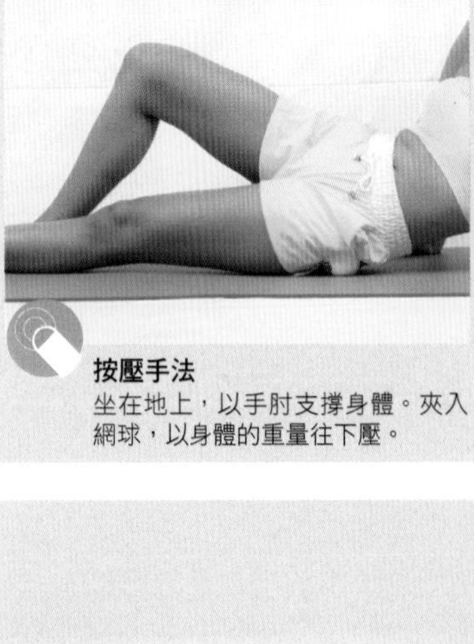

按壓手法

坐在地上，以手肘支撐身體。夾入網球，以身體的重量往下壓。

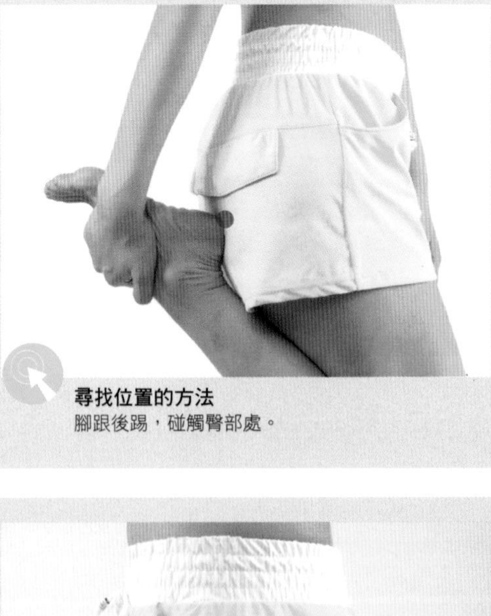

尋找位置的方法

腳跟後踢，碰觸臀部處。

居髎

刺激脊椎兩側膀胱經的募穴

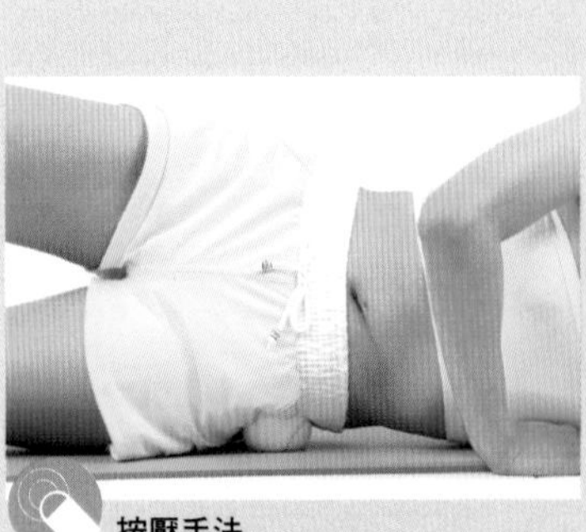

按壓手法

網球放在地上，手肘支撐上半身，側躺，夾入網球，以身體的重量往下壓。

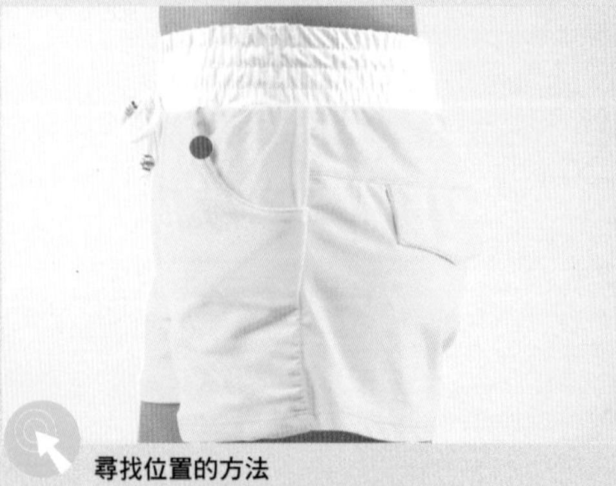

尋找位置的方法

髂骨前上嵴與大轉子連線之正中點。

有痠痛感。如此，許多動作會因為疼痛而受到限制，出現走路困難、跛行的狀況。

發生髖部疼痛的原因很多，有的跟姿勢有關係，像是盤腿、翹腳等動作；有的則是因為外傷或是骨質疏鬆，造成髖關節的脫臼、骨折。這些都會讓髖關節的間隙變窄，造成股骨頭漸進式的缺血性壞死。

另外，因為肝經和膽經都會經過髖部，如果長期疲勞或是飲酒過量，讓經絡不通暢，也會對股骨頭有不良的影響。

要改善髖部位置的疼痛，首選靠近髖關節，同樣都是在膽經上的穴道，因為膽經會經過髖外展和髖屈肌群，也都跟

五樞

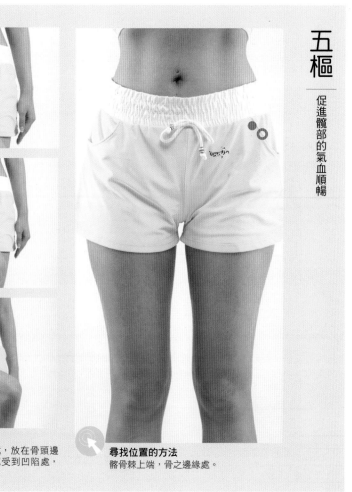

促進髖部的氣血順暢

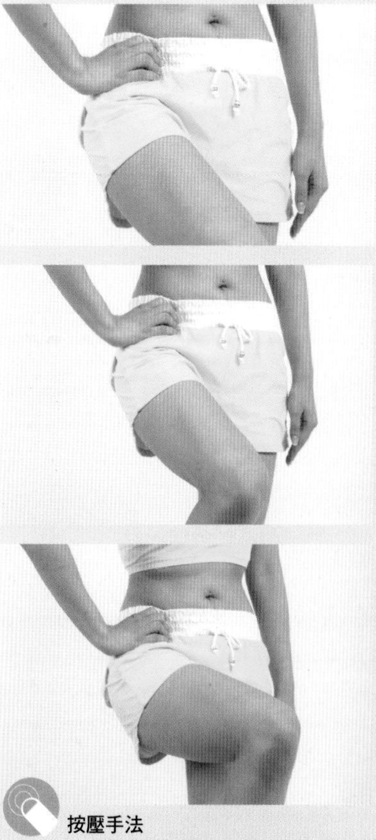

按壓手法
站立，手以插腰的方式，放在骨頭邊緣。抬起同側的腳，感受到凹陷處，用力按壓。

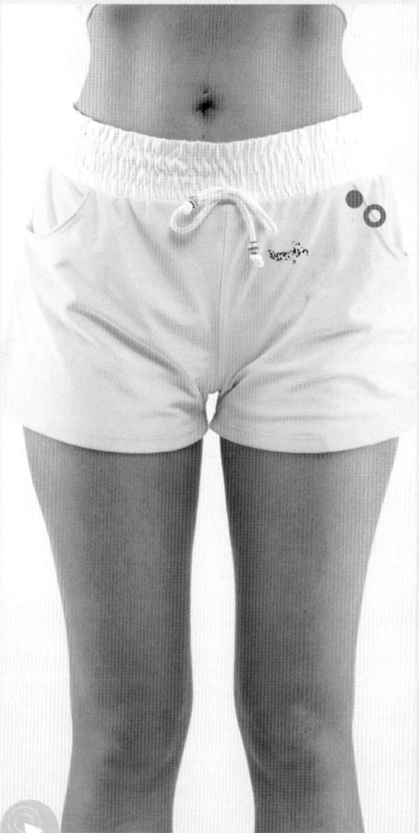

尋找位置的方法
髂骨棘上端，骨之邊緣處。

大腿的活動有關。位於臀部外側凹陷處的**環跳**，又名為髖骨穴，就知道這個穴位和髖骨有很直接的關連，在刺激後可以放鬆髖伸肌。位在髖部凹陷處的**居髎**，在刺激後可放鬆髖部外展肌群，影響大腿的。在髖骨上方的**五樞**和**維道**，在刺激後則可以放鬆髖屈肌。

位在腳背的**太衝**，屬於肝經，看似與髖部無關，但因為肝經會經過髖部的內收肌群，在刺激後可達到放鬆的效果。在腳踝內側的**照海**，屬於腎經，因腎經會經過股內收肌群，同時這個穴位也是髖關節內側的腳底反射區，因此可以從腳部的穴位來調整髖部的不適。在腳踝外側的**申脈**，屬於

維道

阻斷髂關節附近的疼痛

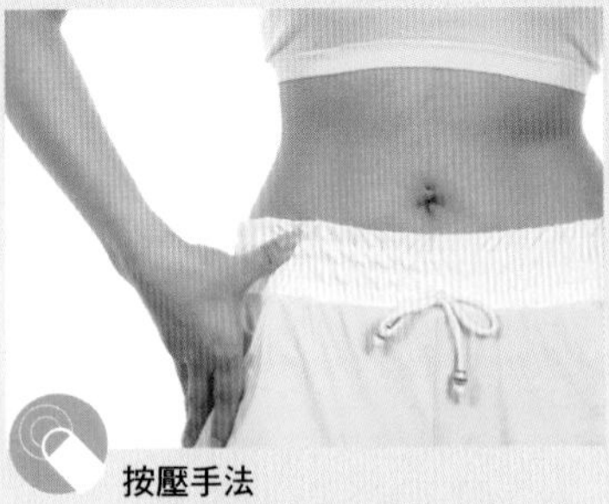

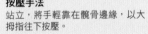

按壓手法
站立，將手輕靠在髖骨邊緣，以大拇指往下按壓。

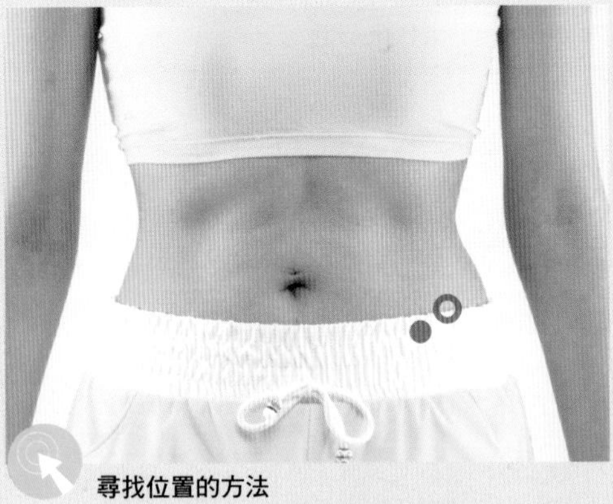

尋找位置的方法
以髂骨棘上端，骨之邊緣處為基準點，沿著髂骨脊向斜下方約一半大拇指寬處。

太衝

紓解髖部的內收肌群

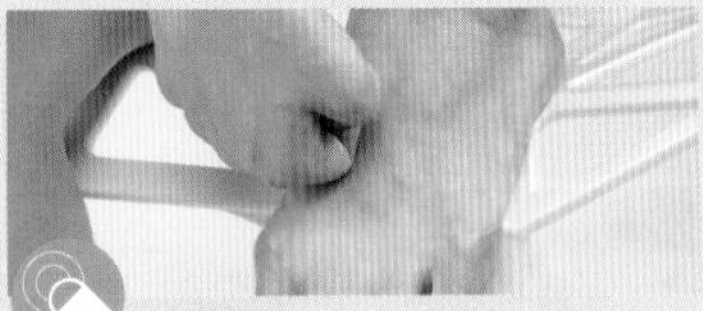

按壓手法
手握成拳頭狀，以食指的指關節往下按壓。

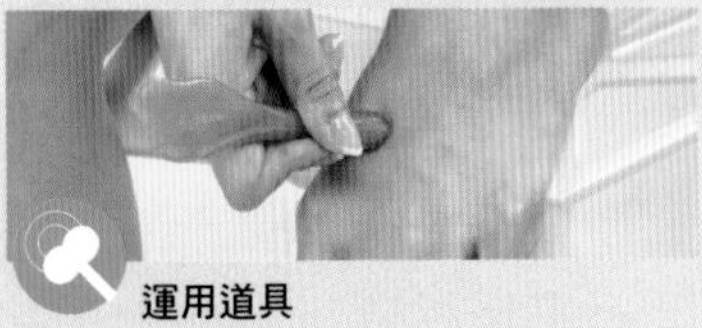

運用道具
將牛角棒的一端放在腳背上，往下按壓。

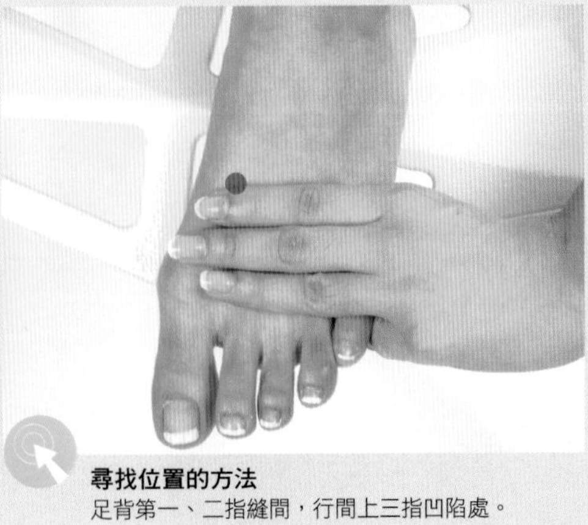

尋找位置的方法
足背第一、二指縫間，行間上三指凹陷處。

膀胱經，而膀胱經會經過髖部的髖伸肌群，這個穴位同時是髖關節外側的腳底反射區。因此刺激太衝、照海、申脈，都是從遠端的腳部來調整對應的位置，疏通髖部的疼痛。

位在小腿外側的**陽陵泉**，在中醫上強調「主筋」，因此只要是治療筋的問題，都匯選擇這個穴位，刺激後能放鬆髖關節附近軟組織。

經過髖關節最重要的兩條經絡，就是肝經和膽經，所以保養這兩條經絡，一定要注重睡眠，不要熬夜喝酒。

另外青綠色的食物都可以入肝膽經，可以益肝氣循環、代謝，還能消除疲勞、紓緩肝

照海

從腳底反射區來刺激髖關節

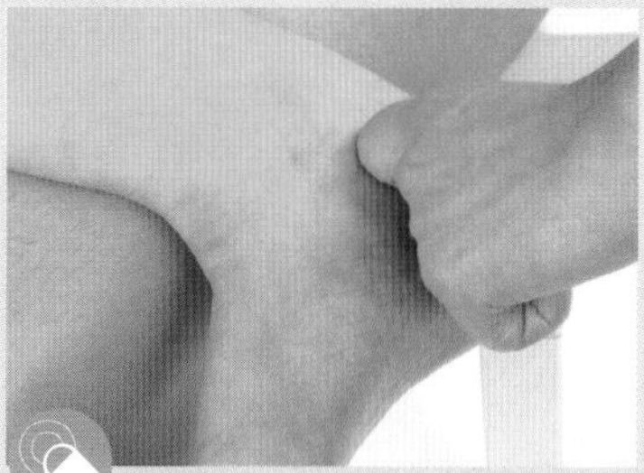

按壓手法

坐在椅子上，將腳屈起放在椅子上。食指彎曲，用指節的尖端按壓。

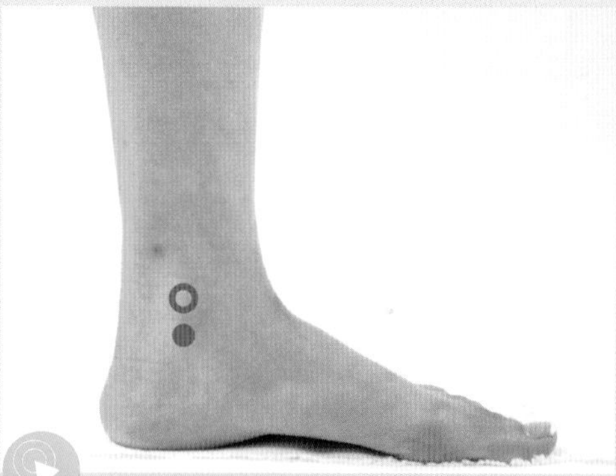

尋找位置的方法

足內踝骨下凹陷處。

申脈

疏通髖部的髖伸肌

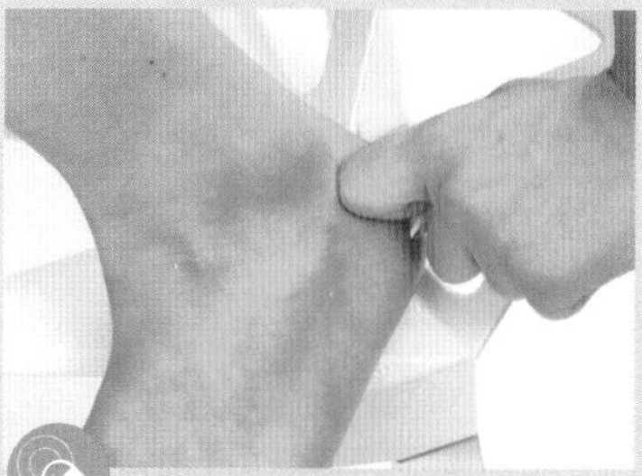

按壓手法

坐在椅子上，將腳屈起放在椅子上。食指彎曲，用指節的尖端按壓。

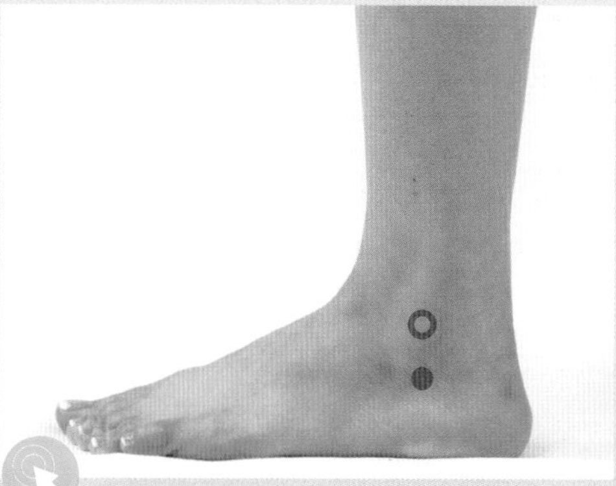

尋找位置的方法

足外踝正下方約一半大拇指寬之凹陷處。

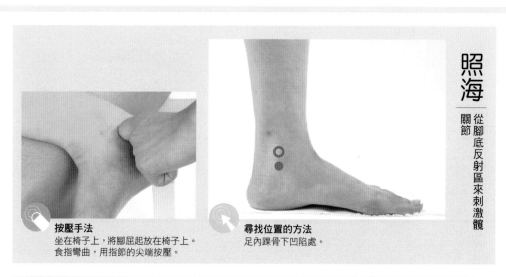

鬱。多吃些深色或綠色的食物能起到養肝護肝的作用，包括奇異果、檸檬、番石榴、白醋、綠豆、毛豆、大黃瓜、小黃瓜、竹筍、綠花椰菜、菠菜、芹菜等。

陽陵泉

放鬆髖關節附近軟組織

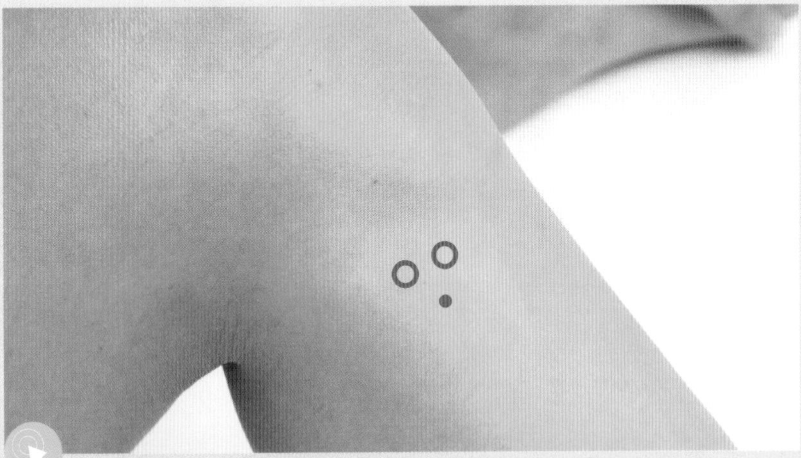

尋找位置的方法

足背第一、二指縫間，行間上三指凹陷處。

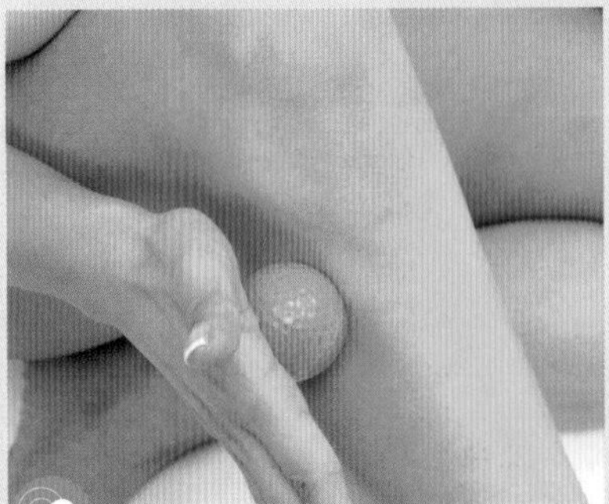

運用道具

坐在椅子上，將腳屈起，用小球按壓刺激。

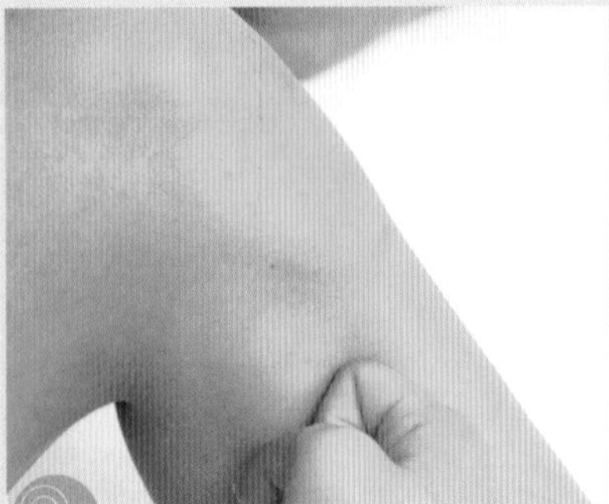

按壓手法

坐在椅子上，將腳屈起放在椅子上。食指彎曲，用指節的尖端按壓。

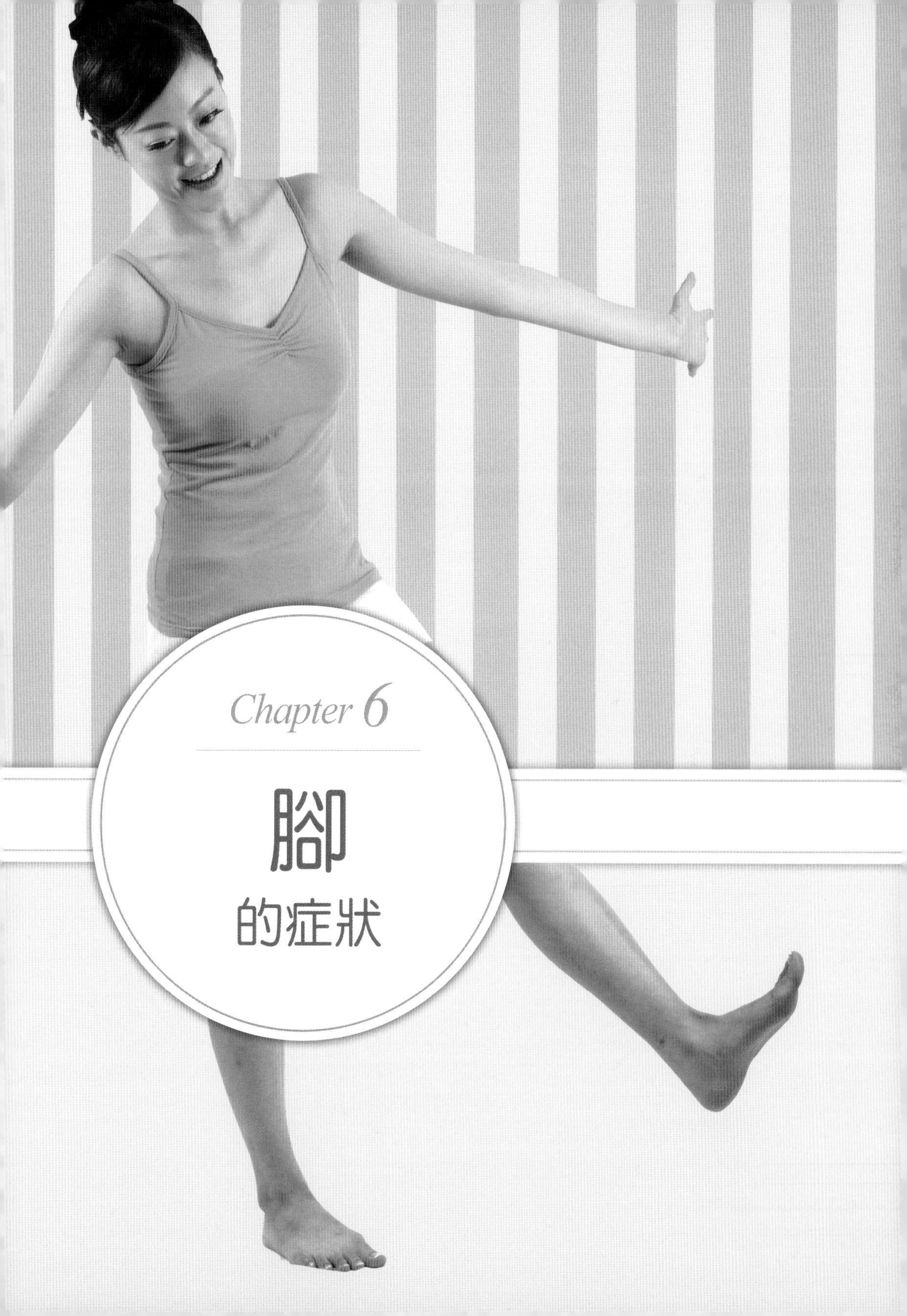

Chapter 6

腳
的症狀

水腫緊繃 靜脈曲張

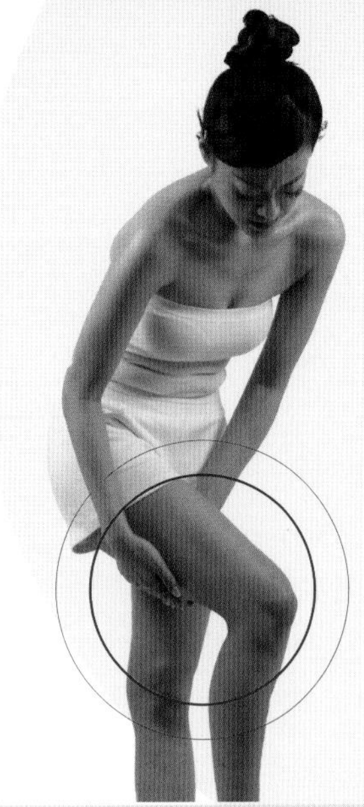

雙腳在長時間的站立、久坐、行走時，會一直支撐著全身的重量。尤其現代人往往運動量嚴重不足，讓腿部的肌肉力量不足，當腿部疲勞時，腿部的肌肉無法逆著重力推動靜脈內的血液和滯留在腿部的淋巴液，當淋巴液或靜脈回流較

三陰交

疏通水路的效果最棒

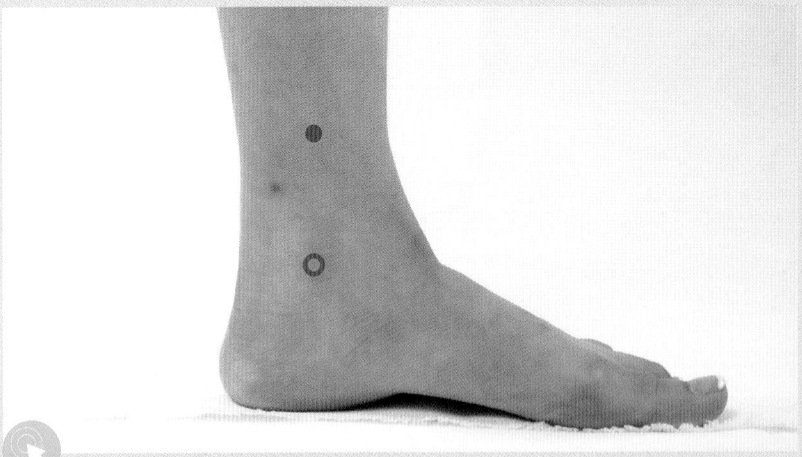

尋找位置的方法
足內踝上四指，脛骨後緣。

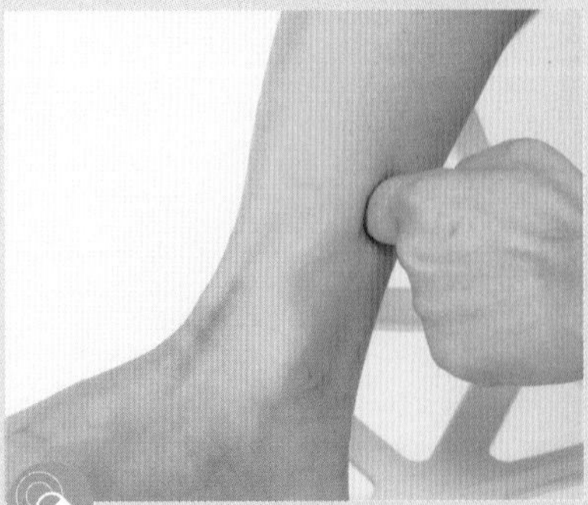

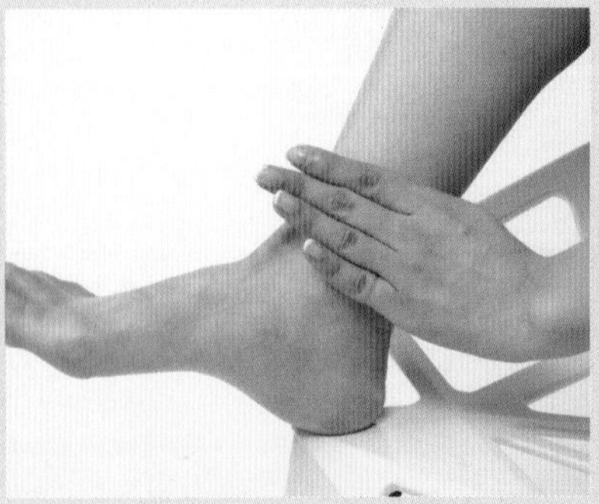

按壓手法
食指彎曲，用指節的尖端往下用力。

差時，就會讓腿部有水腫的現象，或是有靜脈曲張的狀況發生。

腿部水腫時，最明顯的就是穿鞋子會變緊。若用手指按壓小腿，皮膚會呈現凹陷，彈起的速度較緩慢。靜脈曲張就是一般人所謂的「浮腳筋」，是腿部的淺靜脈因為血液蓄積，破壞靜脈瓣膜而在表皮浮現，就好像彎彎曲曲的蚯蚓，嚴重時還會摸起來有凹凸不平的狀況。

當腿部長時間處於緊繃的狀態，會影響到心臟功能，造成高血壓；也會影響到腎臟功能，產生腎功能障礙、少尿的狀況，還會容易造成足踝扭傷。對於婦女來說，當產後恢

承山

推動血液和淋巴回流的幫手

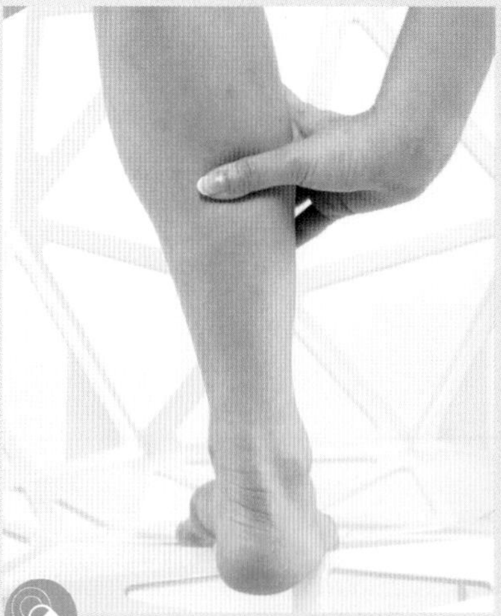

按壓手法
坐在椅子上，或是把腳抬高放在椅子上，手的四指放在小腿前側固定，以大拇指按壓。

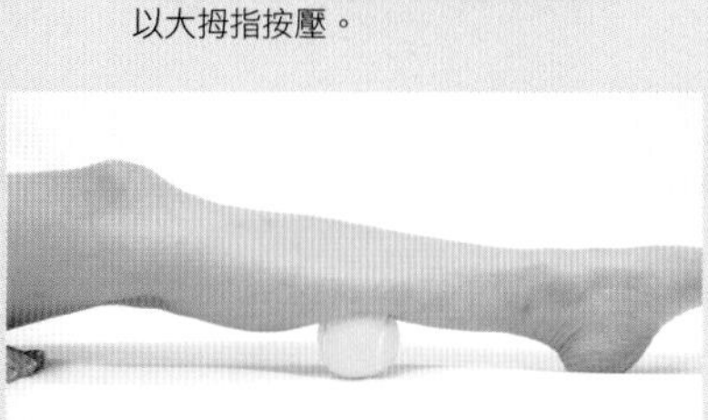

運用道具
坐在地上，將網球放在小腿後方，以小腿的重力來刺激穴位。

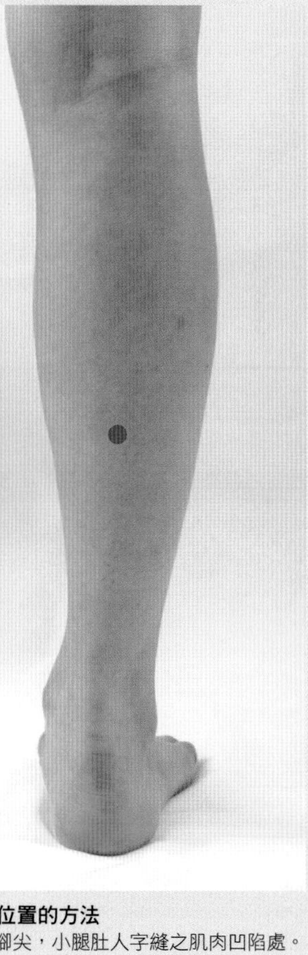

尋找位置的方法
墊起腳尖，小腿肚人字縫之肌肉凹陷處。

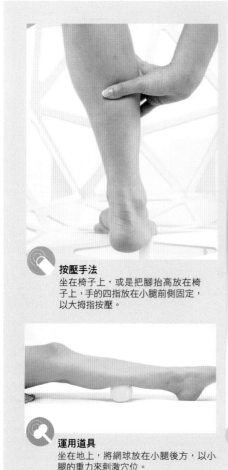

復不完全的時候，或是骨盆歪斜，大腿內側的股動脈或股靜脈都會受到壓迫，按壓經過骨盆的經絡，可以增進水份的代謝，消除浮腫。

腿部的內側有三條陰經（脾經、腎經、肝經），和一條陽經（膀胱經），這四條經絡都會經過下腹部，關係著水分代謝。位在小腿內側的**三陰交**，是脾經、肝經、腎經這三條陰經的交會處，對於疏通水路的幫助最大。

位於腓腸肌跟比目魚肌匯集處的**承山**，屬於膀胱經。因為比目魚肌又被稱為「第二心臟」，因為身體靜脈的回流，全靠這塊肌肉收縮。因此，刺激這個穴位等於刺激了比目魚

陰谷

幫助身體把多餘的水分排出

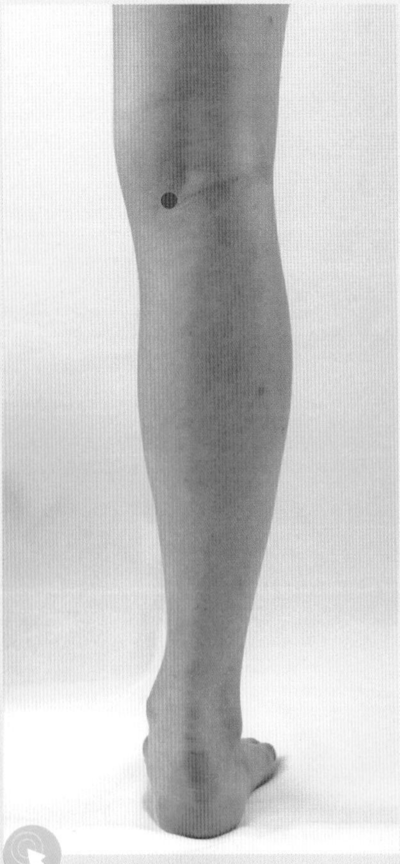

尋找位置的方法
膝蓋後側內緣凹陷處。

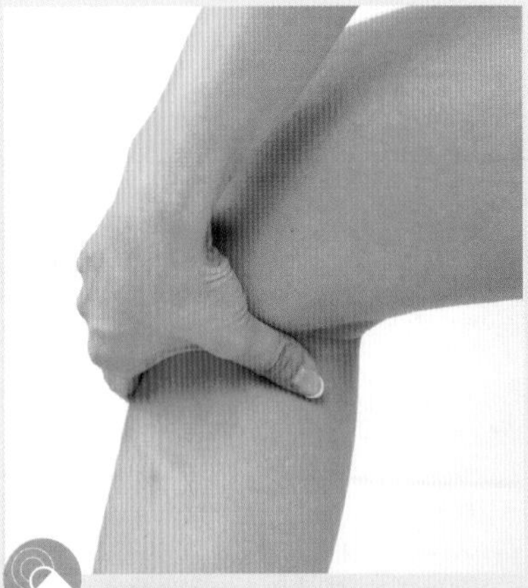

按壓手法
坐在椅子上，小腿彎曲，手的四指放在膝蓋前側固定，以大拇指按壓。

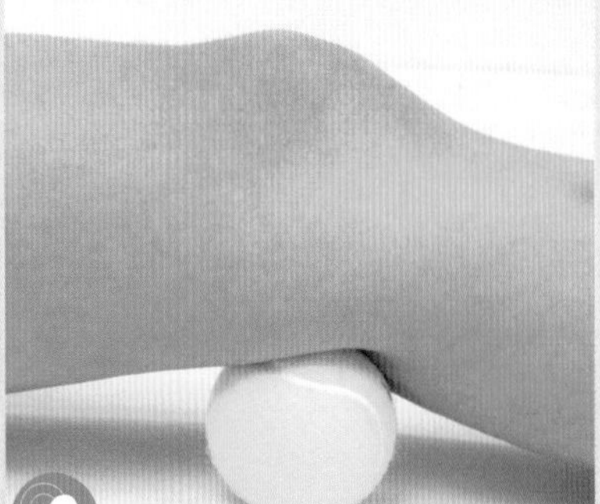

運用道具
坐在地上，將網球放在小腿後方，以小腿的重力來刺激穴位。

肌，對於血液和淋巴的回流有很好的推動效果，並能連帶改善腳部冰冷的問題。

位於膝蓋內側，屬於腎經的**陰谷**，和位於腓腸肌的外側端，屬於膀胱經的**委陽**，都有溝通水道、利尿的功效，能幫助身體把多餘的水分排出。

委陽

促進紓解小腿腫脹

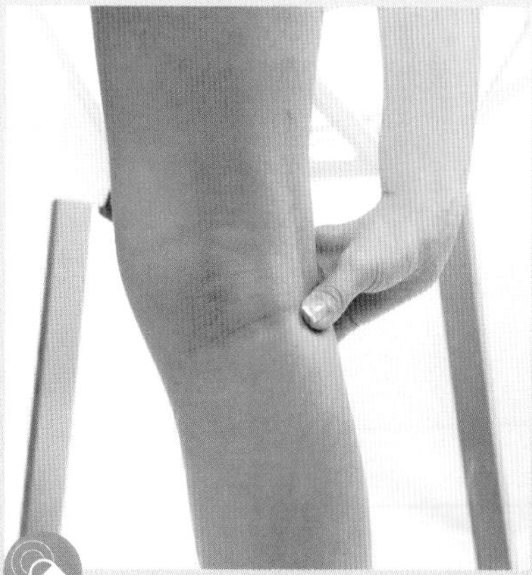

按壓手法

腳站直，彎腰，手的四指放在膝蓋前側固定，以大拇指按壓。

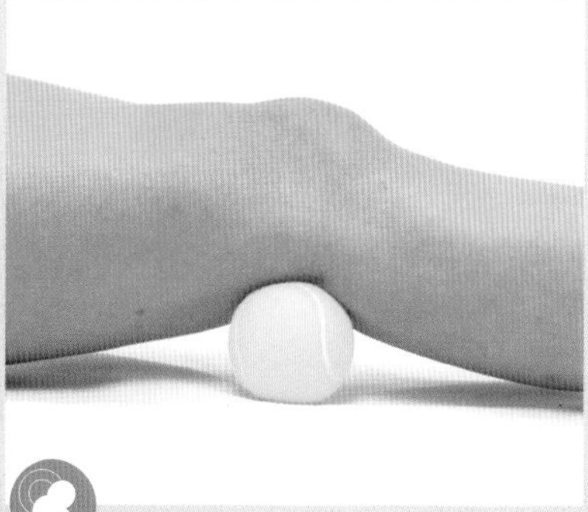

運用道具

坐在地上，將網球放在小腿後方，以小腿的重力來刺激穴位。

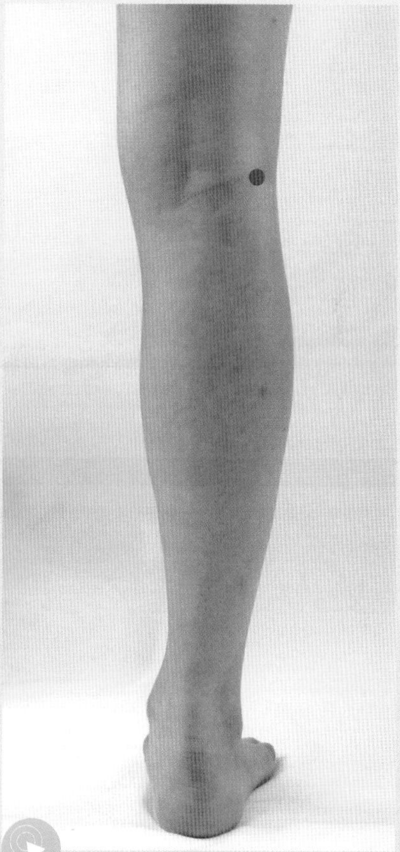

尋找位置的方法

膝蓋後方外緣凹陷處。

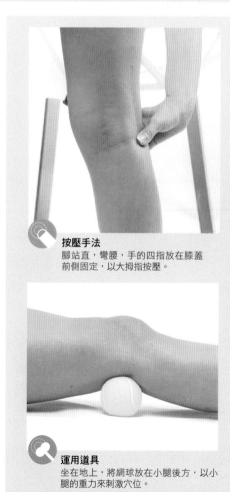

痠痛疲勞 小腿僵硬

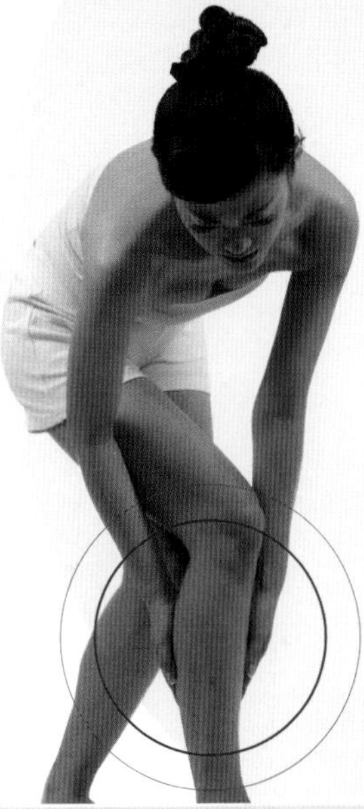

當小腿在經過久站、長行、激烈運動之後，所產生運動代謝物乳酸，會在肌肉內累積，刺激神經，造成疼痛和疲勞的感覺，一般被稱為「鐵腿」。有時雖然不會產生痠痛，但在同樣長時間的運動後，小腿的肌肉會變得很僵硬，有小

太溪

放鬆僵硬的小腿肌肉

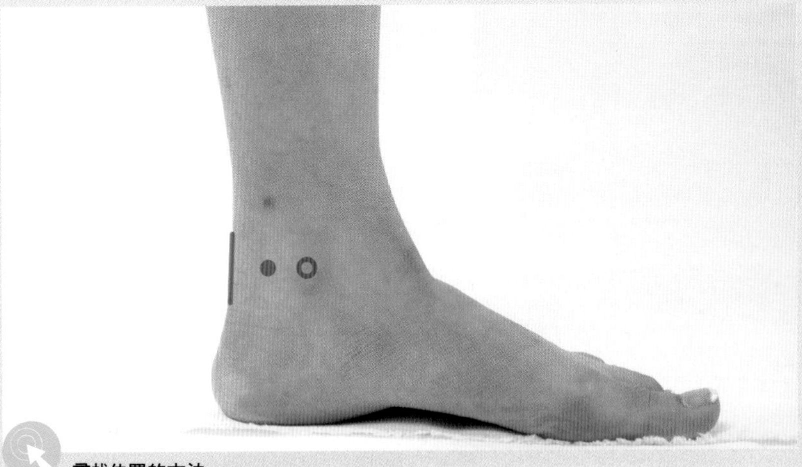

尋找位置的方法
足內踝後緣之凹陷處。

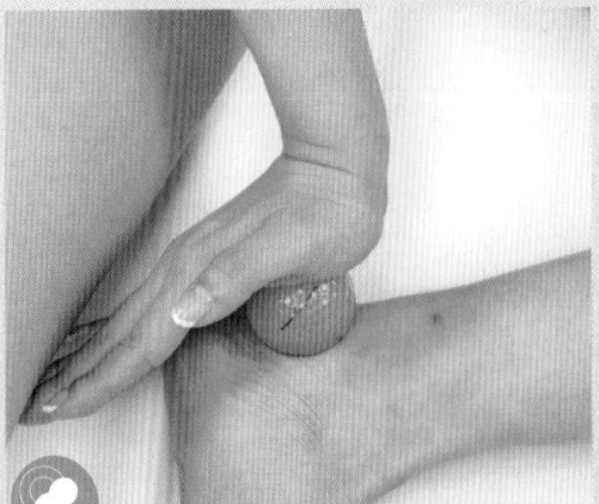

運用道具
坐在地上，屈膝讓腳靠近身體。在穴道位置放上高爾夫球，以掌心按壓球身。

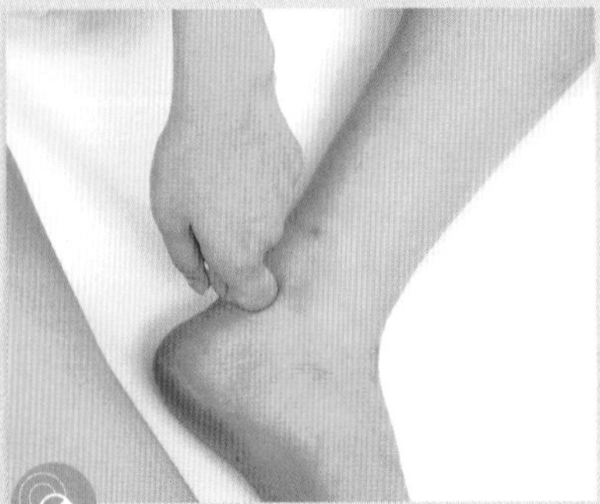

按壓手法
坐在地上，屈膝讓腳靠近身體。食指彎曲，用指節的尖端按壓。

腿肚結球的感覺。

許多女性會長時間地穿著高跟鞋後，讓腳呈現墊起的狀態，造成小腿肌肉也因長時間收縮而變短；或當天氣太冷，或是體內離子不平衡，很多人會突然發生小腿抽筋的狀況，這時小腿後肌肉會急促收縮，引發強烈疼痛。這兩種狀況，都是後腿的腓腸肌和比目魚肌因拉力而變短攣縮，使小腿僵硬變形。

當小腿一直承受疲勞痠痛，或有僵硬的狀況，會連帶導致腰部痠痛、坐骨神經痛以及骨盆前傾。因為骨盆前傾，影響了腹部器官，尤其膀胱、直腸在受壓後，容易引起便秘、頻尿。對女性來說，則是

崑崙

瞬間改善腿部循環

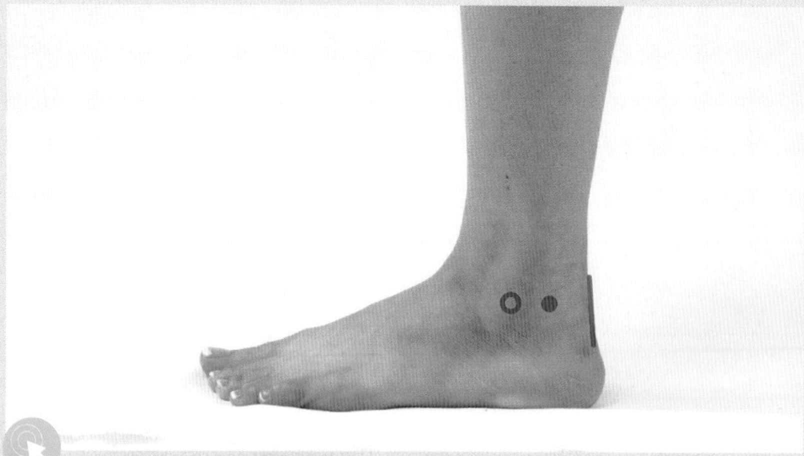

尋找位置的方法
足外踝後緣與足跟腱前緣間之凹陷處。

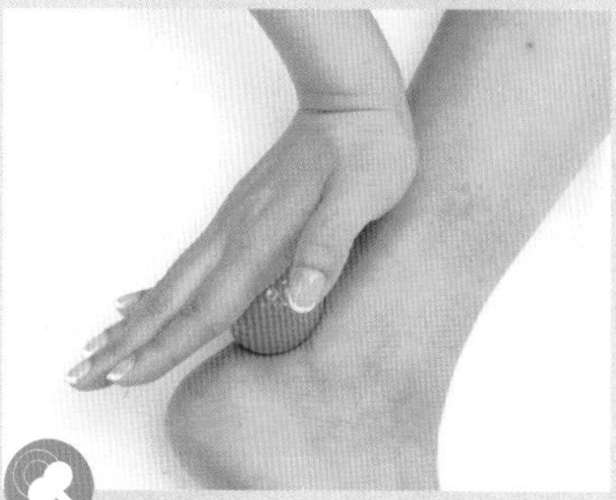

運用道具
坐在地上，腿外旋屈膝讓腳跟靠近身體。在穴道位置放上兵乓球，以掌心按壓球身。

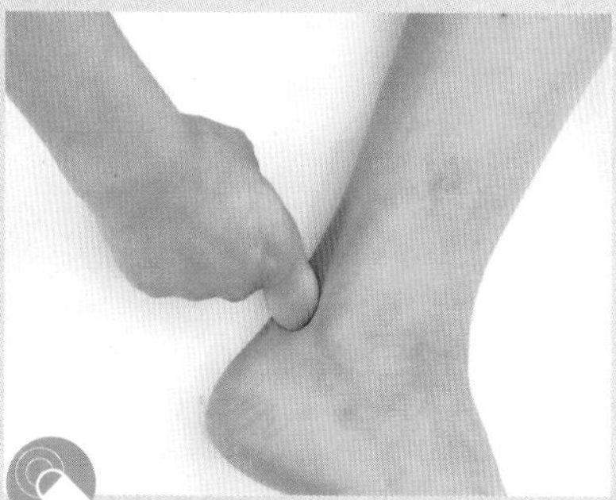

按壓手法
坐在地上，腿外旋屈膝讓腳跟靠近身體。食指彎曲，用指節的尖端往下用力。

子宮會受到壓力，易造成婦科毛病，像是經痛、不順、經前症候群的腹脹等等狀況。

小腿後方的肌肉因拉力而變短攣縮，也會使得足底肌肉的肌力變大，引發足跟出現劇烈刺痛感的足底筋膜炎。尤其在剛睡醒下床、久站或久坐之後，要起身步行時，疼痛感會特別明顯。

位於腓腸肌跟比目魚肌匯集處的**承山**，和位於小腿肌肉的匯集處、腓腸肌端點的**委中**，都是屬於膀胱經，對於放鬆小腿後方的腓腸肌和比目魚肌有很直接的幫助。尤其委中在古書有『腰背委中求』的說法，更可以紓緩因為小腿緊繃而造成腰部痠痛的狀況。

承山

推動血液和淋巴回流的幫手

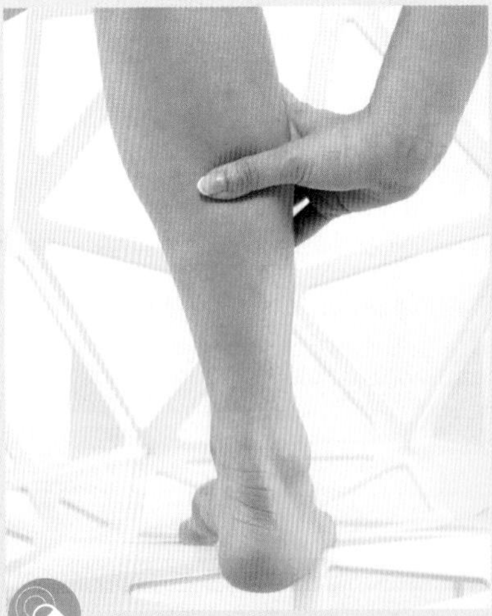

按壓手法
坐在椅子上，或是把腳抬高放在椅子上，手的四指放在小腿前側固定，以大拇指按壓。

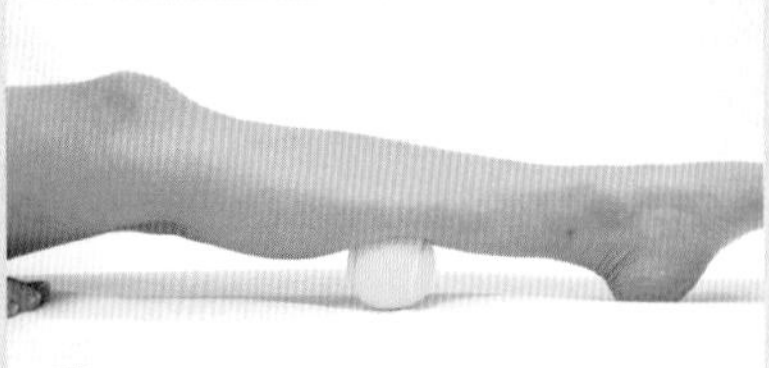

運用道具
坐在地上，將網球放在小腿後方，以小腿的重力來刺激穴位。

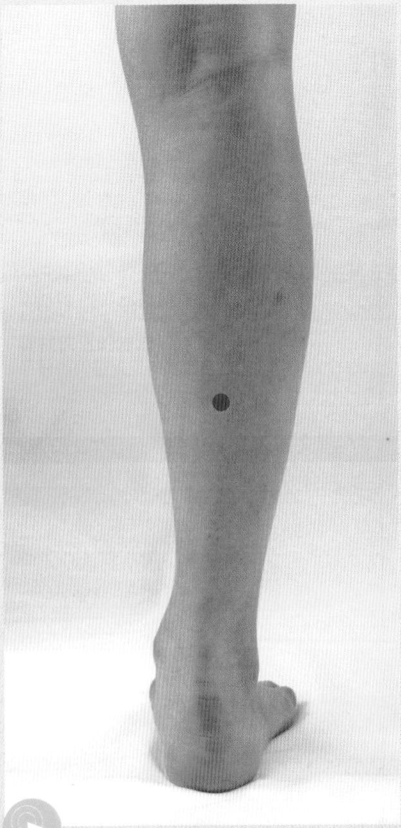

尋找位置的方法
墊起腳尖，小腿肚人字縫之肌肉凹陷處。

在小腿後方有條很重要的肌腱，承受著人體行動跑跳的重量，名為阿基里斯腱。在這條肌腱兩旁的穴位，分別是在內側的是**太溪**，是腎經的原穴，和在外側的**崑崙**，屬於膀胱經。刺激這兩個穴位能夠放鬆肌腱，連帶放鬆小腿肌肉。

委中

紓緩大量步行後的僵硬

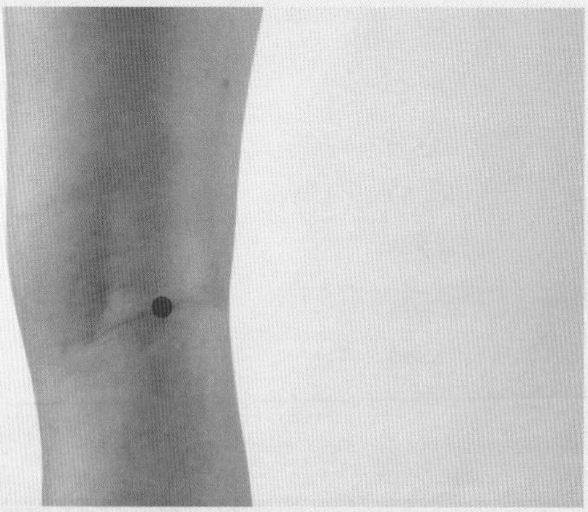

尋找位置的方法
膝蓋後方正中央。

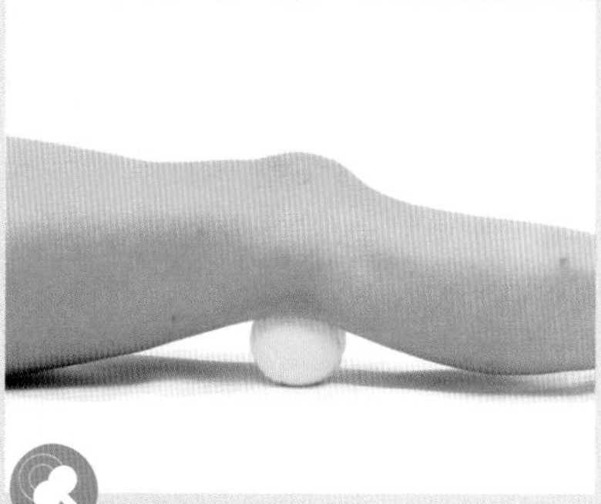

運用道具
坐在地上，將網球放在小腿後方，以小腿的重力來往上刺激穴位。

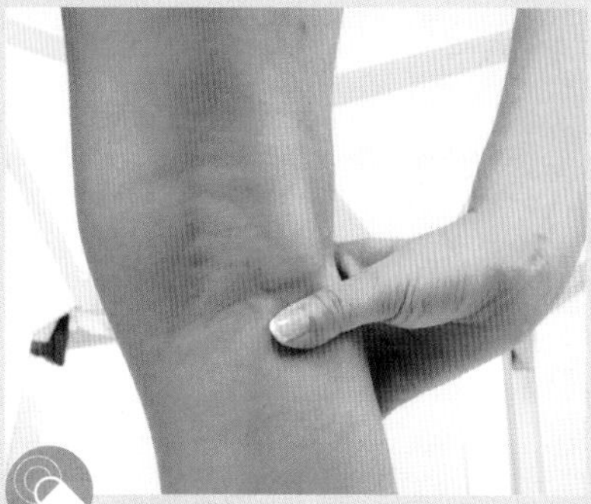

按壓手法
腳站直，彎腰，將手的四指放在膝蓋前側，以大拇指按壓。

膝蓋內側疼痛

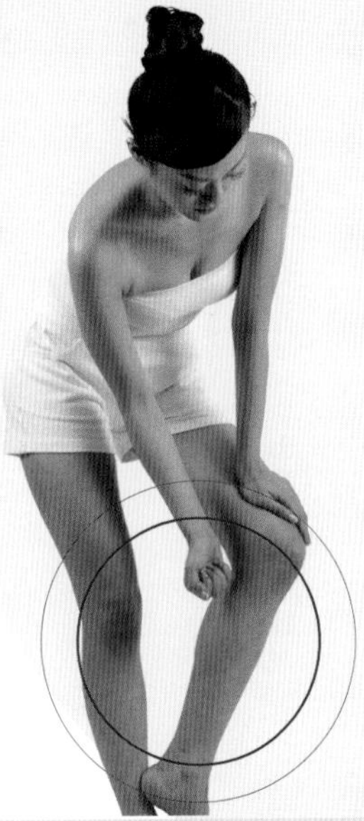

膝蓋內側的疼痛，往往來自於劇烈運動後引發的肌腱拉傷所造成。當膝蓋有了這樣的隱痛點，有時會讓人在下樓梯或下坡時，會有突然腳軟的現象，因此又有人稱為「膝蓋衰弱症候群」。這是因為當人體在下坡或下樓梯時，都是靠

陰谷

幫助身體把多餘的水分排出

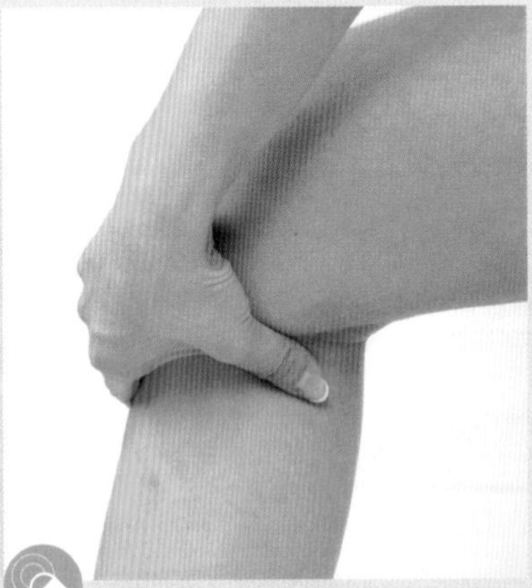

按壓手法

坐在椅子上，小腿彎曲，手的四指放在膝蓋前側固定，以大拇指按壓。

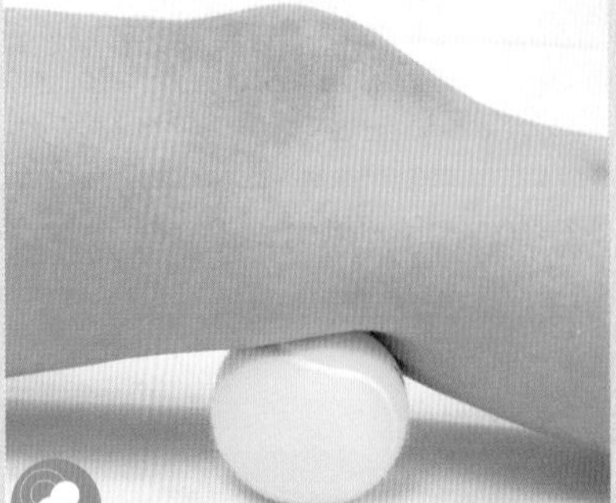

運用道具

坐在地上，將網球放在小腿後方，以小腿的重力來刺激穴位。

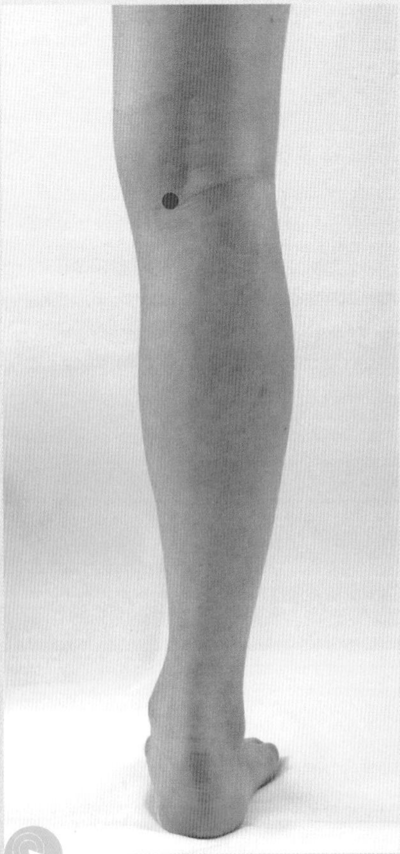

尋找位置的方法

膝蓋後側內緣凹陷處。

膝蓋內側的肌肉，就是統稱鵝掌肌群的縫匠肌、半腱肌、股薄肌，做為煞車的功效，並且行走或跑步時控制小腿的脛骨往外旋轉。若這個肌群受到影響，就會讓人在走路時容易偏移，並引發膝蓋疼痛，甚至造成扭傷。

若是走路有內八，或是有X型腿的人，也容易有膝蓋內側疼痛的問題。走路內八的人，在走路時腳尖會往內撇向身體中心的角度，像雞或鳥類走路的姿勢。X型腿則是當兩腳並立時，兩腿的膝關節碰在一起，但是腳跟卻靠不攏，走路時會出現兩膝互碰的狀態。起因除了天生外，多是因為姿勢不良而被造就出來的。這兩

曲泉

放鬆鵝掌肌腱群

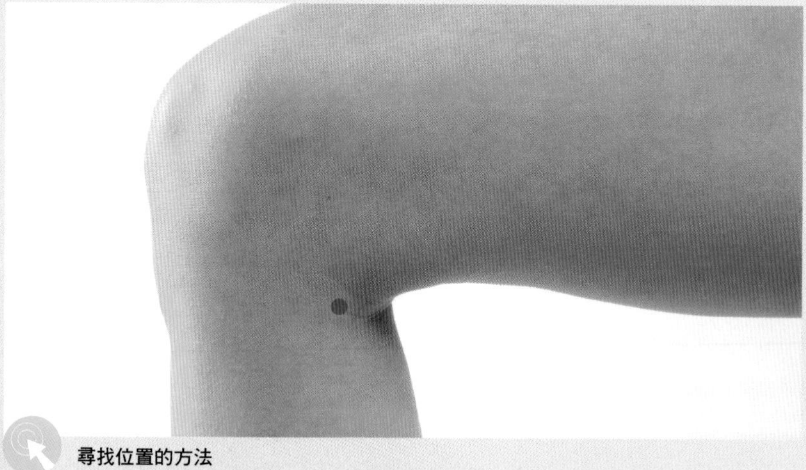

尋找位置的方法
屈膝內側橫紋端，筋之凹陷處。

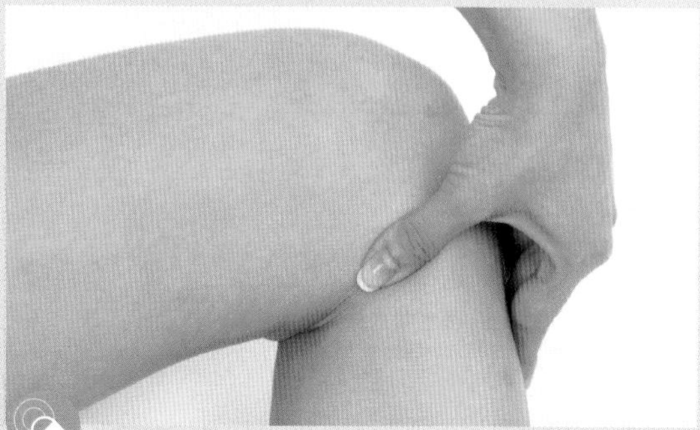

按壓手法
坐在地上或椅子上，小腿彎曲，將手的四指放在膝蓋前側固定，以大拇指按壓。

項都會造成骨盆後傾、膝蓋內旋，讓大腿內側的肌肉過度收縮，膝蓋緊繃，進一步導致膝蓋內側有疼痛感。

另外，當年紀增長後，老人家的肌肉會漸漸無力，會慢慢磨損半月板。半月板是膝關節軟骨與軟骨之間的纖維組織，是膝關節行動時重要的避震器，若磨損了就會造成膝蓋疼痛，也算是退化性關節炎的一種。

若要改善膝蓋內側疼痛的狀況，首選靠近鵝掌肌群的穴道。位在半腱肌和半膜肌的凹陷處，屬於腎經的**陰谷**，以及位在小腿內側下方凹陷處，屬於脾經的**陰陵泉**，在刺激後都有放鬆內側肌群壓力的效果。

陰陵泉

釋放關節附近的壓力

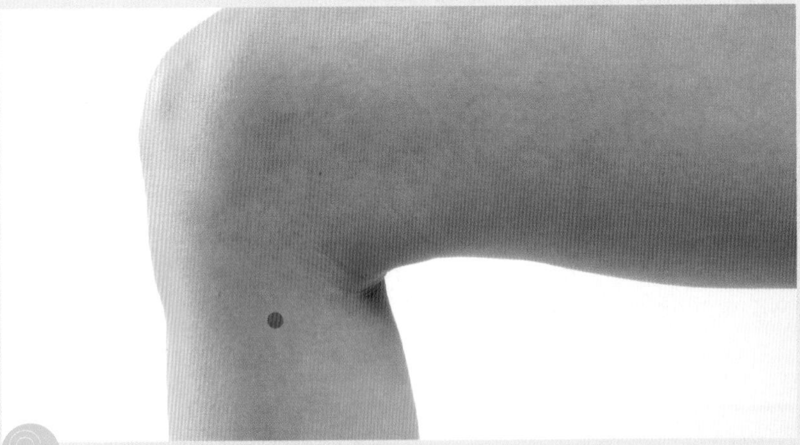

尋找位置的方法

屈膝內側橫紋端，筋之凹陷處，以膝蓋韌帶內側凹陷處為基準點，向下三指，脛骨後緣凹陷處。

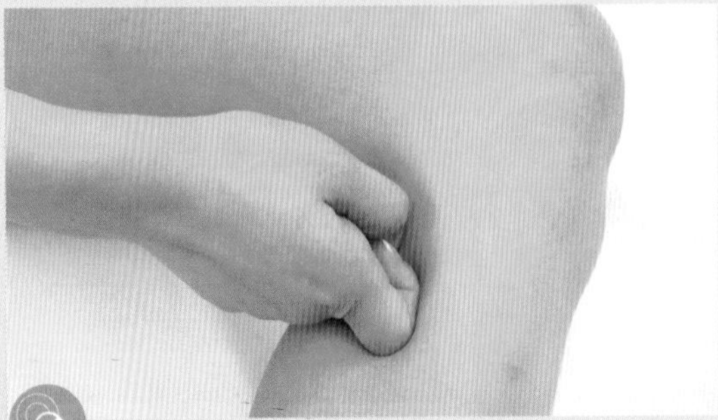

按壓手法

坐在地上，膝蓋彎曲。食指彎曲，用指節的尖端按壓。

位在膝關節內側，屬於肝經的**曲泉**，正是在縫匠肌跟半健肌的連接點上，刺激後可舒經活絡。而同樣屬於肝經的**膝關**，從穴名就可知道這個穴位和膝蓋屈伸有直接的關係，是治療膝關節疼痛的重要穴點。

膝關

治療膝關節疼痛的重要位置

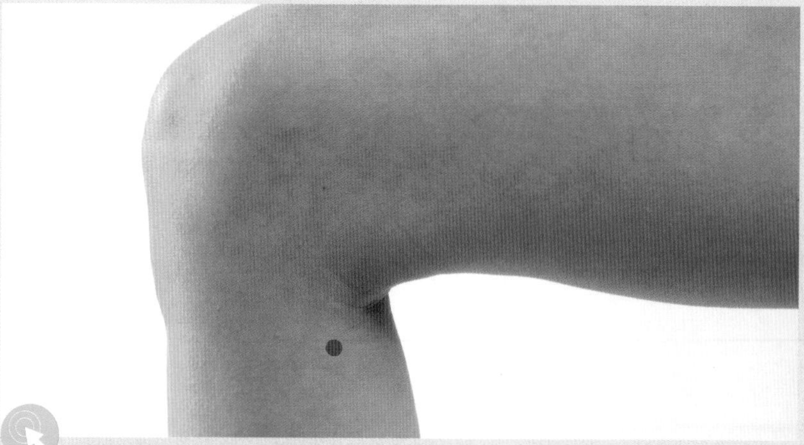

尋找位置的方法
以膝蓋韌帶內側凹陷處為基準點，向下三指，脛骨後緣凹陷處後一吋拇指寬，肌肉凹陷處。

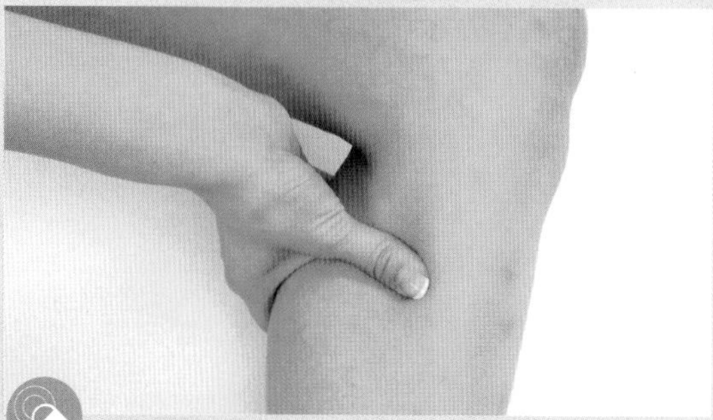

按壓手法
坐在地上，膝蓋彎曲，將手的四指放在小腿後側固定，以大拇指按壓。

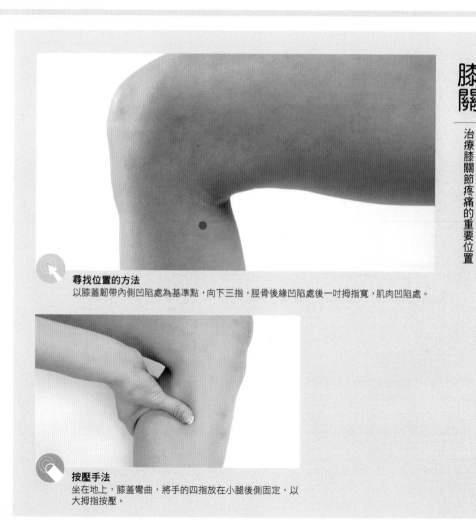

膝蓋外側疼痛

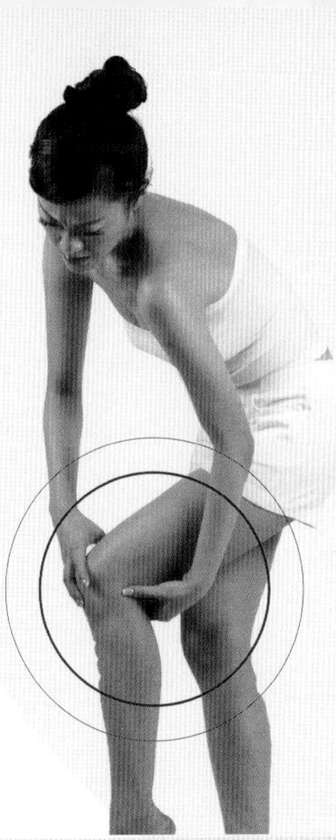

近來，因為民眾越來越重視生活的緣故，越來越多的人開始懂得利用運動來維護或提升健康，像是慢跑或是騎腳踏車都非常受到歡迎。但是，沒有做好防護的過度運動，往往導致了運動後在膝蓋外側有疼痛的感覺，被稱為「跑者膝」。

環跳

刺激臀中肌的循環改善

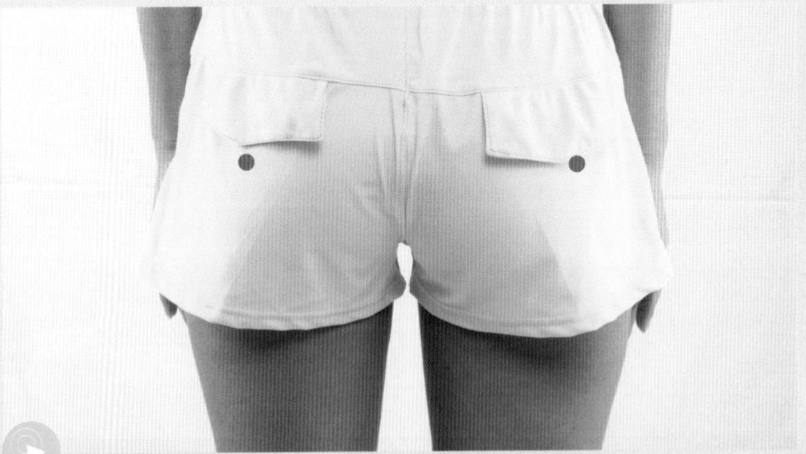

尋找位置的方法

腳跟後踢，碰觸臀部處。

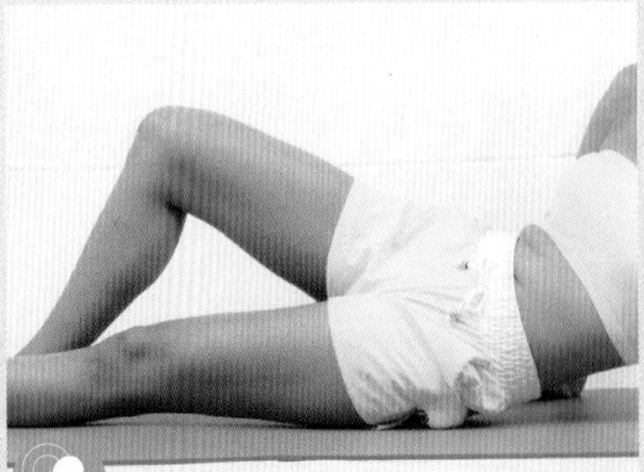

運用道具

坐在地上，以手肘支撐身體。在身體和地板間夾入網球，以身體的重量往下壓。

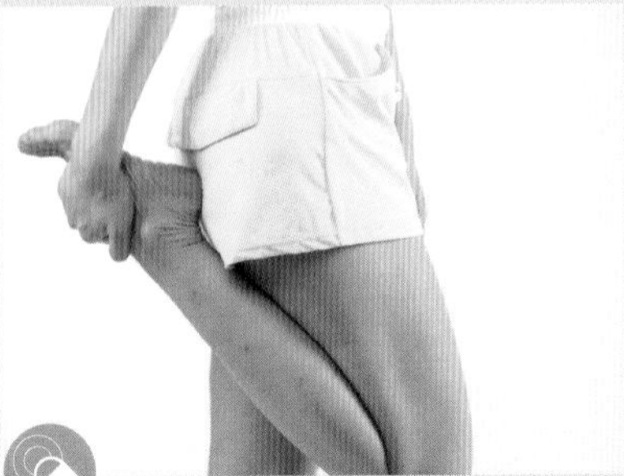

按壓手法

站直，一手扶牆或椅子，一手抓著腳往後彎曲，以腳跟敲擊刺激。

這是因為大腿外側的髂脛束經過頻繁地滑動，摩擦股骨關節而產生發炎的結果，又稱髂脛束症候群（ITBS）。

相對的，若是運動不足導致腿部膝蓋附近的肌力較弱，在無法安定膝蓋關節的狀況下，也可能因長時間步行讓關節外側的筋肉增加負擔，而引發疼痛感。

另外，走路外八或是有O型腿的人，往往也會伴隨著膝蓋外側疼痛的問題。走路外八的人，就是走路時腳尖往外側的方向移動，看起來有點像鴨子或企鵝走路的姿勢，同時膝關節也會有往外轉。而O型腿則是膝蓋往外擴，在雙腿間形成一個O的空隙。會有O型腿

風市

放鬆膝關節的肌肉群

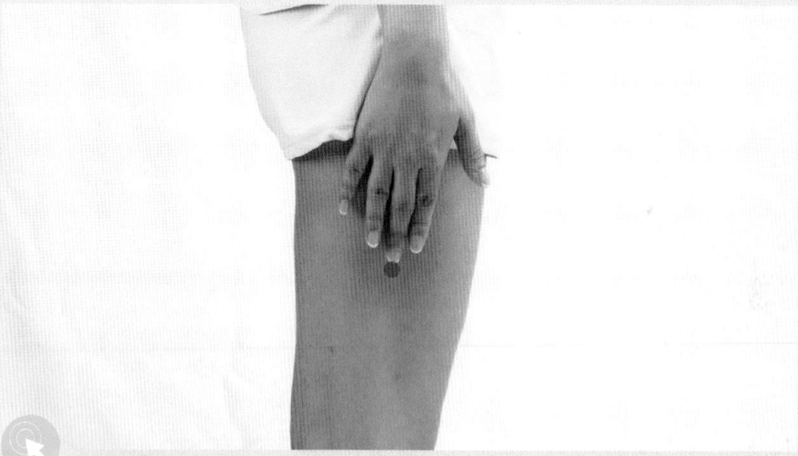

尋找位置的方法
立正姿勢，手平貼大腿，中指尖所及處。

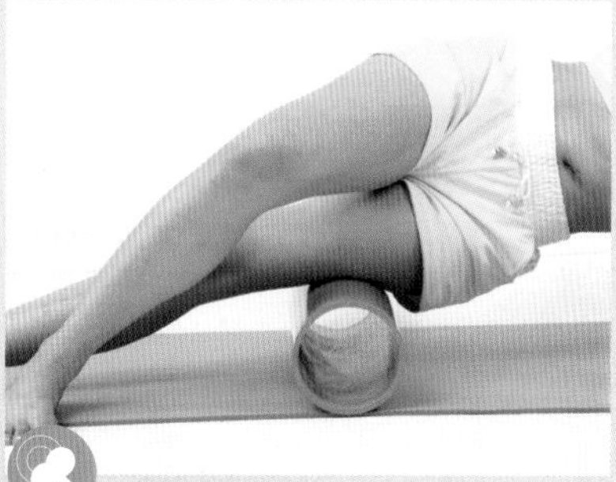

運用道具
側身，以手肘支撐上半身，水管放在身體和地墊間，以身體重量下壓。

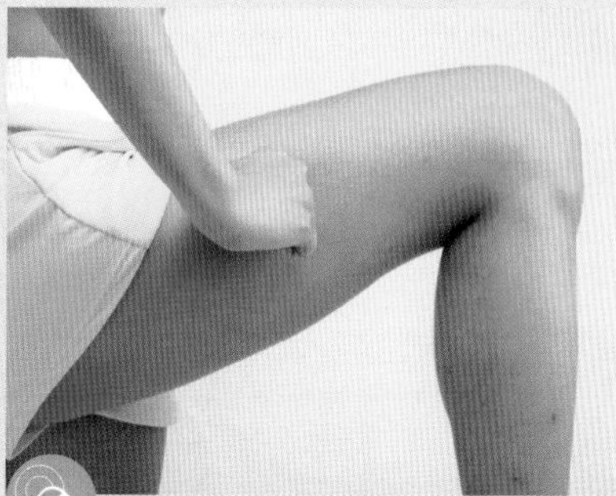

按壓手法
腳抬高放在板凳或椅子，食指彎曲，用指節的尖端往下用力。

的產生，除了天生之外，往往是坐姿不良造成的。

當來到夏天需要穿熱褲和迷你裙的季節，這樣腿併不攏、伸不直的狀況，讓許多女生為腿部線條而苦惱著。這兩項都是因為骨盆前傾，造成腿部內側肌肉過度伸展，外側肌肉緊繃，而引發膝蓋外側的疼痛。

位在膽經上的**環跳**，可以在髂脛束過度使用、臀中肌無力時，刺激臀中肌的循環改善，達到強健腰腿的效果。位在髂脛束上的**風市**，和靠近髂脛束的**膝陽關**，同樣是屬於膽經的穴位，尤其風市屬於膽經氣血交會的重要點，在刺激之後，都能健膝利節，是放鬆肌

膝陽關

紓緩膝關節的疼痛

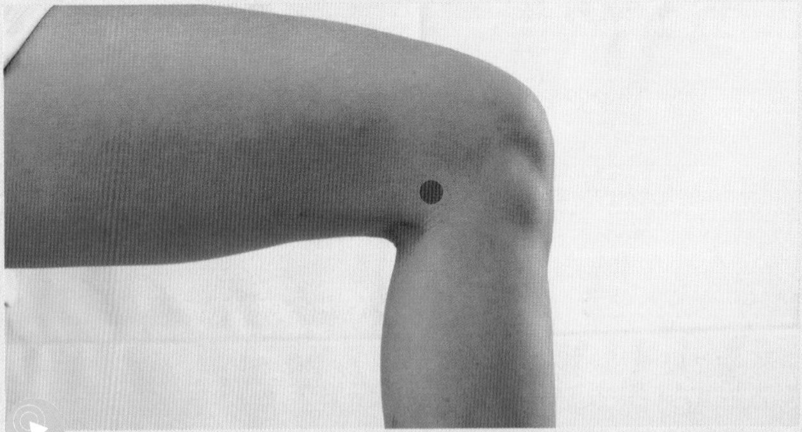

尋找位置的方法

屈膝，膝蓋外側橫紋端。

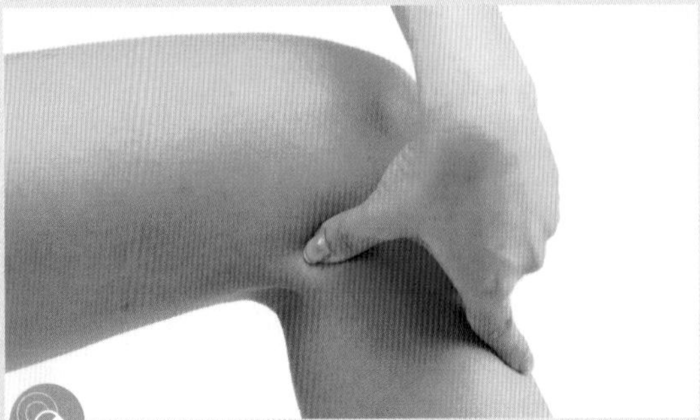

按壓手法

坐在椅子上，小腿彎曲，手的四指放在膝蓋前側固定，以大拇指按壓。

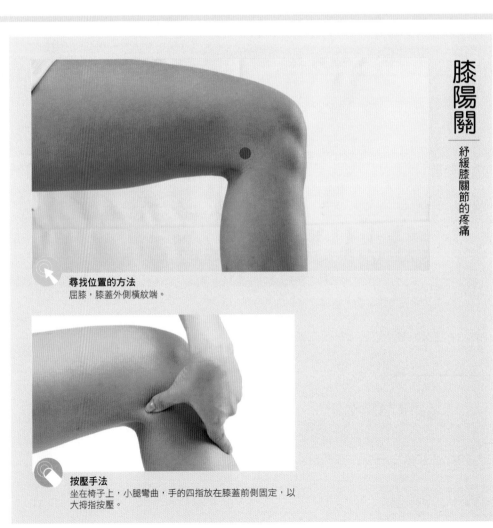

群的最好穴點。

位在膝蓋外側的**陽陵泉**，屬於八會穴之一，又被稱為筋匯陽陵泉，因此在中醫上所有和筋有關的肌腱、韌帶、軟組織都可以刺激這個穴位，幫助放鬆肌肉韌帶。

陽陵泉

放鬆髖關節附近軟組織

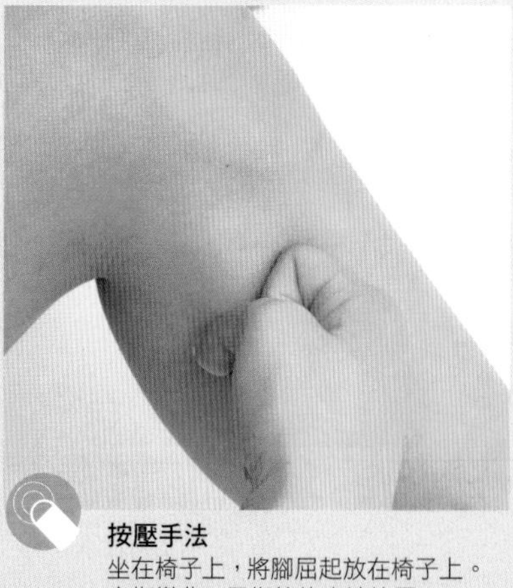

按壓手法

坐在椅子上，將腳屈起放在椅子上。食指彎曲，用指節的尖端按壓。

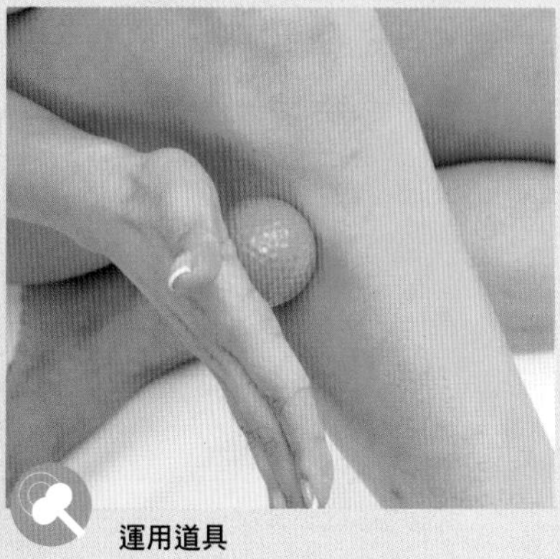

運用道具

坐在椅子上，將腳屈起放，用小球按壓刺激。

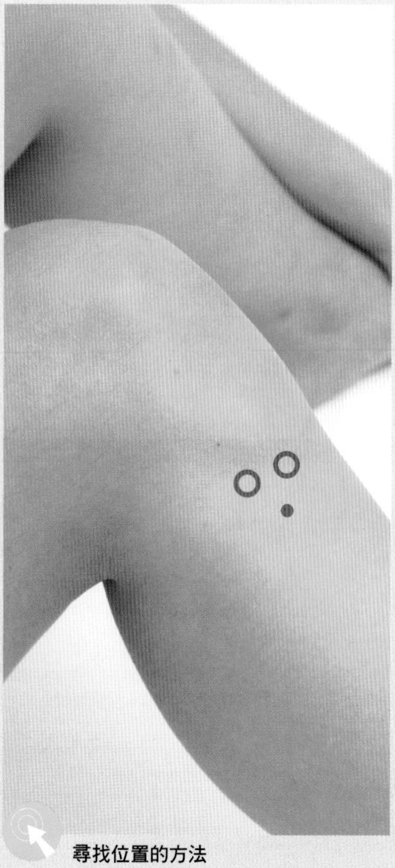

尋找位置的方法

與脛骨、腓骨小頭連成正三角形之端點。

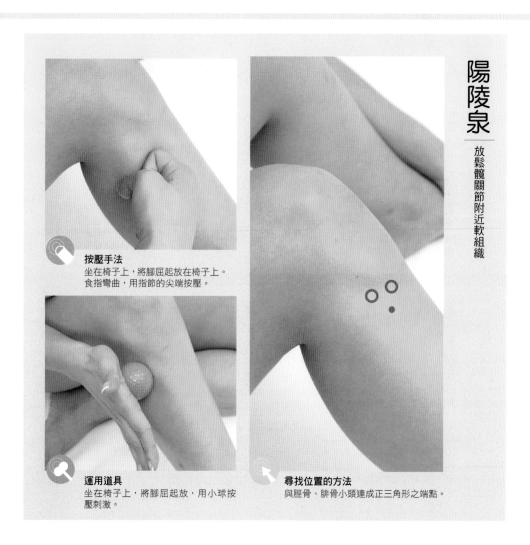

國家圖書館出版品預行編目（CIP）資料

國際體壇御用整復師：教你舒筋整骨不求人 / 羅鈞諭作
--初版--新北市：世茂,2015.6
面； 公分--（生活健康；B391）

ISBN 978-986-5779-77-1 （平裝）

1.推拿

413.92 104005669

生活健康 B391

國際體壇御用整復師：教你舒筋整骨不求人

作　　者／羅鈞諭
主　　編／陳文君
責任編輯／簡玉珊
內頁排版／申朗創意
封面設計／申朗創意
執行編輯／王佩賢
模 特 兒／羅彥麟
全書攝影／米克斯影像工作室
出 版 者／世茂出版有限公司
地　　址／（231）新北市新店區民生路 19 號 5 樓
電　　話／（02）2218-3277
傳　　真／（02）2218-3239（訂書專線）
（02）2218-7539
劃撥帳號／ 19911841
戶　　名／世茂出版有限公司 單次郵購總金額未滿 500 元（含），請加 50 元掛號費
世茂網站／ www.coolbooks.com.tw
製　　版／辰皓國際出版製作有限公司
印　　刷／祥新彩色印刷股份有限公司
初版一刷／ 2015 年 6 月

I S B N ／ 978-986-5779-77-1
定　　價／ 350 元

合法授權・翻印必究

Printed in Taiwan

走進明易

健康容易

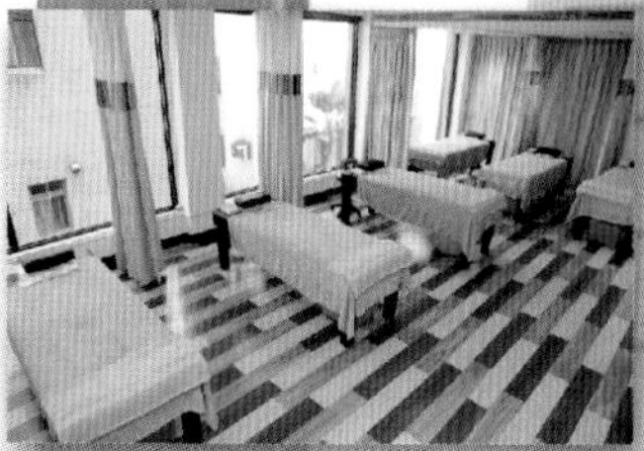

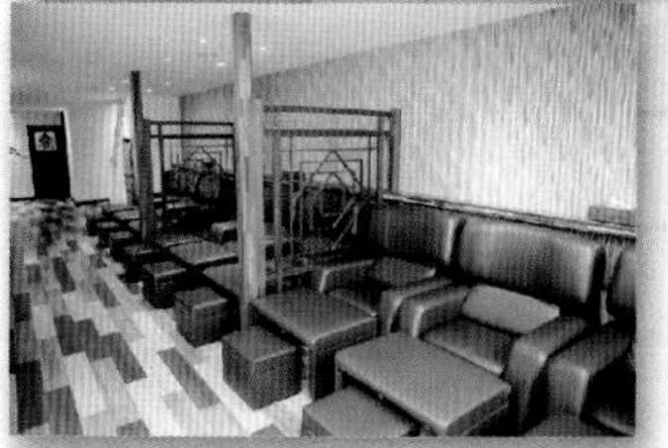

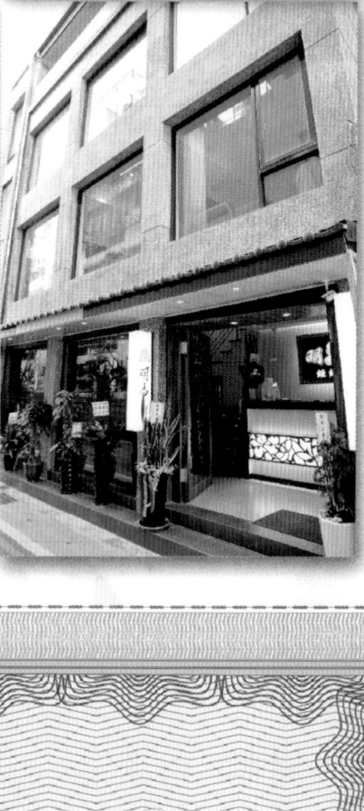

明易以專業、細心為訴求，提供肌肉檢測、足底穴道按摩，深層身體調理，讓技術精湛的調理師，為您卸下疲勞，打包健康。

中式風格打造的
明易足體養生館東門旗艦店，
提供舒適整潔的服務環境

調理床席區以全面對外大窗裝設，吸納陽光精華，採光明亮舒適大氣的服務空間，讓您自在的抒壓享受。

明易足體養生館

8折

折價券

憑本券享8折優惠。

走進明易 健康容易

創新深厚的按摩技術

專業的調理師團隊群，明易以紮實的中醫骨傷推拿經驗，融合了經絡、穴道、足部反射區療法加以進化開發出有別於保健按摩和傳統國術的獨特技術，係以深層的經絡肌肉調理、和骨盆調整，以醫理內外相生相應為您的健康養生把關

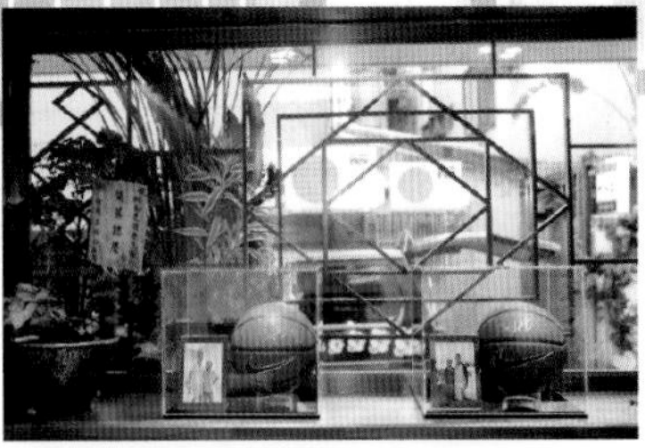

台灣之光的幕後推手

鑽研專業技術多年的羅師傅，以近廿年經歷打造明易足體養生館團隊，深受國內外職業運動選手的愛戴包括奧運金牌朱木炎、楊淑君及職業籃球多位教練、選手團與影視明星，皆是明易的席上常客嘉賓

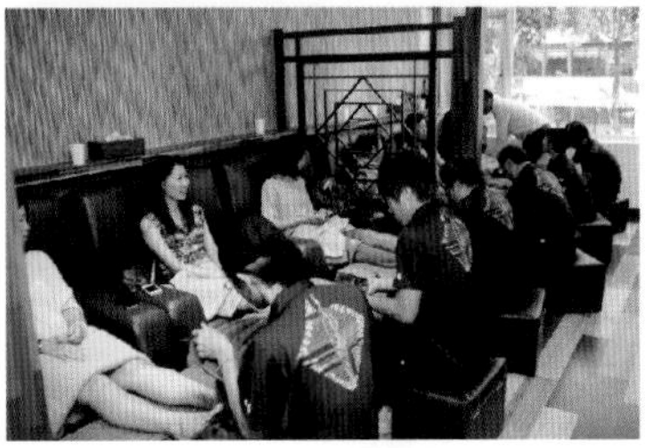

並將王建民、朱木炎致贈的輝煌參賽戰袍特別陳列掛設在館內，一樓迎賓區更看到Chandler Parsons等人的簽名籃球。

一隅的名人牆上，紀錄羅師傅在節目錄影、名人合照還有與選手們一起成長的珍貴回憶，以及明易團隊訓練歷程等畫面。

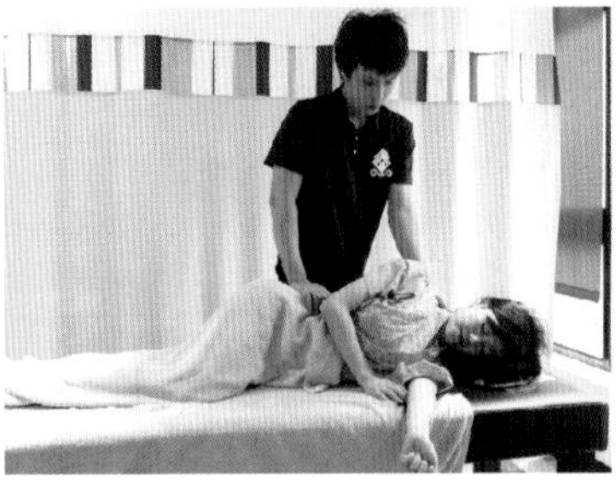

明易足體養生館

憑本券享8折優惠。

- 本券不得與其他優惠或折扣方案合併使用。
- 使用本券前，建議先行來電預約，以免久候。
- 本券無記名，遺失、遭竊或毀損恕不補發。
- 限東門旗艦店使用。

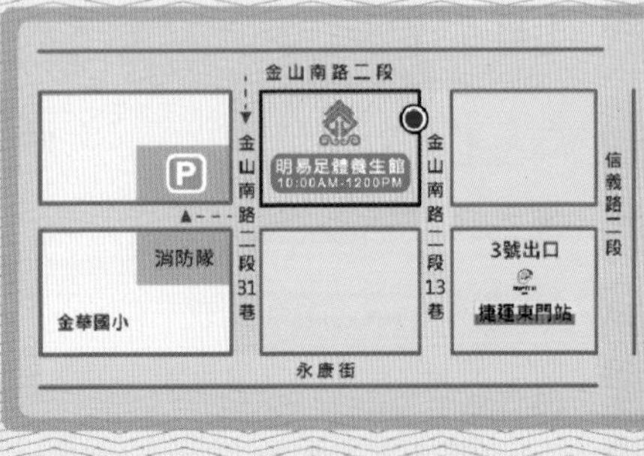

地址:台北市大安區金山南路二段13巷8號 預約電話: (02)3393-1177

世茂出版有限公司
世潮出版有限公司
智富出版有限公司

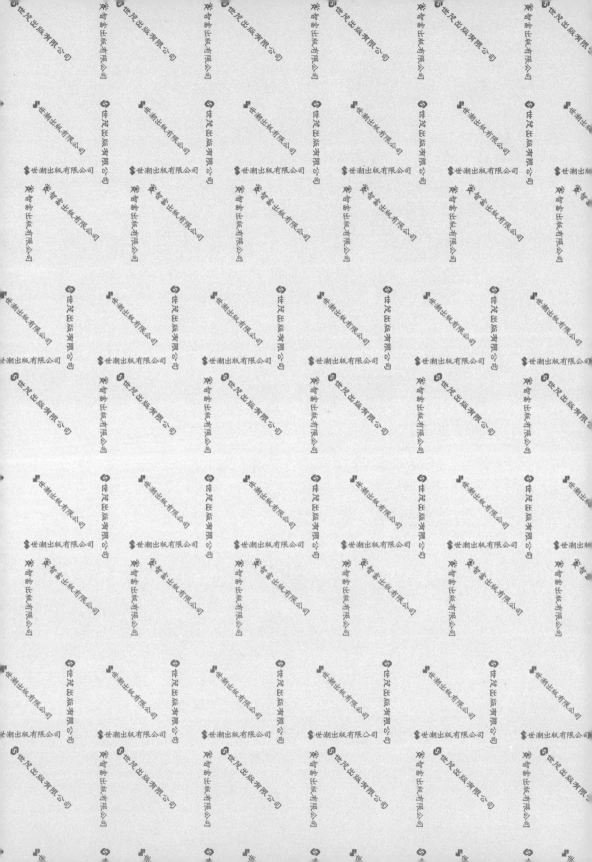